웰빙운동으로 몸과 마음을 건강하게 −건강기공시리즈(1)

경락운동

도인양생공(導引養生功)

장광덕도인양생학당(張廣德導引養生學堂)

웰빙운동으로 몸과 마음을 건강하게 -건강기공시리즈(1)

경락운동

도인양생공
(導引養生功)

저(著) 장광덕(張廣德)
역(譯) 황 룡(黃 龍)

영 문 출 판 사

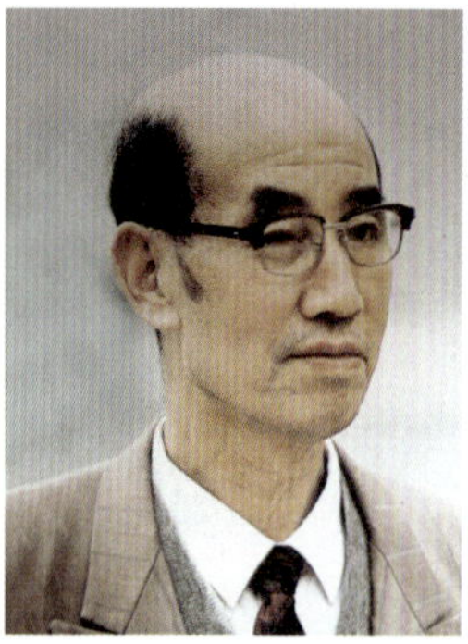

저자: 장 광 덕

도인양생공 창시인
중화무림백걸(중국무술고수 100인 선정)
중국무술 8단
북경체육대학 도인양생센터 명예주임

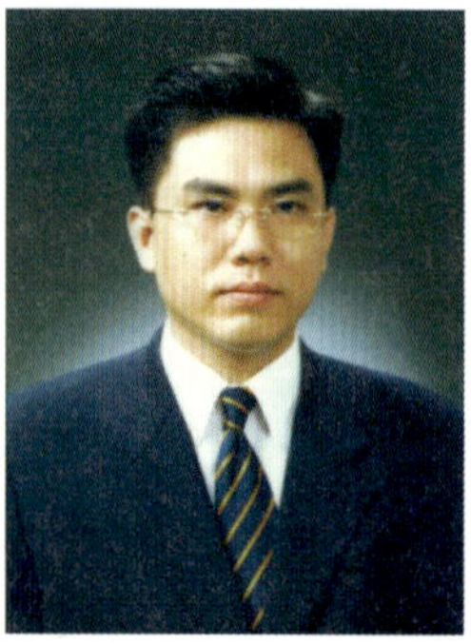

역자: 황 룡

동남보건대학 물리치료과 교수
체육학 박사
도인양생공 창시인 장광덕 입실제자
도인양생공 공인6단
대한기공물리치료학회 상임부회장
대한민국도인양생협회 추진위원장

경락운동 도인양생공

2007년 4월 24일 초판인쇄
2007년 4월 27일 초판발행

저 자 : 장 광 덕
역 자 : 황 룡
발행인 : 박 병 조
발행처 : 도서출판 영문출판사
등 록 : 1987년 12월 21일 제2-419호
주 소 : 서울시 강남구 삼성동 69-1
전 화 : (02)514-5590, 776-5590
팩 스 : (02)756-8943
E-mail : yeongmunsa@empal.com
정 가 : 20,000원
ISBN : 978-89-7224-150-8 93510

• 파본은 교환해 드립니다.

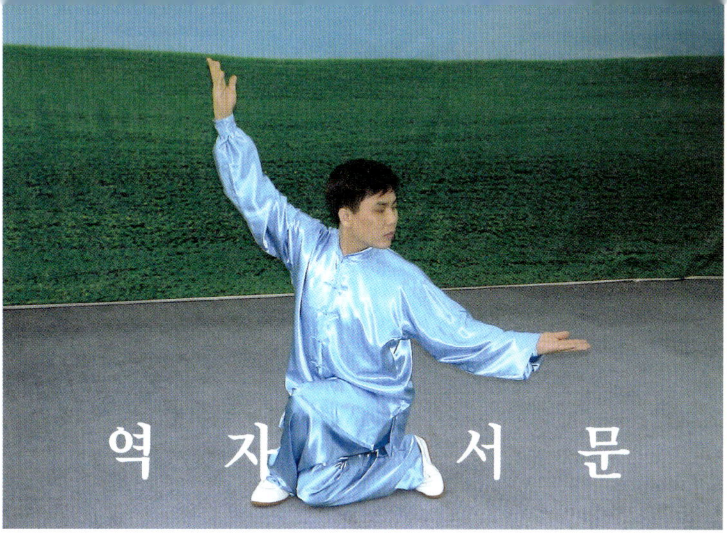

역자 서문

도인양생공의 도인(導引)은 도(導)는 호흡, 인(引)은 몸의 움직임을 일컫는 의미이고, 양생(養生)은 잡념제거, 대뇌정화를 통해 건강을 지킨다는 뜻입니다. 즉 조식, 조신, 조심을 통해 생명력을 길러 건강을 지키는 법(法)을 도인양생법이라 불렀으며, 오늘날에 와서는 건강기공(健康氣功)이라 일컬어지고 있습니다.

본 서는 북경체육대학(北京體育大學) 도인양생공센터(導引養生中心) 장광덕(張廣德)스승님과의 약속을 지키기 위한 시초 작업입니다. 제가 배운 도인양생공은 중의학(中醫學)을 기본바탕으로 수천 년 동안 줄곧 질병의 예방과 치료에 널리 응용되어 왔으며, 인체 장기의 발병하는 병인(病因)과 생리(生理), 음양오행(陰陽五行), 경락학설(經絡學說) 등을 기초로 합니다.

현대의 스포츠는 순발력에 의해 이루어지지만 도인양생공은 의념의 지도 하에 호흡과 몸의 움직임을 통해 오장육부의 음양을 평형시켜주고 절약하며 화목한 성격을 기르는 자기연마 운동입니다.

물리치료와 운동처방을 전공한 저는 서양의학의 과학적 접근법과 경험의학인 중의학을 접목시킨 도인양생공(導引養生功)을 연구하여 우리가 지니고 있는 면역력을 증강시켜 질병 없는 사회를 이룩할 수 있도록 생활체육 보건 분야의 장을 열고자 합니다.

본 서가 대한민국 건강분야에 조금이나마 도움이 되었으면 하는 마음이 간절하며 번역 및 교정과정에서 많은 도움을 주신 장광덕 교수님과 김옥진 선생님, 이영호 선생님 그리고 출판에 수고를 아끼지 않으신 박병조 사장님과 편집부 직원 여러분 노고에 감사드립니다. 특히 정성을 다해 길러주신 고(故) 최순덕 여사께 이 기쁨을 바칩니다.

2006년 9월

노송벌에서 역자 **황 룡**

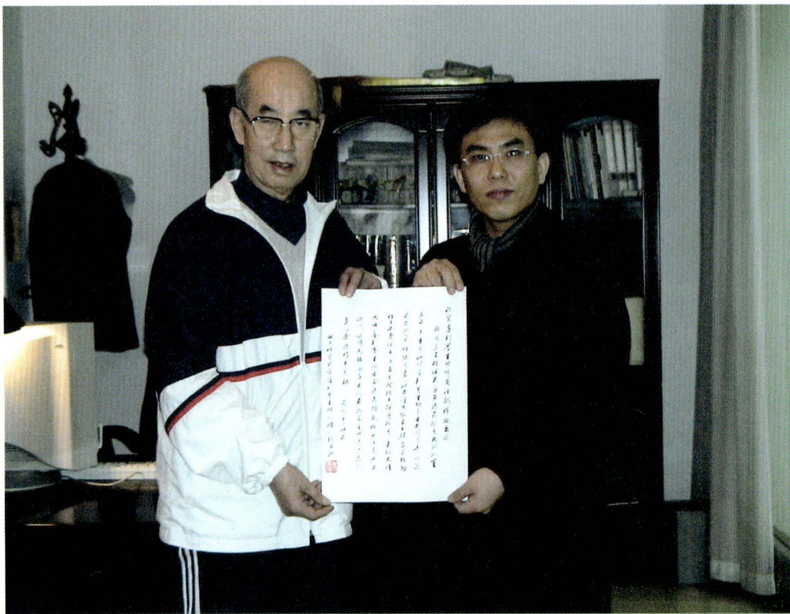

도인양생공 한국어 번역본의 출판을 축하하며

한국 동남보건대학의 황룡교수는 나의 입실제자이고 다년간 도인양생공 사업에 대한 끊임없는 추구와 열정을 보여주어 많은 감동을 받고 있다. 그는 공법을 열심히 수련할 뿐만 아니라 이론에 대해서도 깊이가 있으며, 또한 공덕에서도 매우 높은 수양을 보여주고 있다. 따라서 황룡교수가 도인양생공 책자를 번역하여 출판하는데 대하여 매우 기쁘게 생각한다. 이것은 한국 국민들, 나아가서는 전 세계 사람들의 몸을 건강하게 하는데 많은 공헌을 할 것이다.

병무년 겨울

북경체육대학 도인양생공 창시인 **장 광 덕**

祝賀導引養生功韩国語翻譯版出版

韩国東南保健大学黄龍教授是我的入室弟子，多年来他对導引養生功事业不同寻常的追求与热爱，难能可貴。他不仅在功法上精益求精，功理上执著深造，而且在功德上操守修養，表现尤佳。因此，導引養生功由黄龍教授翻譯我既高兴，又放心。必将为韩国廣大朋友，乃至全世界民众的身心安康作出貢獻。

丙戌年仲冬

北京体育大学導引養生功創始人張廣德

張廣德

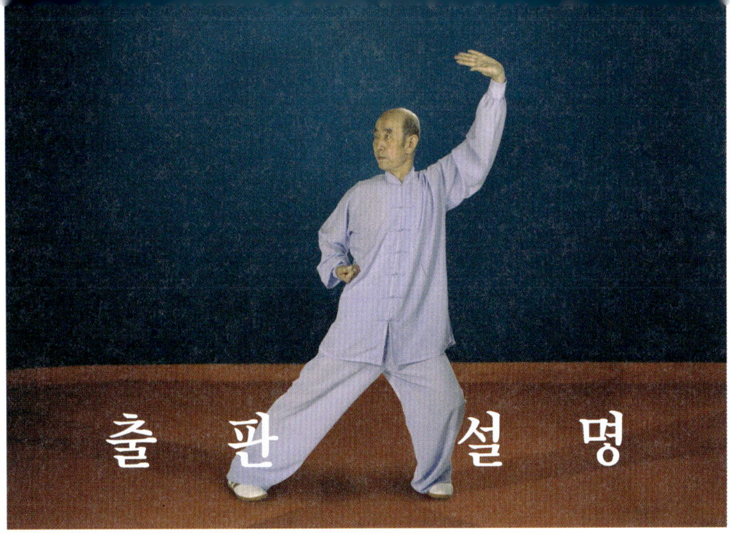

출 판 설 명

도인양생공은 의식의 운용, 호흡의 공제와 형체의 조정을 통하여 몸과 마음을 정화시키는 자아경락 단련방법이다. 인체 각 계통의 발병 원인과 이론을 근거로 하고 중국의학적 정체 개념, 음양오행, 장부경락, 기혈이론과 현대의학의 이론을 토대로 도인과 양생, 신체 단련과 정신 수양이 융합된 경락도인술이며 사람들이 신체가 건강하고 장수할 수 있는 종합적인 새로운 학과이다.

도인양생공의 관건은 변증시치이며 증상에 맞게 연공하며 개괄하며 5가지 특징이 있다.

1. 연공과 치료를 결합하여 증상에 맞게 연공하며 맞춤성이 있다.
2. 중의와 서의를 결합하여 의학의 이론으로 변증론치하여 철학성이 있다.
3. 연공과 수련을 결합하여 양생을 주요로 하며 전면성이 있다.
4. 움직임과 정지를 결합하여 삼조일체로 몸과 마음을 같이 수련하여 정체성이 있다.
5. 정신과 예술을 결합하여 동작이 아름답고 음악이 우아하여 예술성이 있다.

이것은 무술운동의 새로운 발전이며 무술의 금목걸이라 일컬어지고 있다.

30년의 임상실천과 응용으로 볼 때 사람이 병이 없을 때 예방하는 작용을 하고, 병이 있을 때는 치료가 되며 치료 후에는 회복을 위하여 연공할 수 있다. 배우기 쉽고 광범하게 응용할 수 있기에 전문가와 학자들의 충분한 인정과 중국 정부의 승인을 받았으며 1992년에는 중국국가체육과학기술진보상을 수여 받았다.

현재 《도인양생공》은 영어, 일어, 한국어, 이탈리아어, 독일어, 프랑스어 등 6개국 언어로 출판 되었으며 국내외 많은 사람들의 환영을 받고 있다.

책 구매자가 늘어나면서 많은 도인양생공 애호자들의 수요에 만족을 주기 위하여 장광덕 교수님이 창시한 《도인양생공》공법을 시리즈에 따라 나누어서 출판하며 후에 완전한 교학용 VCD를 첨부하여 출판할 것이다. 아무쪼록 본서가 많은 사람의 건강에 공헌이 되었으면 하는 바람이다.

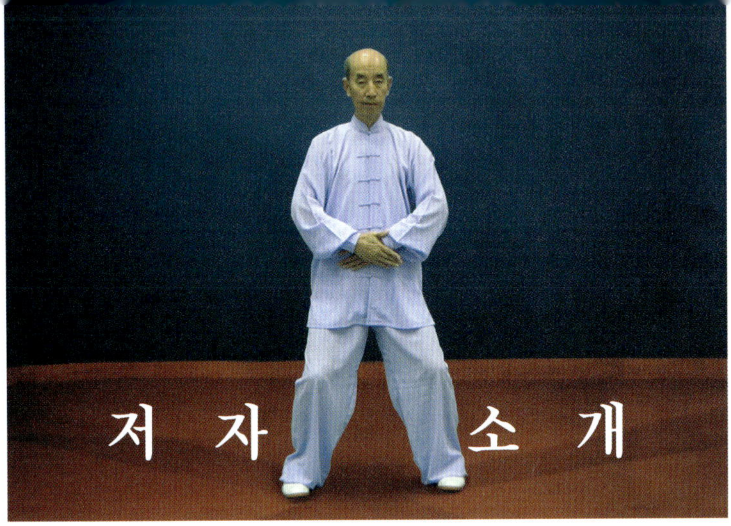

저 자 소 개

장광덕교수는 남자이고, 자(字)는 비우(飛宇), 호(號)는 학령연인(鶴齡燕人)이며 1932년 3월에 중국 하북성 당산에서 태어났고 중화무림백걸(중국무술고수100인)에 속해 있으며 중국무술 8단이다. 제1대 무술연구생이고 북경체육대학 도인양생학 연구실 주임, 중국 대학교 교육학회 도인양생학 전업위원회 회장을 역임하였으며 현재 북경체육대학 도인양생센터 명예주임에 있다.

장광덕 교수는 1963년에 북경체육학원(현재 북경체육대학) 석사과정을 마치고 학교에 남아서 연구사업에 종사 하였다. 40여 년간 무술교학 중에서 〈〈규율을 찾고 특점을 살다〉〉를 교학의 근본으로 지금까지 유명한 무술인재를 배양하였으며 양생태극체계를 연구하는 과정에 쉽게 배울 수 있는 철학과 중국의학 중의 경락학설과 음양오행, 기혈이론을 지도로 신체를 건강하게 하고 일부 만성질병을 치료하는데 현저한 효과가 있는 도인양생공 체계를 펴내게 되었다. 현재 〈〈도인양생공〉〉은 세계 60여개 국가에 전파되어 있다.

장광덕 교수가 창시한 〈〈도인양생공〉〉은 1992년에 국가체육과학기술진보상을 수여 받았으며 1993년에 장광덕 교수는 국무원에서 수여하는 대학교 교육사업에 특출한 공헌을 한 사람으로 명예로운 증서를 받았다. 1996년에는 국가전민건신계획추진항목으로 선정되었고 1999년에 국가체육총국에서 수여한 체육과학영예상을 받았으며 2002년에는 북경체육대학에서 도인양생공 창시와 추진사업에서 중요한 공헌을 한 사람이라는 상장과 증서를 수여 받았다.

장광덕 교수는 지금까지 19권의 유명한 저서를 출판하였으며 일본, 프랑스, 독일, 오스트레일리아, 싱가포르, 네덜란드, 벨기에, 오스트리아, 영국, 포르투갈, 스페인, 이탈리아, 미국 등 10여 개국에서 여러 차례 강연을 하였으며 중국의 양생문화를 발양하고 국제적인 문화 교류를 촉진하는데 중요한 공헌을 하였다.

〈〈명인을 바라는 사람이 먼저 자명한다〉〉, 장광덕 교수는 〈〈봄의 꽃이 피는 것을 다투지 않고 웃음으로 가을의 서리를 맞이한다〉〉라는 좌우명으로 인생을 추구하고 있다.

수권서(협약서)

《《도인양생공》》에 관한 책들은 원저자 장 광덕 교수의 동의를 거쳐 황 룡 선생에게 한국에서 한국어판으로 출판할 수 있는 권리를 부여하며 책에는 원저(原著) 장 광덕, 번역(飜譯) 황 룡으로 쓴다.

장광덕 교수의 동의를 거치지 않고 절대 어떠한 명의로도 한국에서 출판하지 못하며, 그렇지 않을 경우 이에 상응한 법적 책임을 져야 한다.

수 권 인 : 장 광 덕

피수권인 : 황　룡

2004년 1월 2일

DYYSG

北京体育大学导引养生中心

Center of Dao Yin Yang Sheng of Beijing University of Physical Education
Yuan Ming Yuan East Road, Haidian, Beijing 100084, People's Republic of China
Tel:(+86-10)62989048,62980540 Fax(+86-10)62984479

授权书

《导引养生功》系列，经原著作者張广德教授同意，授权给黄龙先生在韓国出版韓文版，书名标明：原著 張广德，翻译 黄龙，特立本委托书。

未经張广德教授同意者，绝不允许以任何名义在韓国出版，否则，应负相应的法律责任。

授权人 張广德 [張廣德]

被授权人 黄龍

2004年1月2日

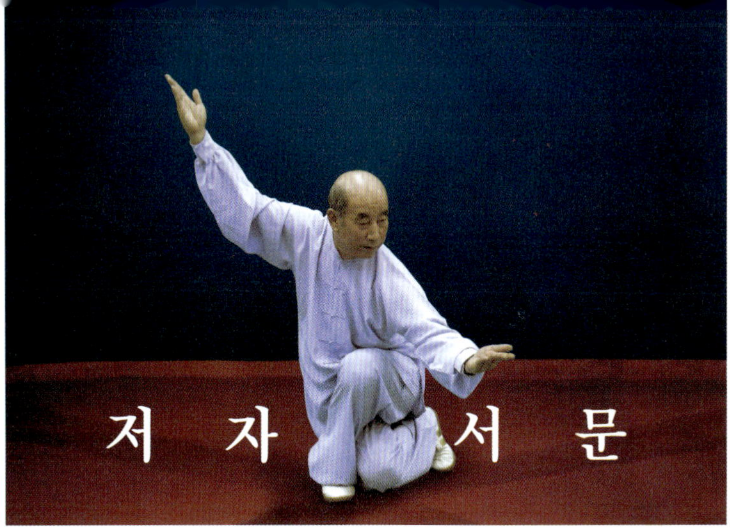

저 자 서 문

건강장수는 많은 사람의 아름다운 소망이다. 수 천년 동안 많은 의학자나 양생학자들이 장수하는 방법을 연구하면서 풍부한 경험과 이론을 쌓아 왔으며 중화민족의 번영과 발전에 매우 큰 공헌을 하였다.

사회의 진보와 경제문화의 발전과 더불어 사람들의 생존환경이 개선됨에 따라 물질문명과 생활수준이 많이 제고되었다. 인류의 수명도 현저히 연장되었고 인구의 노령화가 사회의 큰 문제로 나타나고 있으며 인류의 건강이 제일 수요로 떠오르고 있다.

건강이란 무엇인가? 오랜 시간동안 사람들은 병이 없으면 건강한 것이라고 생각하였지만 병이 없으면 건강하다는 것은 틀린 인식이다. 세계보건기구(WHO)는 건강을 이렇게 정의를 내렸다《건강은 병이 없을 뿐만 아니라 신체, 생리, 사회적응에 좋은 상태를 말한다》. 이것은 우리에게 건강은 생리적인 건강뿐만 아니라 심리건강과 복잡한 사회 환경에 적응하는 능력까지 포함한다는 것을 말해준다.

전문가들의 연구와 통계에 따르면 현재 건강한 사람이 전체 인구의 15%밖에 안 되며 질병이 있는 사람이 15%를 차지하고 70%의 사람이 현재 건강하지 못한 상태에 처해 있다. 중 노년층 사람들은 고령으로 인한 몸의 각 기관이 노화되어 저항력이 낮아져 70% 건강하지 못한 사람들의 다수를 차지하며 이런 사람들에게서 어떻게 하면 건강을 되찾을 수 있을까 하는 것이 새로운 과제로 나타나고 있다.

도인양생공 체계는 인체건강의 발전과 WHO의 건강개념을 구현하였으며 도인양생공 애호자들에게 과학적인 생활방식과 자아보건의 좋은 습관을 배양하는데 기점을 두었다.

희망하건대 많은 사람이 신체가 건강하고 연공에서 성과가 있길 충심으로 바라는 바이다.

장 광 덕

목 차

역자 서문 · · · 3
도인양생공 한국어 번역본의 출판을 축하하며 · · · 4
출판 설명 · · · 7
저자 소개 · · · 9
수권서(협약서) · · · 10
저자 서문 · · · 13

Ⅰ. 인체영유십삼식(引體令柔十三式 : 전신경락스트레칭) · · · 19

1. 인체영유십삼식(引體令柔十三式)의 특점 · · · 22
인체영유십삼식 공법(제1투) · · · 23
시작 전 준비(功前准備)
제1세 탁장관천세(托掌觀天勢 : 손바닥으로 하늘을 밀면서 손등을 바라보는 자세) · · · 24
제2세 좌우경신세(左右傾身勢 : 좌우로 몸을 옆으로 향하는 자세) · · · 25
제3세 탁천선전세(托天旋轉勢 : 하늘을 밀면서 회전하는 자세) · · · 26
제4세 서흉앙체세(舒胸仰體勢 : 가슴을 펴고 두 손을 하늘을 밀면서 체간을 신전하는 자세) · · · 27
제5세 궁신적미세(躬身吊尾勢 : 몸을 앞으로 굽히는 자세) · · · 28
제6세 적미좌선세(吊尾左旋勢 : 몸을 굽힌 상태에서 두 손이 왼쪽 발끝까지 닿는 자세) · · · 29
제7세 적미우선세(吊尾右旋勢 : 몸을 굽힌 상태에서 두 손이 오른쪽 발끝까지 닿는 자세) · · · 30
제8세 궁신적미세(躬身吊尾勢 : 몸을 앞으로 굽히는 자세) · · · 31
제9세 백원축신세(白猿縮身勢 : 원숭이가 몸을 움추린 자세) · · · 31
제10세 정슬적미세(挺膝吊尾勢 : 무릎을 펴서 몸을 앞으로 구부리는 자세) · · · 32
제11세 청정포주세(蜻蜓 抱柱勢 : 잠자리가 나뭇가지를 안고 있는 자세) · · · 33
제12세 직체참립세(直體站立勢 : 수직으로 몸을 바로하고 일어서는 자세) · · · 34
제13세 전시조식세(展翅調息勢 : 날개를 펴고 호흡을 조절하는 자세) · · · 35

Ⅱ. 영신연의조심공(寧神練意調心功 : 잡념 제거하여 마음수련) · · · 37

1. 영신연의조심공 소개 · · · 39
2. 영신연의조심공의 특징 · · · 39
영신연의조심공 공법(功法) · · · 41
시작 전 준비(功前准備)
제1식 의수단전(意守丹田: 의념을 단전에 둔다) · · · 43
제2식 지심명문(止心命門: 의념을 명문에 둔다) · · · 44
제3식 노궁채기(勞宮采氣: 노궁으로 기를 채집하다) · · · 45
제4식 계념용천(系念涌泉 : 의념을 용천에 두다) · · · 47
제5식 인기임독(引氣任督 : 임맥과 독맥에 기를 잘 돌게 한다) · · · 48

마무리 자세(收勢) · · · 50

Ⅲ. 소근장골공(疏筋壯骨功 : 근육과 골격을 건강하게 하는 기공) · · · 53

1. 소근장골공(疏筋壯骨功)에 대한 간단한 소개 · · · 55
2. 소근장골공(疏筋壯骨功)의 특징 · · · 55
3. 소근장골공(疏筋壯骨功) · · · 58
제1투(第一套) 공법(功法) · · · 58
시작 전 준비(功前准備)
제1식 경항쟁력(頸項爭力 : 목 운동) · · · 59
제2식 뇌후추비(腦後推碑 : 머리 뒤로 단단한 돌을 밀다) · · · 63
제3식 서우망월(犀牛望月 : 코뿔소가 달을 바라본다) · · · 66
제4식 궁신탄화(躬身撣靴 : 몸을 굽혀서 신발을 향하여 휘두른다) · · · 68
제5식 선학유슬(仙鶴揉膝 : 신선두루미가 무릎을 휜다) · · · 71
제6식 쌍용희수(雙龍戲水 : 쌍용의 몸놀림이 물 흐름 같다) · · · 73
제7식 봉황선와(鳳凰旋窩 : 봉황이 집 주위에 맴돌다) · · · 79
제8식 금계보효(金鷄報曉 : 황금 닭이 새벽을 알리다) · · · 82
4. 소근장골공(疏筋壯骨功) · · · 85
제2투(第二套) 공법(功法) · · · 85
시작 전 준비(功前准備)
제1식 보보등고(步步登高 : 점점 넓어지고 좋아진다) · · · 87
제2식 행자준좌(行者蹲坐 : 무송이 웅크려 앉다) · · · 89
제3식 지주수염(蜘蛛垂帘: 거미가 문에 쳐놓은 발을 타고 내려온다) · · · 92
제4식 상선하창(上宣下暢 : 위와 아래를 잘 통하게 만들어 준다) · · · 95
제5식 영묘희미(靈猫戲尾 : 영리한 고양이가 꼬리를 가지고 놀다) · · · 98
제6식 단봉조양(丹鳳朝陽 : 봉황이 아침에 태양을 바라본다) · · · 101
제7식 섬궁절계(蟾宮折桂 : 달 속에 두꺼비가 계수나무를 꺾는다) · · · 104
제8식 주의점두(朱衣点頭 : 빨간 옷을 입은 사람이 머리를 끄덕인다) · · · 107
마무리 자세(收勢) · · · 110

Ⅳ. 구구환동공(九九還童功 : 종합적인 건강 효과와 노쇠를 방지하는 기공) · · · 111

1. 구구환동공(九九還童功)의 특징 · · · 113
1)구구환동공의 간단한 소개 · · · 113
2)하이양형(何以養形 : 자세를 어떻게 기르는가) · · · 116
3)하이양신(何以養神 : 정신을 어떻게 수양하는가) · · · 116
2. 구구환동공(九九還童功) 도해(圖解) · · · 117
시작 전 준비(功前准備)
(1)명심폐목점(冥心閉目站 : 눈을 감고 잡념을 없앤다) · · · 119
(2)조식귀균완(調息貴匀緩 : 호흡을 가늘고 심도 깊게 한다) · · · 120
(3)개비통청기(楷鼻通淸氣 : 코를 열어 신선한 공기를 마신다) · · · 121

(4)운정제목환(運睛除目患 : 눈을 돌려 눈의 질병을 제거한다) · · · · 122
(5)말미치안질(抹眉治眼疾 : 눈썹을 안마하여 눈의 질병을 치료한다) · · · · 123
(6)납이청각환(拉耳聽覺還 : 귀를 당겨 청각을 되찾는다) · · · · 124
(7)고치견아치(叩齒堅牙齒 : 치아를 두드려 견고하게 한다) · · · · 125
(8)교해옥액만(攪海玉液滿 : 혀를 돌려 타액이 가득 차게 한다) · · · · 126
(9)고수재생진(鼓漱再生津 : 양치질 하듯 두드려 타액이 생기게 한다) · · · · 126
(10)탄진입단전(呑津入丹田 : 타액을 삼켜 단전으로 가게 한다) · · · · 126
(11)마면제면병(摩面除面病 : 얼굴을 문질러 병을 제거한다) · · · · 127
(12)소두신자안(梳頭神自安 : 머리를 빗어 정신을 안정시킨다) · · · · 129
(13)제항성뇌해(榰項醒腦海 : 목을 밀어 머리를 깨운다) · · · · 130
(14)탁함치탄환(托頷治癱瘓 : 턱을 들어 마비를 치료한다) · · · · 131
(15)전경강신체(轉頸强身體 : 목을 돌려 신체를 건강하게 한다) · · · · 132
(16)요견지통염(繞肩止痛炎 : 어깨를 돌려 아픔을 없앤다) · · · · 134
(17)활주창심폐(活肘暢心肺 : 팔꿈치를 돌려 심장과 폐를 통하게 한다) · · · · 135
(18)충권향신전(冲拳向身前 : 주먹으로 앞을 친다) · · · · 137
(19)추장조체측(推掌朝體側 : 손바닥을 밀어 몸의 양측에 놓는다) · · · · 138
(20)거완완현천(擧腕腕懸天 : 손을 들어 하늘에 매달린다) · · · · 140
(21)세수유자상(洗手揉搓掌 : 손을 씻으며 손바닥을 문지른다) · · · · 142
(22)결지수배번(抉指手背翻 : 손가락을 밀어 뒤로 넘긴다) · · · · 144
(23)유복의적사(揉腹醫積邪 : 복부를 문질러 나쁜 기를 치료한다) · · · · 145
(24)찰협서간담(擦脇舒肝膽 : 옆구리를 문질러 간과 담을 편안하게 한다) · · · · 146
(25)추배통방광(捶背通膀胱 : 등을 두드려 방광을 소통하게 한다) · · · · 147
(26)차요보신원(搓腰補腎元 : 허리를 문질러 신장의 기를 보충한다) · · · · 148
(27)전관체후앙(展髖體后仰 : 골반을 벌려 몸을 뒤로 넘긴다) · · · · 149
(28)전체체불만(轉體體不彎 : 몸을 돌리지만 구부리지 않는다) · · · · 150
(29)궁신권촉각(躬身拳觸脚 : 몸을 구부려 주먹이 발에 닿는다) · · · · 152
(30)선척사응반(旋脊似鷹盤 : 허리를 돌려 매가 하늘 나는 자세를 한다) · · · · 153
(31)고당수정슬(靠襠須頂膝 : 사타구니를 붙이고 무릎으로 민다) · · · · 155
(32)박고환도간(拍股環跳間 : 엉덩이의 환조혈을 친다) · · · · 156
(33)안마족삼양(按摩足三陽 : 족삼양을 안마한다) · · · · 158
(34)반근신과전(盤根身踝轉 : 반근보를 하며 손목과 발목을 돌린다) · · · · 160
(35)양장정보참(亮掌丁步站 : 정보자세를 취하며 손바닥을 편다) · · · · 162
(36)둔슬학정념(蹲膝鶴頂捻 : 무릎을 굽혀 학정혈을 자극한다) · · · · 163
(37)전족역적도(顚足力適度 : 적당한 힘으로 발꿈치를 든다) · · · · 164
(38)채기법자연(采氣法自然 : 자연스럽게 기를 채집한다) · · · · 165
(39)관심득대환(寬心得大還 : 마음이 넓으면 많은 것을 갖는다) · · · · 166

■ **부록** · · · · 169
– 경락혈위도
– 도인양생공 제자에 대한 요구사항
– 도인양생공공법류

장광덕도인양생학당(張廣德導引養生學堂)

1부

인체영유십삼식
(引體令柔十三式)

전신경락스트레칭

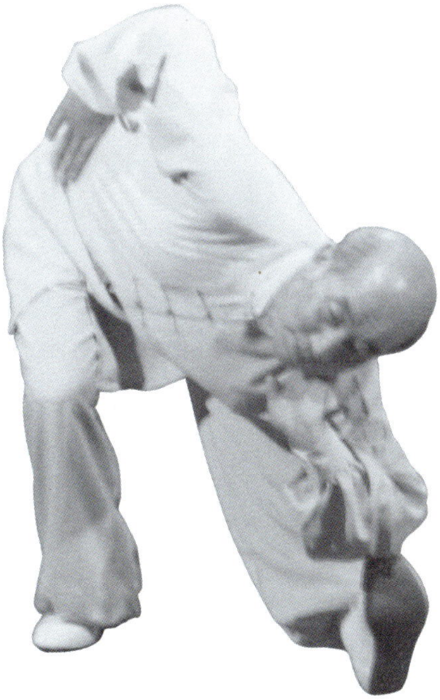

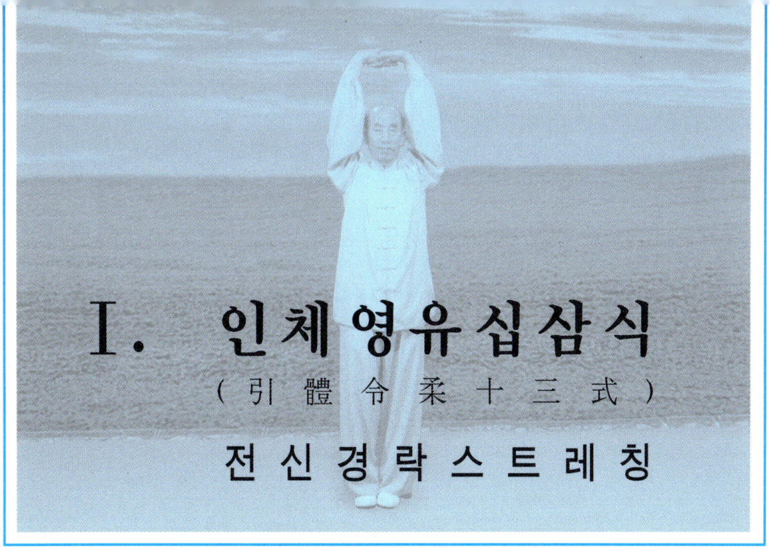

I. 인체영유십삼식

(引體令柔十三式)

전신경락스트레칭

인체영유는 옛날 기공체조의 범주에 속한다. 앞에서 말했듯이 도인은 최초에 《장자. 각의》에 나오며 《호흡으로 낡은 것을 내보내고 새 것을 흡수하여 곰처럼 웅장하고 새처럼 가벼워지며 장수하기를 바란다. 도인을 하는 사람은 몸을 가꾸는 사람이며 조상이 장수한 사람에게 더 좋다.》.

구체적으로 《도인》을 응용하여 병을 치료한 자료는 중국고대의학경전《황제내경》에 나온다. 《속문. 의법방의론 제12》에 따르면 《중앙에 있는 사람은 지역이 평평하고 습윤하여 천지에 만물이 풍부하고 인민이 먹을 것이 넉넉하며 일을 아니하여 한열로 병이 많아 도인으로 치료를 한다. 때문에 도인을 하는 사람이 중앙에서 나온다.》

《속문. 기병론 제47》에서 도인은 《식적》을 치료할 수 있다. 문장에서 말하기를 《적은 도인으로 약을 복용하는 것이며 약 만으로는 치료할 수 없다.》 당조의 유명한 의사 왕병이 말하기를 《적(단전에 기가 모이는 것)이 도인이며 기가 돌게 하고 약으로 오랫동안 공약하면 내기가 소모되어 약해진다. 만약 약에만 의거하면 불적(단전에 기가 모이지 않는 것)이 도인이며 약만으로 치료가 될 수 없다.》 《적》 은 또 누적된다는 의미도 나타낸다. 그러므로 자고로 도인은 질병을 치료하는 방법이며 동시에 호흡의 조정과 지체의 운동으로 심신을 건강하게 하는 보건방법의 하나이다.

도인의 해석에 관하여 고서의 기재가 서로 다르지만 왕병이 말하기를 《도인은 근골을 흔들고 지절을 움직이는 것이다. 당.석혜림의 《일체경음이》에는 《스스로 만지고 꼬집어 손과 발을 움직여 어지럽고 불안함을 없애는 것이 도인이다》라고 기재되어 있다. 《장자. 각의》의 이의는 《도인은 기로 인하여 합이 되고 체로 인하여 유연하여지는 것이다.》 여기에서 이의가 말하는 도인은 지체운동 뿐만 아니라 호흡운동도 포함한다. 인체영유십삼식(제1투와 제2투를 포함)과 도기영하조식공(서서 하는 자세와 앉아서 하는 자세를 포함)은 필자가 기재된 서류의 기초 하에 옛날 기공체조와 무술의 유용한 부분을 결합하여 만든 것이다. 이것은 도인양생공의 예비공으로 기예를 높이기 위하여 견실한 기초를 닦는데 쓸 수 있으며 또 체계를 구성하여 대중의 신체를 건강하게 하고 유연성, 순발력, 힘 등을 제고하고 심장과 폐의 공능을 개선하는 수단으로 쓸 수 있다.

1. 인체영유십삼식의 특점은 아래 세 가지로 개괄할 수 있다.

1) 동(움직이는 것)과 정(정지된 것)이 결합됐으며 정을 중요시 한다.

인체영유십삼식의 동은 호흡을 조정하고 지체를 느슨하게 하게 하고, 정은 허리와 다리를 눌러 유연성을 제고하기 위함이다. 정을 주요로 하는 것은 신체의 각 관절, 건, 인대의 영활도, 유연성, 펼치는 것과 힘이 일정한 시간동안 눌러줘야만 빨리 제고될 수 있기 때문이다.

2) 신체를 굽혀 허리와 다리가 유연해진다.

인체영유십삼식 중 신체를 굽히는 동작이 비교적 많으며 그 목적은 허리와 다리의 유연성을 발전시키기 위함이다. 공의 수련이 좋고 나쁨은 허리와 다리의 유연성이 좋은가, 나쁜가와 밀접한 관계가 있다. 공보에 쓰기를 《조예가 높으려면 허리와 다리가 첫째이다.》 이것은 허리와 다리의 유연함을 증진시키는 것이 관건이며 소홀할 수 없다는 것을 말한다.

3) 신체를 당기고 회전시키고 숙이고 치켜든다.

인체영유십삼식은 특별히 사지를 펴는 것을 강조하며 신체를 당겨 인대, 근육, 관절을 푼다.《투장관천식(손바닥을 들어서 하늘을 보는 자세)》이 하나의 예이다. 이는 신체의 각 관절, 근육, 인대를 충분히 당겨 요구한다. 그 기초 상에서 신체를 회전, 굴곡, 신전을 통하여 동작의 폭도를 증가시킬 수 있으며 가동범위의 증가를 높이고 인체영유의 효과를 볼 수 있다.

인체영유십삼식 공법(제1투)

▣ 시작 전 준비(功前准備)

두 다리를 모으고 몸은 곧게 펴고 이완한다. 아래턱은 조금 아래로 잡아당기며 입술은 다물고 혀는 입 천장에 붙이며 눈은 앞을 보거나 살며시 감는다.

묵념을 시작 할 때가 되면 두 손을 포개어 단전에 놓으며 남녀가 모두 왼손을 안에 놓는다.

묵념할 때 눈은 살며시 감거나 앞을 바라보며 혀는 입 천장에 붙이고, 치아는 살며시 붙이고 묵념이 끝나면 두 손을 몸의 양측에 놓으며 눈은 앞을 바라본다.

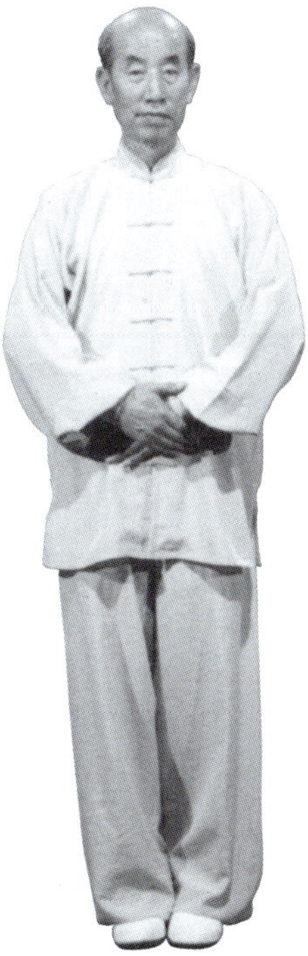

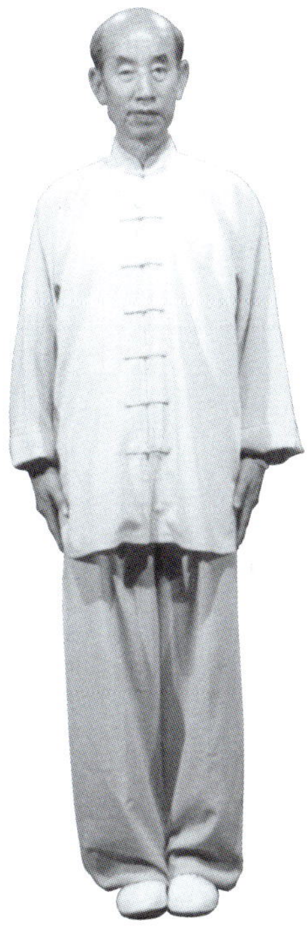

묵념연공구결(默念練功口決)

⊙ 야란인정만려포(夜蘭人靜萬慮拋)

고요한 상태에서 모든 잡념 버리고 마음을 편안하게

⊙ 의수단전봉칠규(意守丹田封七竅)

의념은 단전에 두고 환경에 영향을 받지 않고 잡념을 버리며

⊙ 호흡서완탑작교(呼吸徐緩搭鵲橋)

호흡은 천천히 균일하게 하고 혀 끝은 말아서 입 천장에 붙이며

⊙ 신경여연표운소(身經如飄雲宵)

제비같이 날 수 있게 몸을 이완한다

제 1 세 탁장관천세(托掌觀天勢 : 손바닥으로 하늘을 밀면서 손등을 바라보는 자세)

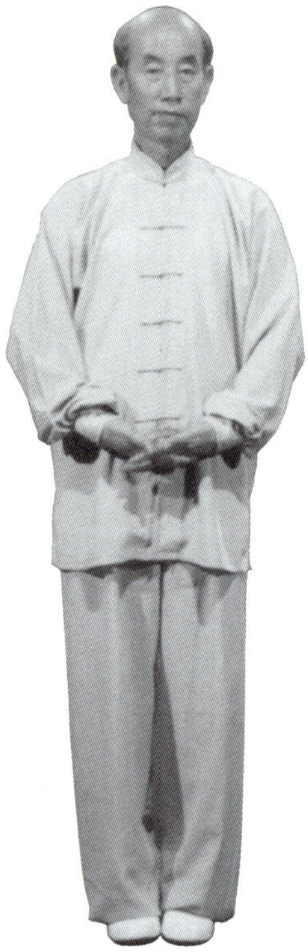

■ 준비자세

두 다리를 모으고 몸은 곧게 펴고 이완한다. 아래턱은 조금 아래로 잡아당기며 입술은 다물고 혀는 천장에 붙이며 두 손을 포개어 하 복부에 놓는다. 눈은 앞을 본다.

■ 동작

두 손을 교차하여 올려 얼굴 앞에서 안으로 돌려 손바닥을 돌려 계속 올린다. 두 팔은 충분히 곧게 펴며 손바닥은 위로 향하고 머리는 들어 얼굴을 위로 향하게 하며 눈은 손등을 본다.

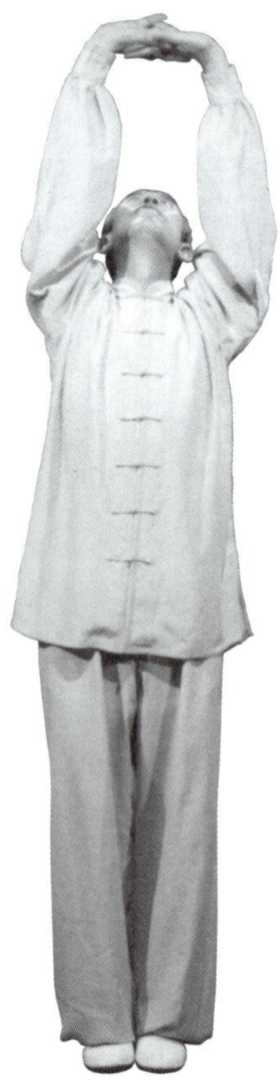

요 구

몸의 각 관절을 최대한 이완하고 손을 올린 후 한참동안 유지하며 계속 제2세를 한다.

공 능

1. 사람의 신전능력을 제고하고 후만증을 방지하고 목, 어깨, 팔굽, 팔목의 통증을 예방한다.
2. 삼초(三焦)를 조리하고 수도(水道)를 통하게 한다.

제2세 좌우경신세(左右傾身勢 : 좌우로 몸을 옆으로 향하는 자세)

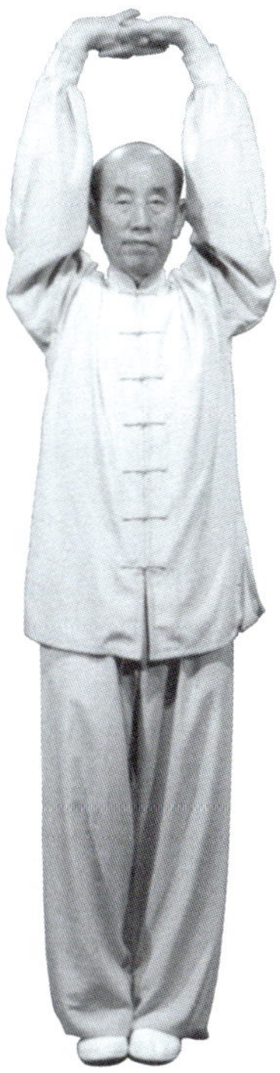

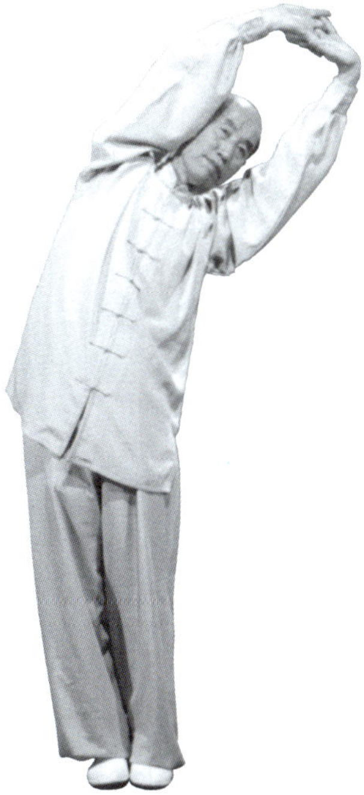

■ 준비자세

제1세의 마지막 자세와 같거나 혹은 정면을 바라본다.

■ 동작

1. 가슴과 팔을 곧게 펴며 두 손은 위로 올려 미는 자세를 취하며 상체를 왼쪽으로 구부린다.
2. 가슴과 팔을 곧게 펴며 두 손은 계속 위로 올려 미는 자세를 취하며 몸을 곧게 세운다.
3. 가슴과 팔을 곧게 펴며 두 손은 위로 올려 미는 자세를 취하며 상체를 오른쪽으로 구부린다.
4. 가슴과 팔을 곧게 펴며 두 손은 계속 위로 올려 미는 자세를 취하며 몸을 곧게 세운다.

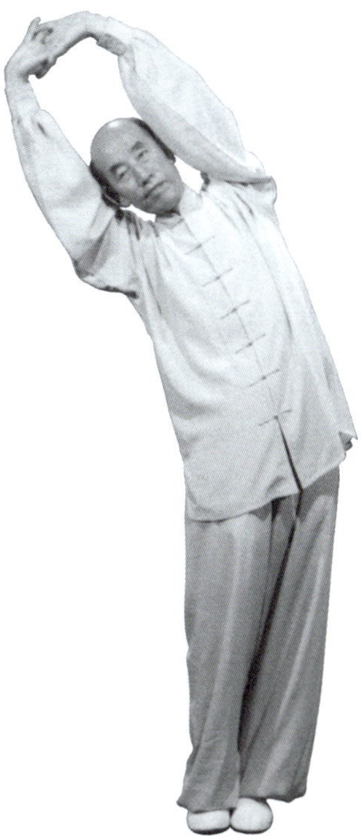

요 구

1. 두 발은 움직이지 않으며 두 다리는 곧게 펴고 두 손을 위로 올리면서 밀고 상체를 좌우로 구부릴 때 폭도가 크면 좋다. 머리를 뒤로 넘기거나 정면을 봐도 된다.
2. 상체를 좌우로 구부릴 때 한참 동안 자세를 유지하면 제일 좋은 효과를 얻을 수 있다.
3. 호흡은 멈추지 않고 자연스럽게 한다.

공 능

1. 몸 양측의 유연성과 영활성을 발전시킨다.
2. 몸체의 온정성과 내구력을 제고한다.
3. 수삼음경, 수삼양경이 잘 통하게 하는 작용 외 족소양담경, 족궐음간경과 임맥, 독맥이 잘 통하게 하는데 적극적인 작용을 한다.

제3세 탁천선전세(托天旋轉勢 : 하늘을 밀면서 회전하는 자세)

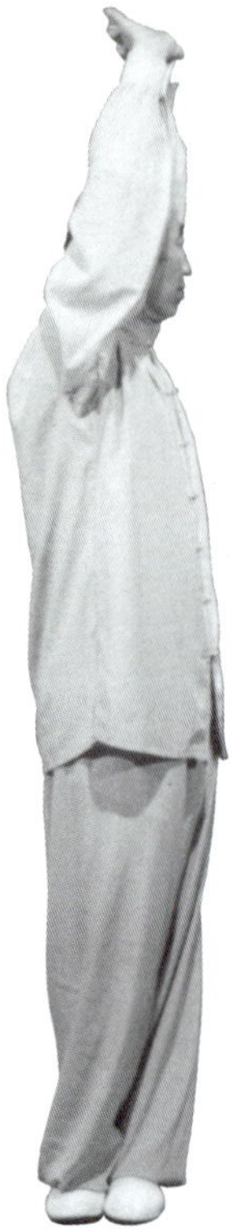

■ 준비자세

제2세의 마지막 자세와 같다.

■ 동작

1. 위 자세에 이어 두 손을 위로 올리면서 미는 자세는 변하지 않으며 몸의 중심을 축으로 왼쪽으로 최대한 돌린다. 눈은 왼쪽 후방을 바라본다.
2. 두 손을 올리면서 미는 자세는 변하지 않으며 몸의 중심을 축으로 오른쪽으로 돌려 원래 자세로 돌아오며 눈은 앞을 바라본다.
3. 두 손을 우로 올리면서 미는 자세는 변하지 않으며 몸의 중심을 축으로 오른쪽으로 최대한 돌린다. 눈은 오른쪽 후방을 바라본다.
4. 두 손을 올리면서 미는 자세는 변하지 않으며 몸의 중심을 축으로 왼쪽으로 돌려 원래 자세로 돌아오며 눈은 앞을 바라본다.

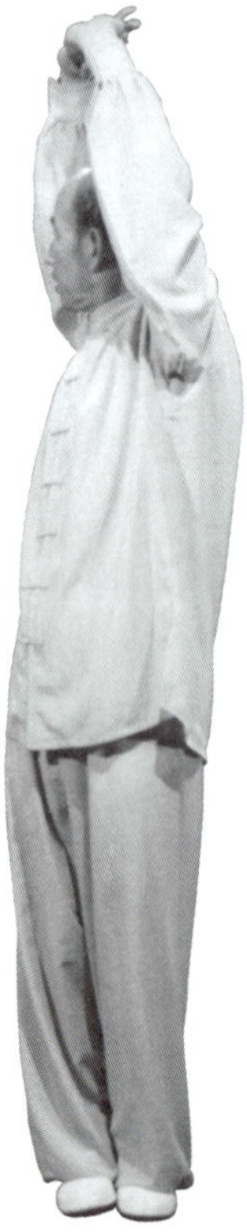

요 구

1. 두 발은 움직이지 않고 두 손은 충분히 위로 올리면서 밀며 몸은 곧게 세운다.
2. 몸은 왼쪽이나 오른쪽으로 최대한 돌린 후 한 동안 자세를 유지한다.
3. 호흡은 멈추지 않고 자연스럽게 한다.

공 능

1. 소주천을 잘 통하게 하며 대주천을 통하게 한다.
2. 고관절과 허리 부위의 유연성과 영활성을 제고한다.
3. 족삼음경과 족삼양경을 잘 통하게 하는데 적극적인 작용을 한다.

제4세 서흉앙체세(舒胸仰體勢 : 가슴을 펴고 두 손을 하늘을 밀면서 체간을 신전하는 자세)

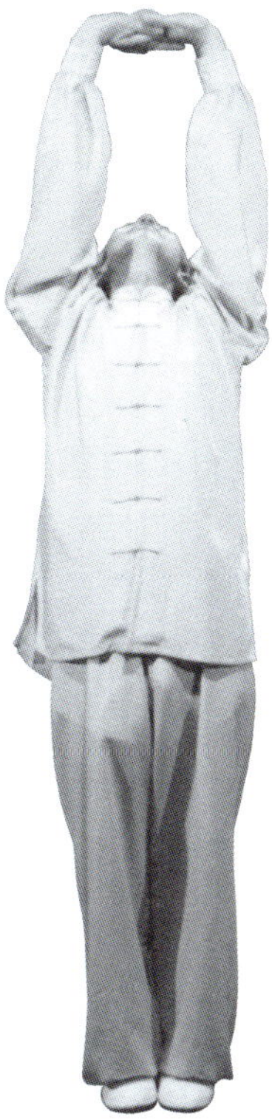

■ 준비자세

제3세의 마지막 자세와 같다.

■ 동작

1. 두 다리는 곧게 펴고 복부와 가슴을 펴며 체간를 충분히 신전한다. 두 손은 최대한 위로 올리면서 밀며 얼굴은 하늘을 본다.
2. 상체를 곧게 펴고 서있는 자세로 돌아오며 두 손을 하늘을 받들고 눈은 앞을 바라본다.

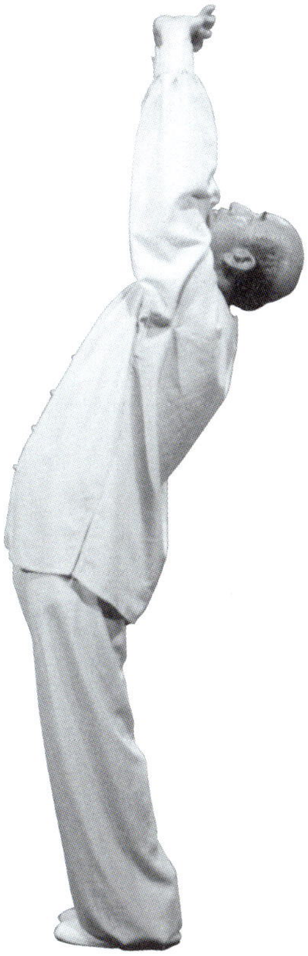

요 구

1. 호흡은 멈추지 않고 자연스럽게 한다.
2. 발가락은 땅을 잡고 두 손은 교차하여 하늘을 받들어야 몸이 안정된다.

공 능

1. 허리부위의 유연성을 증강하고 허리관절을 윤활하고 연부조직을 신장 한다.
2. 임맥, 독맥을 잘 통하게 하며 신장(腎臟)과 허리를 건강하게 한다.

제5세 궁신적미세(躬身吊尾勢 : 몸을 앞으로 굽히는 자세)

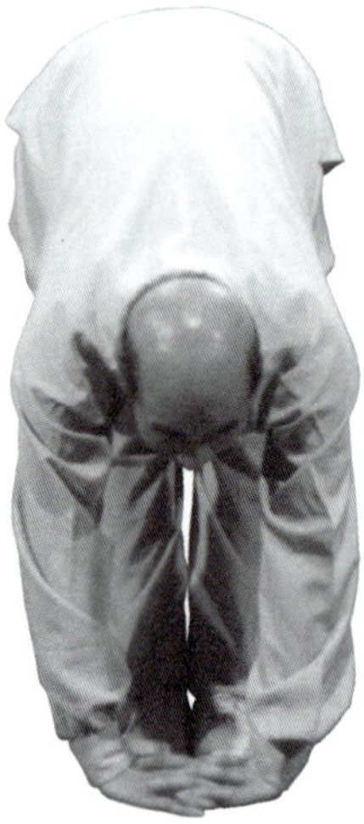

■ 준비자세

제4세의 마지막 동작과 같다.

■ 동작

두 다리는 곧게 펴고 상체를 앞으로 구부리며 두 손을 땅에 대어 적미세(吊尾勢)를 취하며 머리는 들어 앞을 본다.

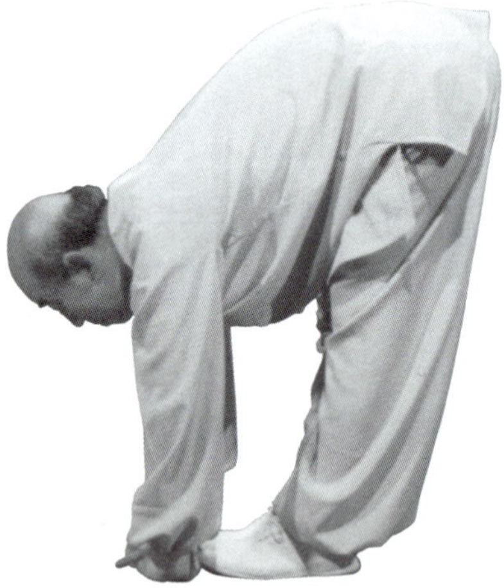

요 구

1. 상체를 앞으로 구부리는 속도는 느리게 하며 허리를 이완하고 머리는 든다. 특별히 고혈압환자가 이 자세를 연습할 때 머리를 드는 것을 더욱 중시해야 한다.
2. 신체가 허약한 연로자나 병이 있는 사람이 두 손을 잠시 땅에 붙이기 힘들면 요구를 낮출 수 있으며 절대 손을 땅에 붙이기 위하여 다리를 구부리면 안 된다.

공 능

1. 허리, 다리의 유연성, 영민성(반응이 빠름), 협조성 등 신체의 자질을 충분히 개선하며 관절을 윤활하고 연부조직을 신장한다.
2. 머리부위의 혈액순환을 개선하고 폐활량을 제공한다.

제6세 적미좌선세(吊尾左旋勢 : 몸을 굽힌 상태에서 두 손이 왼쪽 발끝까지 닿는 자세)

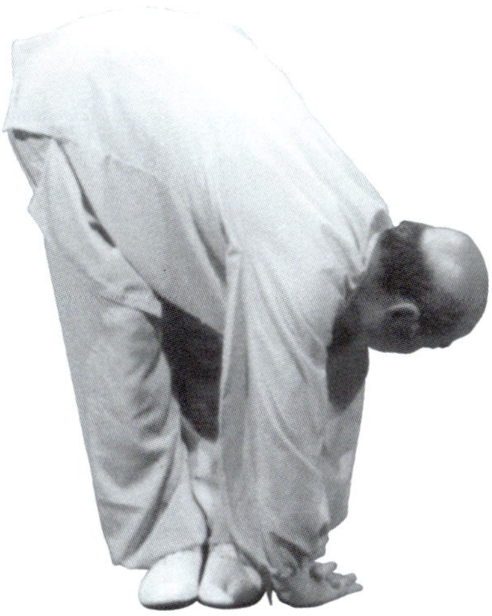

■ 준비자세

제5세의 마지막 동작과 같다.

■ 동작

1. 두 다리는 곧게 펴고 두 손은 땅에 살며시 붙이고 발의 왼쪽으로 옮기며 머리는 든다.
2. 두 다리는 곧게 펴고 두 손은 땅에 살며시 붙이고 발의 정면으로 옮기며 머리는 든다.

요 구

1. 호흡은 멈추지 않고 자연스럽게 한다.
2. 폭도는 가능한 상황에서 크게 하며 동작의 속도는 천천히 하며 힘으로 급하게 하지 않는다.

공 능

1. 허리, 다리의 회전 영활성을 제고하고 관절을 윤활하고 연부조직을 신장한다.
2. 전신의 경맥을 소통하고 기혈이 잘 통하게 하며 요통, 다리의 통증과 신장, 방광의 질환을 방지한다.

제7세 적미우선세(吊尾右旋勢 : 몸을 굽힌 상태에서 두 손이 오른쪽 발끝까지 닿는 자세)

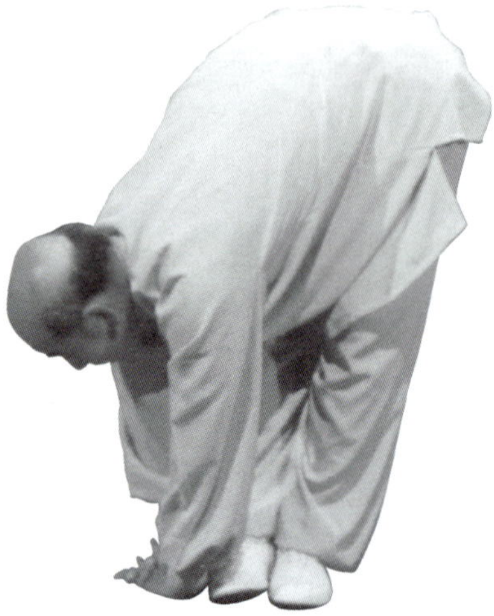

■ 준비자세

제6세의 마지막 동작과 같다.

■ 동작

1. 두 다리는 곧게 펴고 두 손은 땅에 살며시 붙이고 발의 오른쪽으로 옮기며 머리는 든다.
2. 두 다리는 곧게 펴고 두 손은 땅에 살며시 붙이고 발의 정면으로 옮기며 머리는 들어 궁신적미세(躬身吊尾勢)로 돌아온다.

요 구

제6세와 같다.

공 능

제6세와 같다.

제8세 궁신적미세(躬身吊尾勢 : 몸을 앞으로 굽히는 자세)

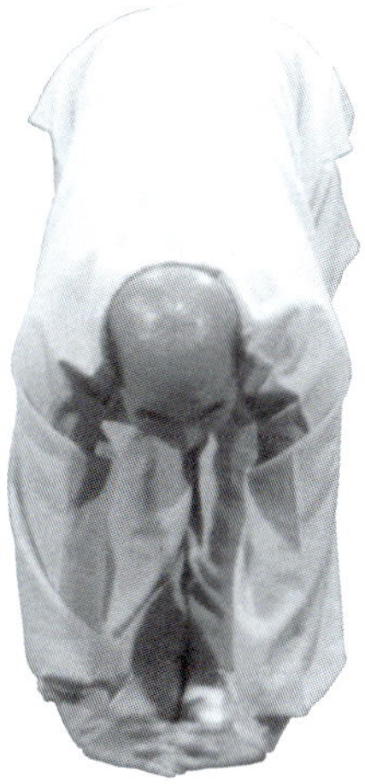

이 자세는 제9세로의 연결 동작이며 요구와 공능은 제5세의 궁신적미세(躬身吊尾勢)와 같다.

제9세 백원축신세(白猿縮身勢 : 원숭이가 몸을 움추린 자세)

■ 준비자세

제8세의 마지막 자세와 같다.

■ 동작

두 손은 교차하여 땅에 붙이고 움직이지 않으며 두 다리는 구부려 앉으며 두 무릎은 붙이고 발꿈치는 들지 않으며 엉덩이는 최대한 아래로 내려가고 눈은 앞의 먼 곳을 본다.

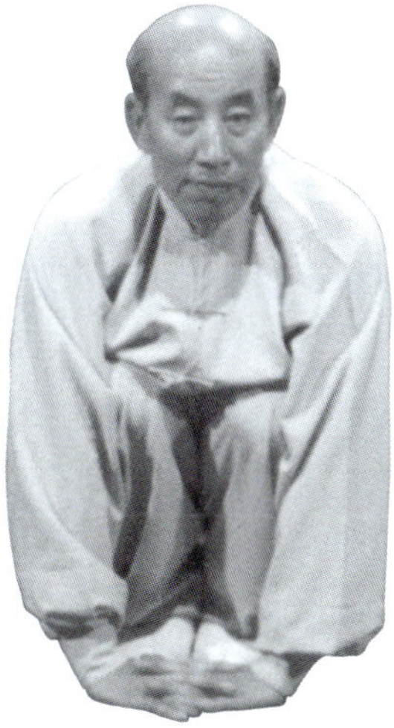

요 구

1. 최대한 숨을 내쉬며 상체와 다리부위는 한 덩어리가 된다.
2. 최대한 웅크려 앉지 못하면 절반만 앉아도 된다. 전부 웅크려 앉기 위해 발꿈치를 들면 안 된다.

공 능

1. 나쁜 기를 내보내어 폐를 정화할 수 있다.
2. 전신의 각 관절의 폭도를 제고할 수 있으며 관절을 윤활하고 연부조직을 신장한다.

제10세 정슬적미세(挺膝吊尾勢 : 무릎을 펴서 몸을 앞으로 구부리는 자세)

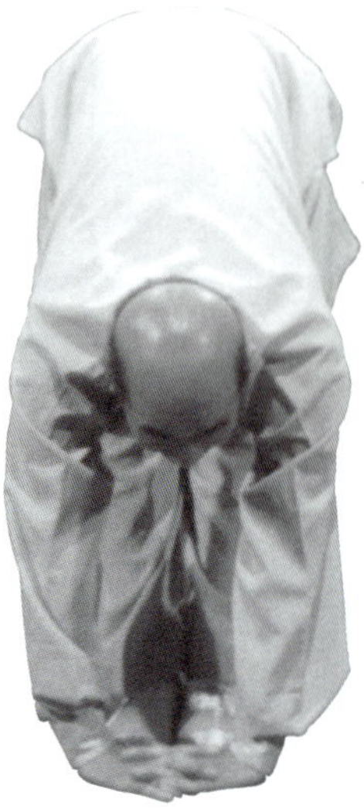

■ 준비자세

제9세의 마지막 동작과 같다.

■ 동작

두 손은 땅에 붙이고 움직이지 않으며 두 다리는 충분히 곧게 펴고 허리를 이완하고 등을 펴며 발가락은 땅을 잡고 눈은 앞을 본다.

요 구

1. 다리를 곧게 폄과 동시에 천천히 숨을 들이 쉬며 자연스럽게 천천히 숨을 내쉬고 그 다음 자연스러운 호흡을 시작한다.
2. 동작은 천천히 하며 폭도는 크게 쾌적해야 하고 허리부위는 이완하고 머리는 들어야 한다.

공 능

1. 다리, 무릎, 발목, 발가락의 유연성, 협조성 등 신체의 자질을 발전시킨다.
2. 다리, 무릎, 발목, 등의 관절을 윤활하게 하며 경락과 기혈이 잘 통하게 한다.

제11세 청정포주세(蜻蜓抱柱勢 : 잠자리가 나뭇가지를 안고 있는 자세)

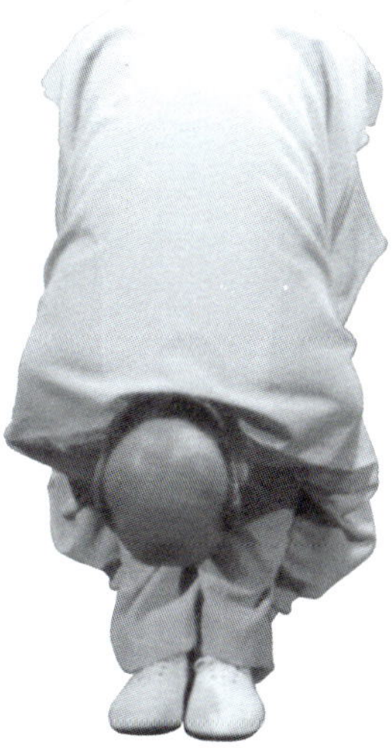

■ 준비자세

제10세의 마지막 동작과 같다.

■ 동작

위의 자세에 이어 다리를 충분히 곧게 펴며 두 손은 분리되어 두 다리를 끌어안는다. 두 손의 중지가 두 다리의 태계혈(太溪穴)을 누른다. 가슴과 복부를 다리에 붙여 청정포주세(蜓蜻抱柱勢)를 취한다.

요 구

1. 호흡은 자연적으로 하며 다리를 끌어안는 순간 잠시간 호흡을 중단한다.
2. 신체가 허약한 연로자나 병이 있는 사람이 다리를 끌어 안을 때 곤란하면 사람마다 다르게 요구할 수 있으며 표준을 낮 출수 있다. 고혈압 환자가 이 동작을 할 때 머리를 들어야 한다.

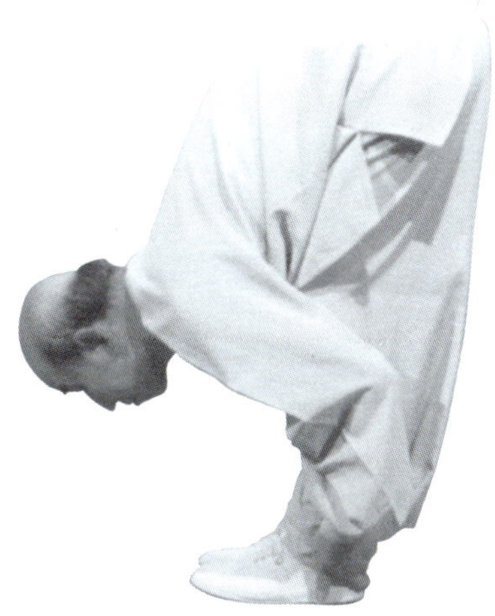

공 능

1. 근육 연부조직을 신장할 수 있으며 특별히 허리, 다리 연부조직을 신장하고 관절을 윤활하게 하며 통증을 감소시킬 수 있다.
2. 신체의 박약한 관절을 단련할 수 있으며 체질을 증강하고 급성 손상을 감소할 수 있다.
3. 독맥과 족소음신경, 족궐음간경, 족태음비경, 족태양방광경맥을 소통하는데 유리하며 간과 힘줄을 좋게 하고 비장과 근육을 좋게 하는 작용을 한다.

제12세 직체참립세(直體站立勢 : 수직으로 몸을 바로하고 일어서는 자세)

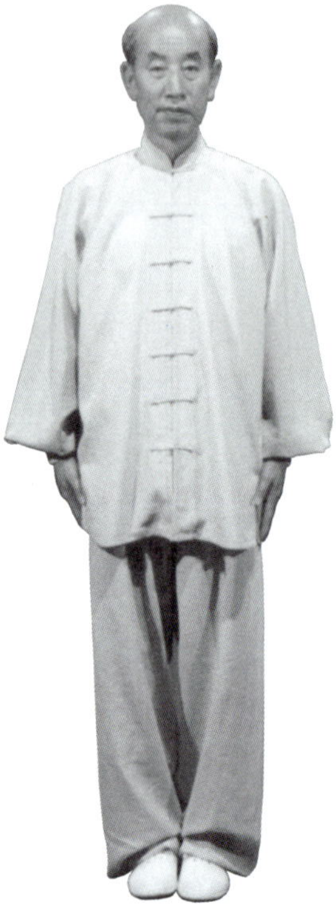

▣ 준비자세

제11세의 마지막 동작과 같다.

▣ 동작

위의 동작에 이어 두 다리는 곧게 펴고 상체를 천천히 들어 몸의 양측에 놓이게 하며 눈은 앞을 바라본다.

요 구

몸을 일으킬 때 머리에 힘을 주어 상체를 들며 동시에 숨을 내쉬고 눈은 앞의 먼 곳을 바라본다.

공 능

허리와 등의 근력을 강화하는데 일정한 작용이 있다.

제13세 전시조식세(展翅調息勢 : 날개를 펴고 호흡을 조절하는 자세)

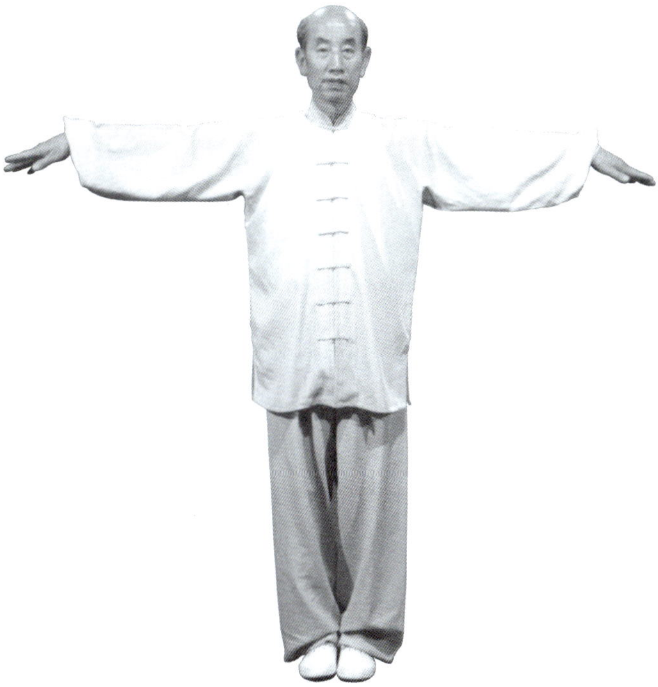

■ 준비자세

제12세의 마지막 동작과 같다.

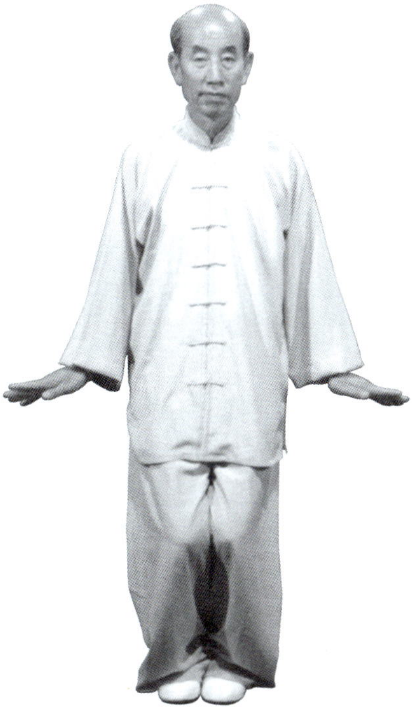

■ 동작

위의 동작에 이어 숨을 들이마시며 항문과 사타구니를 올리고 동시에 백회를 위로 올리면서 밀며 몸을 충분히 편다. 두 손은 양측으로 들어 어깨 높이까지 올리며 두 팔은 곧게 펴고 손바닥은 아래로 향하고 눈은 앞을 바라본다.

숨을 내쉬며 복부와 항문은 이완함과 동시에 온몸을 이완하고 두 다리는 절반 구부려 앉으며 두 손은 양측에서 내려 몸 옆에 놓이며 손가락은 아래를 향하고 눈은 앞을 바라본다.

■ 연공횟수

숨을 내쉬고 들이 쉬는 것이 1번이며 3번 한다. 끝낸 후 두 다리는 곧게 편다.

요 구

1. 온 몸을 이완하고 정신을 안정시키며 동작을 천천히 하고 호흡은 가늘고 균일하게 한다.
2. 무릎을 내밀고 엉덩이를 올리며 다리를 굽히고 손을 드는 동작들이 협조적으로 일치하게 진행되어야 한다.

공 능

1. 몸과 마음이 빨리 회복되어 정상으로 돌아오게 하며 체조의 마지막 정리 운동과 같다.
2. 심장과 폐의 공능을 제고하고 긴장된 정서를 완화시킨다.

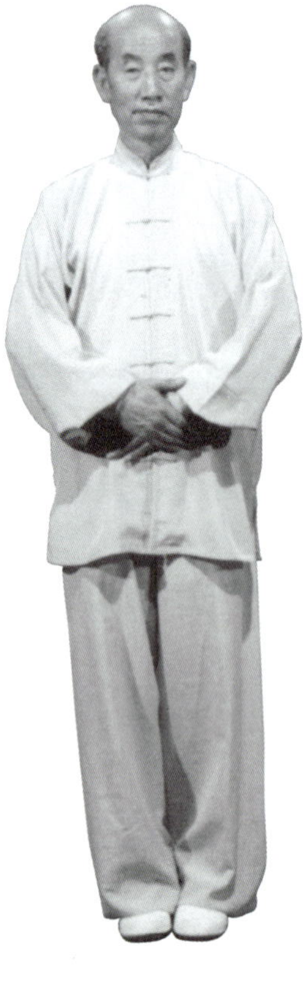

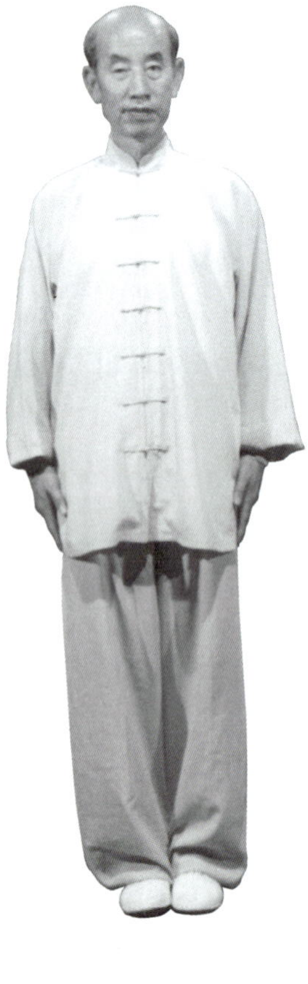

2부 영신연의조심공
(寧神練意調心功)
잡념 제거하여 마음 수련

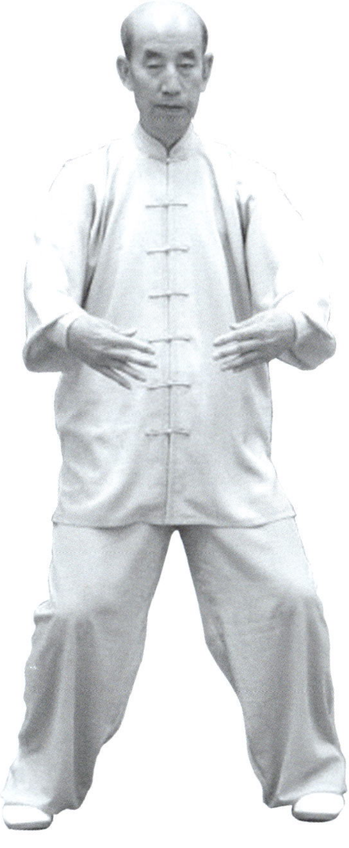

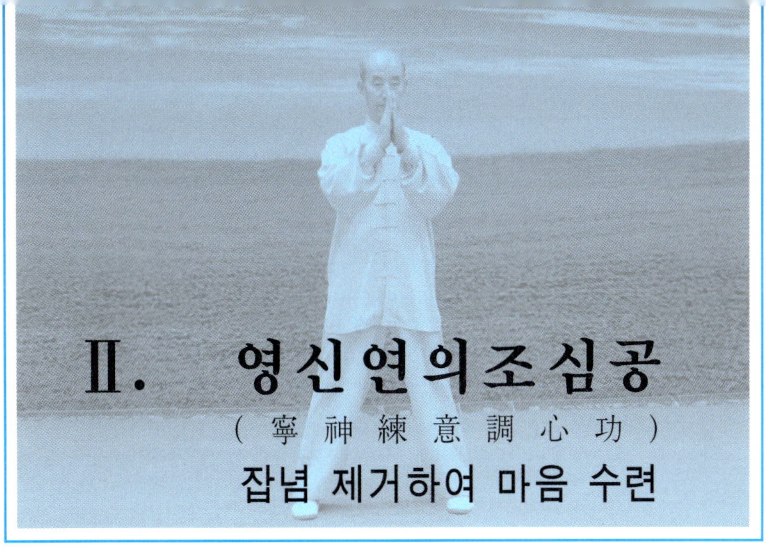

Ⅱ. 영신연의조심공

(寧神練意調心功)

잡념 제거하여 마음 수련

1. 영신연의조심공 소개

영신연의조심공은 마음을 안정시키고 의념을 전수하여 대뇌를 정화하고 잡념을 제거하는 공법이다. 여기에서 말하는 조심(調心)의 심(心)은 중추신경계통인 대뇌를 말하는 것이다. 고대의 도인은 조형(調形), 조식(調息), 조심(調心)을 요구 하였으며 도인가들은 조심(調心)을 첫 자리에 놓았다. 조심(調心)의 목적은 수련자의 대뇌피질이 억제상태에 이르러 잡념을 제거하고 번뇌를 없애어 안정을 찾는 것이다.

영신연의조심공은 중의기초이론과 현대의학 논리의 지도 하에 수년간의 연공경험에 따라 만든 것이며 번뇌를 제거하고 마음을 안정시키는 작용이외에 두통, 신경쇠약, 실면, 고혈압 등 병에도 일정한 효과가 있다.

2. 영신연의조심공의 특징

영신연의조심공의 특징은 송(松), 유(柔), 동(動), 정(靜) 네 가지로 말할 수 있다.

- **송(松)**

송은 의념으로 몸의 각 부분을 이완하게 인도하는 것을 말한다. 영신연의조심공을 수련할 때 오장육부(五臟六腑), 사지백해(四肢百骸), 근맥육피골(筋脈肉皮骨) 등 몸의 각 부분이 고도로 이완된 상태에 있기를 추구한다. 그러면 근육내의 모세혈관이 열리는 수량이 많아져서 혈액순환을 촉진할 수 있다.

- **유(柔)**

용의요유, 조식요유, 동작요유(用意要柔, 調息要柔, 動作要柔 : 의념을 가볍게 가지며 호흡을 부드럽게 하고 동작을 부드럽게 한다).

영신연의조심공을 수련할 때 의념을 가볍게 가진다는 것은 《불가용심수(不可用心守), 불가무의구(不可無意求), 용심착상(用心着相), 무의낙공(無意落空), 면면약존(綿綿若存), 사수비수(似守非守)》의 원칙을 말한다. 이것은 수련할 때 의념을 자신에게 부합되게 요구해야 하며 무리하게 수련해서는 안 된다는 것을 말한다.

호흡을 부드럽게 한다는 것은 가늘고 깊이 있는 자연스러운 호흡을 해야 한다는 것을 말한다.

동작을 부드럽게 한다는 것은 몸이 이완된 기초상태에서 관절과 근육이 무리한 동작을 하지 않으며 편안하고 자연스러운 자태로 구현하는 것을 말한다. 이러한 송유(松柔)공법은 몸의 14개 경맥과 기혈이 막힘없이 잘 통하게 한다.

- **동(動)**

여기서는 이완되고 부드러운 기초상태에서 말하는 움직임이다. 영신연의조심공은 동작이 적기에 간편하지만 몸을 단련하는 목적에 도달할 수 있다. 수련할 때 몸의 모든 부분을 움직이는 전제하에서 가슴과 등의 늑간근의 좌우 운동과 횡경막의 상하운동으로 내장을 안마할 수 있으며 소화기능을 제고하고 간의 어혈을 제거하며 폐의 기체교환 기능을 증강하고 심혈관계통 기능을 제고할 수 있다.

- **정(靜)**

정은 정신집중을 말하며 대뇌를 정화하고 잡념을 제거하는 것이다. 처음 배우는 분들은 하기 힘들지만 일념으로 만념을 제거하는 방법으로 잡념을 제거하고 점차 무념의 경계에 이르는 것이다.

영신연의조심공 공법 (功法)

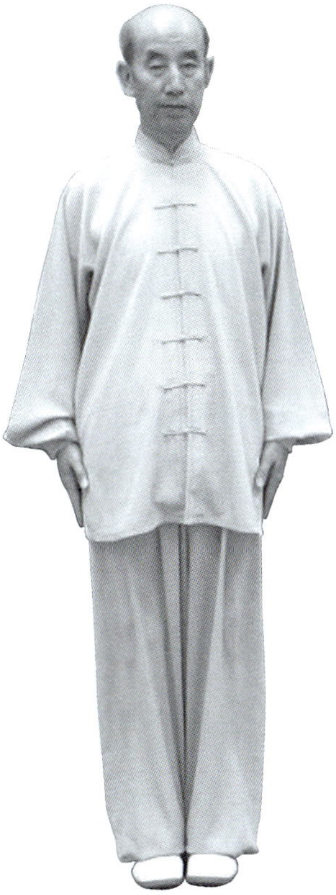

■ 시작 전 준비(功前准備)

1. 두 발을 모으고 몸을 곧게 펴며 두 손은 몸의 양옆에 놓으며 혀는 입 천장에 붙이고 두 눈은 앞을 보거나 살며시 감는다.

2. 몸의 중심을 오른쪽 다리에 옮기고 오른쪽 다리를 굽히고 왼쪽 발을 왼쪽으로 한 발작 옮긴다. 발 끝은 앞을 향하고 두 발사이의 거리는 어깨 너비와 같고 두 눈은 앞을 바라본다.

3. 몸의 중심을 두 발 사이에 놓고 두 다리는 곧게 펴며 두 눈은 앞을 바라본다.

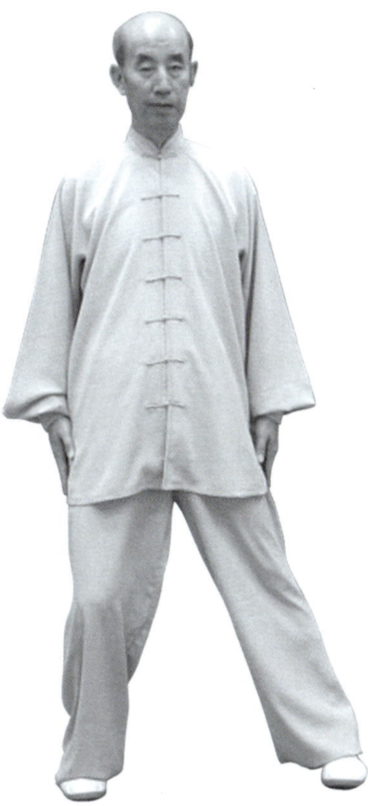

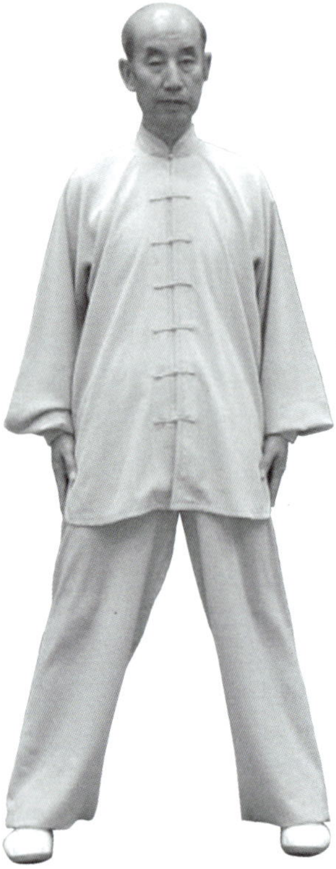

4. 묵념을 시작할 때가 되면 두 손을 포개어 단전에 놓으며 남녀가 모두 왼손을 안에 놓는다.

5. 묵념할 때 눈은 살며시 감거나 앞을 바라보며 혀는 입 천장에 붙이고 아래, 위 치아를 살며시 붙이고 묵념이 끝나면 두 손을 몸의 양측에 놓으며 눈은 앞을 바라본다.

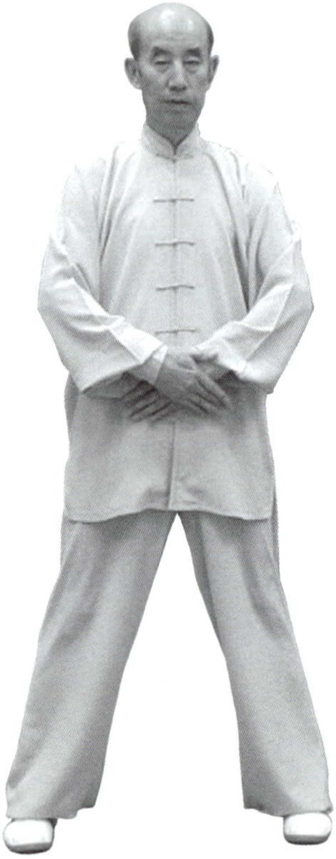

묵념연공구결(默念練功口決)

⊙ 아란인정만려포(夜蘭人靜萬慮抛)

고요한 상태에서 모든 잡념 버리고 마음을 편안하게

⊙ 호흡서완탑작교(呼吸徐緩搭鵲橋)

호흡은 천천히 균일하게 하고 혀 끝은 말아서 입 천장에 붙이며

⊙ 의수단전봉칠규(意守丹田封七竅)

의념은 단전에 두고 환경에 영향을 받지 않고 잡념을 버리며

⊙ 신경여연표운소(身經如飄雲宵)

제비같이 날 수 있게 몸을 이완한다

제 1 식　의수단전(意守丹田: 의념을 단전에 둔다)

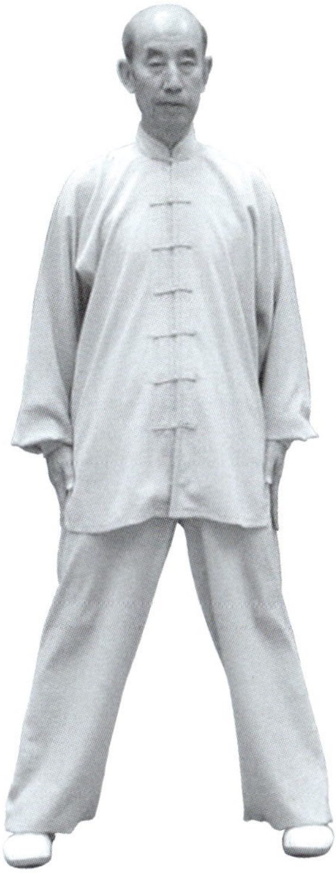

■ 동작요령

온 몸을 이완하고 두 다리는 약간 굽히고 동시에 두 손은 포개어 기해에 놓고 (남녀가 모두 왼손을 안에 놓는다) 의념을 기해에 두고 두 눈은 살며시 감는다.

요 점

1. 정신을 집중하고 잡념을 제거하며 오장육부(五臟六腑), 사지백해(四肢百骸)를 충분히 이완시킨다.
2. 두 다리를 굽히는 정도는 사람마다 다르며 높거나 낮거나를 막론하고 몸을 곧게 펴며 허리를 이완하고 잉덩이를 올리며 두 무릎은 발끝 앞으로 나가지 않는다.

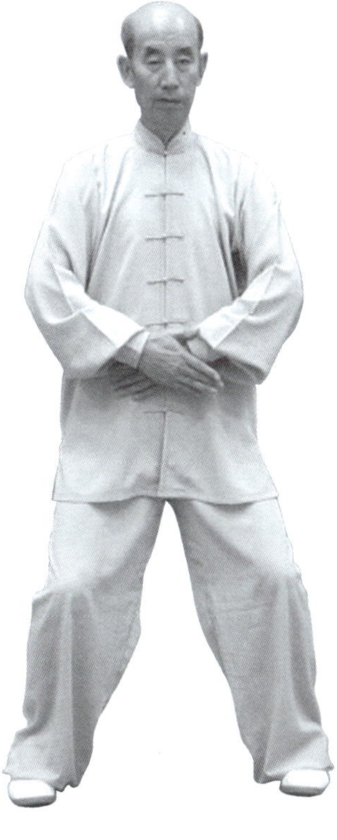

주요작용

1. 의념을 단전에 집중하면 숨을 먼저 들이마시고 후에 내쉬며 들이 마시면 백맥이 닫히고 내쉬면 백맥이 열리며 호흡하면서 백맥이 통하면서 기혈이 흐르고 백병을 제거한다.
2. 칠정(七情)을 조절하여 대뇌를 정화하고 정신을 수양하며 마음을 넓힌다.

제2식 지심명문(止心命門: 의념을 명문에 둔다)

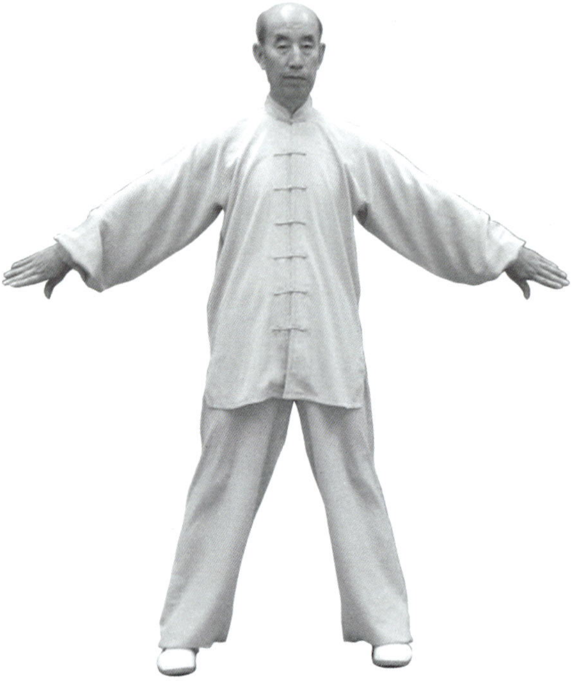

■ 동작요령

1. 위의 자세에 이어 숨을 들이 마시며 항문과 사타구니를 올리고 두 다리는 곧게 편다. 동시에 두 팔은 안으로 돌려 손바닥은 앞으로 약간 돌리며 몸의 양측으로 호를 그리며 돌린다. 두 팔은 자연스럽게 펴며 손바닥은 뒤로 향하고 눈은 앞을 보거나 살며시 감는다.
2. 숨을 내쉬며 복부와 항문을 이완하고 두 다리는 약간 굽히며 동시에 두 팔은 밖으로 돌려 손바닥은 호를 그리며 뒤로 돌리고 노궁혈을 신유혈에 놓는다. 손가락은 아래로 향하고 두 눈은 살며시 감는다.

요 점

1. 정신을 집중하고 의념은 명문에 두며 명문에 따스한 감각을 준다.
2. 온 몸을 이완하되 허리의 이완을 중점으로 하며 엉덩이는 올리고 호흡은 균일하게 한다.

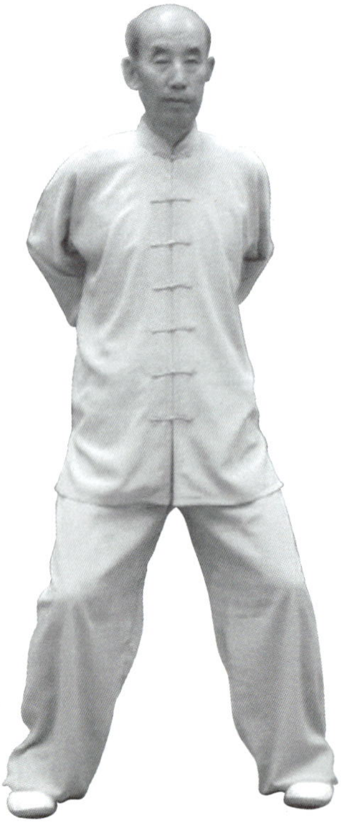

주요작용

1. 혈기를 조절하고 몸이 부족한 부분을 보충한다. 유뇨(늙으면 오줌이 자기도 모르게 나가는 병), 빈뇨, 설사, 유정, 양위(발기불능), 조루, 백대과다(질 분비물 과다), 머리가 어지럽고 귀에서 소리가 나는 병 등에 일정한 효과가 있다.
2. 몸매를 예쁘게 하며 호흡에 좋고 하체의 안정성에 좋다.

제3식 노궁채기(勞宮采氣: 노궁으로 기를 채집하다)

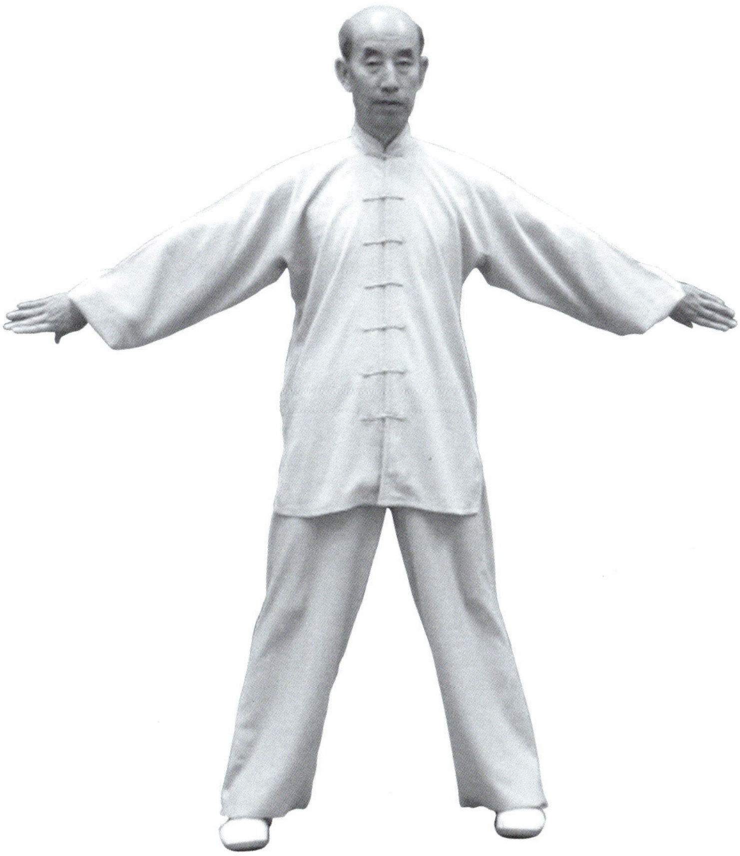

■ 동작요령

1. 숨을 들이 마시며 항문과 사타구니를 올리고 두 다리는 곧게 편다. 동시에 두 팔은 안으로 돌려 손바닥은 몸의 양측으로 돌리며 두 팔은 곧게 펴고 손바닥은 뒤로 향하고 손바닥의 높이는 허리 높이와 같으며 두 눈은 앞을 보거나 살며시 감는다.

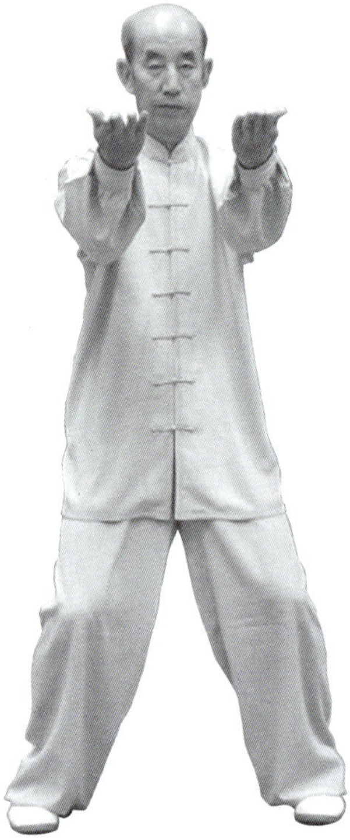

2. 숨을 내쉬며 복부와 항문을 이완하고 두 다리는 약간 굽히며 동시에 두 팔은 밖으로 돌리며 두 손바닥은 앞으로 올려 몸 앞에 놓는다. 높이는 어깨 높이와 같으며 두 손사이의 거리는 어깨너비와 같다. 두 팔은 자연스럽게 펴며 손바닥은 위로 향하고 두 눈은 살며시 감는다.

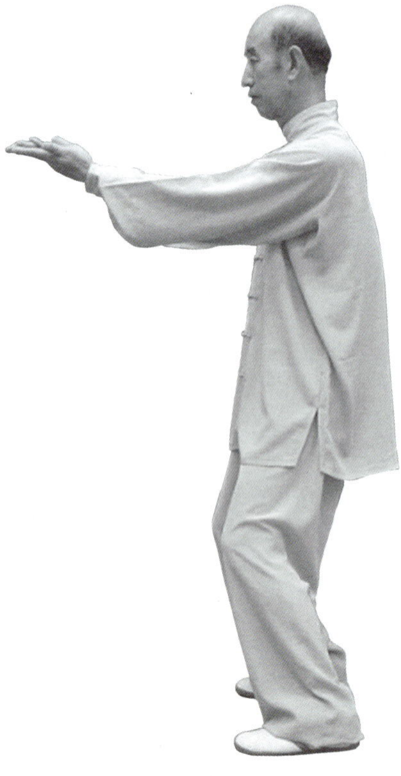

요 점

1. 의념을 노궁혈에 집중하며 해와 달의 정화(精華)와 하늘과 땅의 영기(靈氣)를 채집한다.
2. 상체와 하체가 잘 조합되어야 하며 온 몸을 이완하고 마음을 편하게 하는 것이 중요하다. 두 손바닥은 오므리며 손가락은 자연스럽게 편다.

주요작용

1. 정신을 수련할 수 있으며 몸을 가꿀 수 있다.
2. 노궁혈을 예민하게 하며 의념의 작용으로 효과가 더 좋다.

제4세 계념용천(系念涌泉: 의념을 용천에 두다)

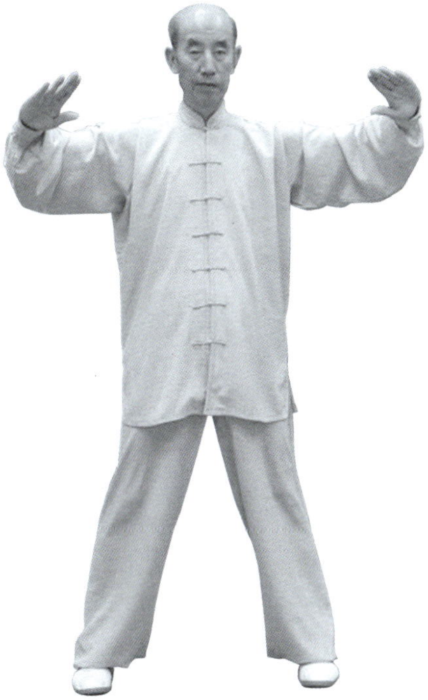

■ 동작요령

1. 위의 자세에 이어 숨을 들이 마시며 항문과 사타구니를 올리고 두 다리는 곧게 펴고 백회를 위로 밀며 동시에 두 팔을 안으로 돌리면서 두 손바닥은 약간 밖으로 돌려 손바닥이 아래로 향하고 눈은 앞을 보거나 살며시 감는다.

2. 숨을 내쉬며 복부와 항문을 이완하고 두 다리는 약간 굽히며 동시에 두 손바닥은 약간 밖으로 돌리며 허리 옆에 놓는다. 손바닥은 아래로 향하고 손가락은 앞을 향하며 두 팔은 자연스럽게 호형을 그리며 두 손사이의 거리는 10㎝정도이고 두 눈은 살며시 감는다.

요 점

1. 몸은 곧게 있으며 허리를 이완하고 엉덩이를 올린다.
2. 의념은 용천혈에 두며 감로(甘露 : 단 이슬)를 마신 것처럼 시원한 것을 생각하며 마음을 편하게 가진다.

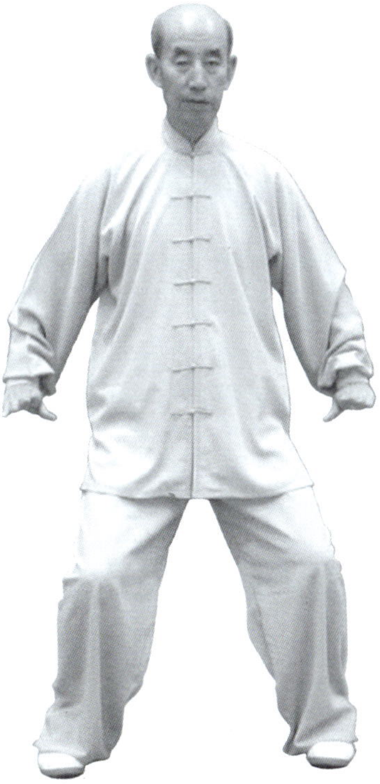

주요작용

1. 정신을 안정시키고 발이 뜨겁고 머리가 아프고 어지러운 병에 일정한 효과가 있다.
2. 족소음심경과 족태양방광경맥을 잘 통하게 하며 정력을 왕성하게 하여 생식기와 비뇨기 계통의 질병을 예방할 수 있다.

제5식 인기임독(引氣任督: 임맥과 독맥에 기를 잘 돌게 한다)

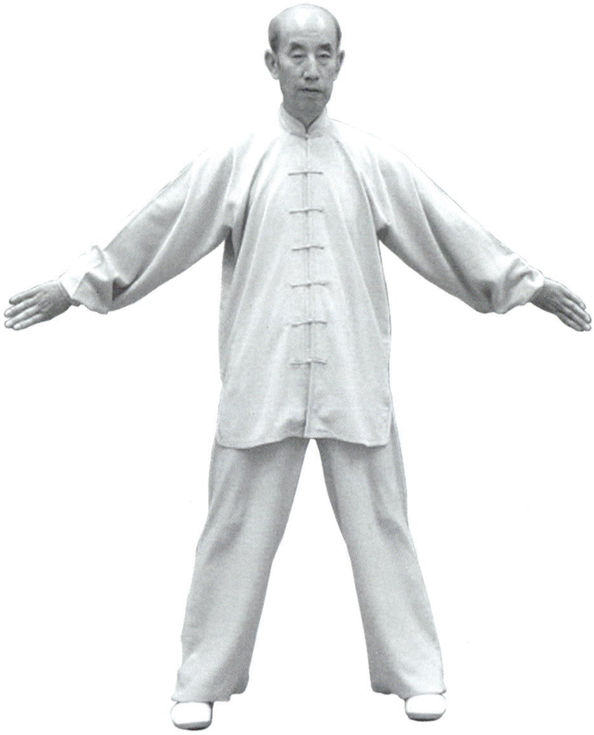

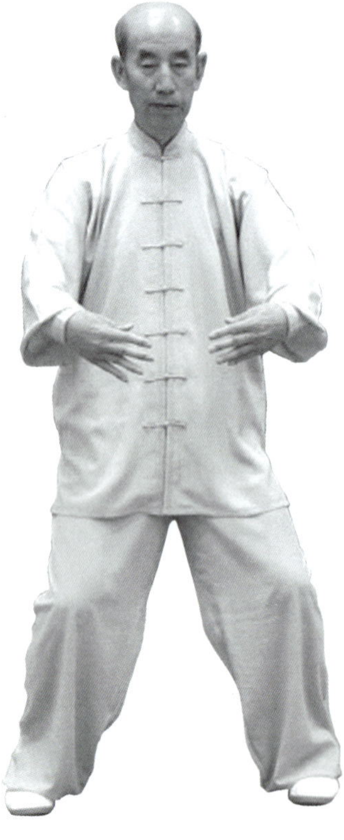

■ 동작요령

1. 위의 자세에 이어 숨을 들이 마시고 항문과 사타구니를 올리고 두 다리는 곧게 펴며 백회를 위로 민다. 동시에 두 팔을 안으로 돌려 두 손바닥을 몸의 양측으로 올리며 두 팔은 곧게 펴고 손바닥은 뒤로 향하며 손바닥은 허리 높이에 오며 두 눈은 앞을 보거나 살며시 감는다.

2. 숨을 내쉬며 복부와 항문을 이완하고 두 다리는 약간 굽히며 동시에 두 팔은 밖으로 돌려 손바닥은 하복부 앞에 이르러 두 팔은 원형을 이루며 손바닥은 안으로 향하고 손바닥 중심은 관원혈을 바라본다. 두 눈은 살며시 감는다.

요 점

1. 의념은 관원혈에 두며 기가 모여서 회음(會陰)을 통해 미려(尾閭), 협척(夾脊), 백회(百會)를 거쳐 혀를 따라 내려와 관원(關元)에 이르는 것을 생각한다.
2. 의념을 부드럽게 가지며 의는 기를 돌리기 위한 것이며 강요하지 않는다. 수련자는 꼭 《불가용심수(不可用心守), 불가무의구(不可無意求), 용심착상(用心着相), 무의낙공(無意落空), 면면약존(綿綿若存), 사수비수(似守非守)》의 원칙에 따라 주천을 돌려야 한다.

▣ 연공횟수

의념으로 기(氣)를 돌리며 임, 독맥을 따라 3번 돌린다.

주요작용

1. 의서(醫書)에 따르면 임, 독맥이 통한 사람은 백맥이 통한다고 하였다. 주천을 돌려 임, 독맥을 통하게 하면 장수할 수 있다.
2. 음, 양을 조화시켜 온 몸의 경맥이 잘 통하여 여러 가지 만성병을 예방할 수 있다.

마무리 자세(收勢)

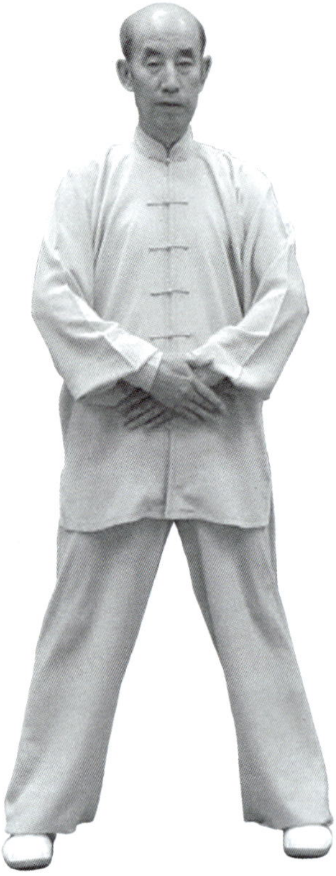

1. 마지막에 두 손을 포개어 단전에 놓으며 두 다리는 곧게 펴고 잠시 서있으며 그 두 손은 몸의 양측에 놓고 두 눈은 앞을 바라본다.

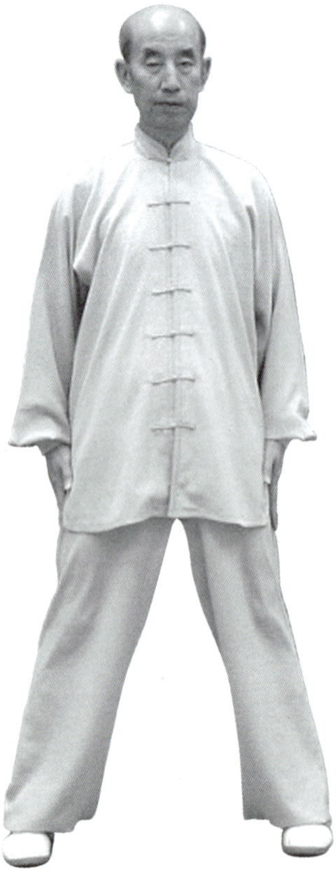

2. 중심을 오른쪽 발로 옮기며 오른쪽 다리는 약간 구부리면서 왼쪽 발을 오른쪽으로 붙이며 두 다리는 곧게 펴고 두 눈은 앞을 바라본다.
3. 손을 비비고 얼굴을 문지르는 것을 3번하며 가벼운 마음으로 연공을 마무리 한다.

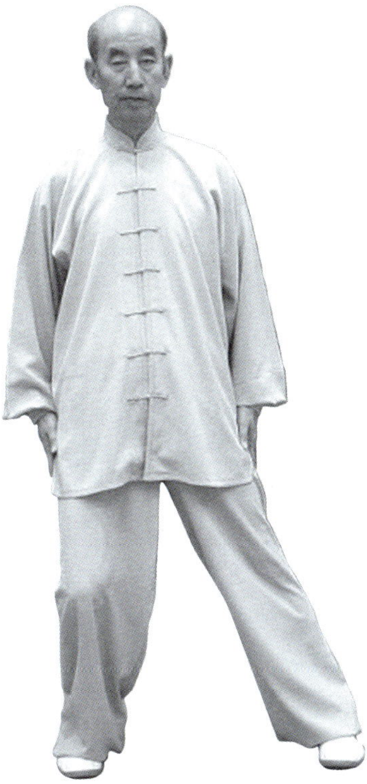

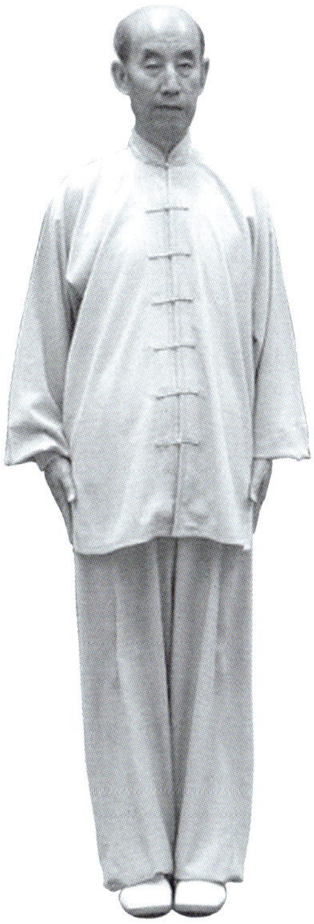

연공 시 주의사항

1. 마음을 편안하게 하고 연공한다. 의념을 수련할 때 자연스럽게 하며 강요하거나 조급하게 하면 안 된다. 그 어떤 감각을 추구하거나 급하게 성과를 바라면 안 된다.
2. 신심이 있어야 한다. 영신연의조심공의 수련으로 자신의 질병을 치료하고 몸을 건강하게 할 수 있다고 생각해야 한다.
3. 인내심이 있어야 한다. 병을 치료하고 몸을 건강히 하려면 과정이 필요하기에 연공을 견지하여야 한다.
4. 화를 내지 말며 편안하게 일을 처리한다.
5. 연공하는 곳은 공기가 신선해야 하며 바닥이 평평해야 하며 풀밭이나 나무 숲 속, 강변의 넓은 곳에서 연공하면 좋다.
6. 과식했거나 배고플 때 연공하지 않는 것이 좋다.
7. 연공할 때 편안한 옷을 입고 몸을 이완해야 한다.
8. 영신연의조심공은 도기영하조식공, 인체영유십삼식과 도인양생공의 다른 공법과 결합하여 연공하면 좋다. 단독으로 연공할 때는 마음을 조정하는 공법으로 쓰면 좋다.
9. 연공은 아침에 하면 좋으며 매번 30분에서 1시간 정도 하면 좋다.
10. 연공할 때 혀는 입 천장에 붙이고 생성되는 타액은 수시로 넘기면 된다.
11. 연공하는 과정에서 바람을 맞지 말며 불시에 큰소리가 나는 것을 피해야 한다.

3부 소근장골공 (疏筋壯骨功)

근육과 골격을 건강하게 하는기공

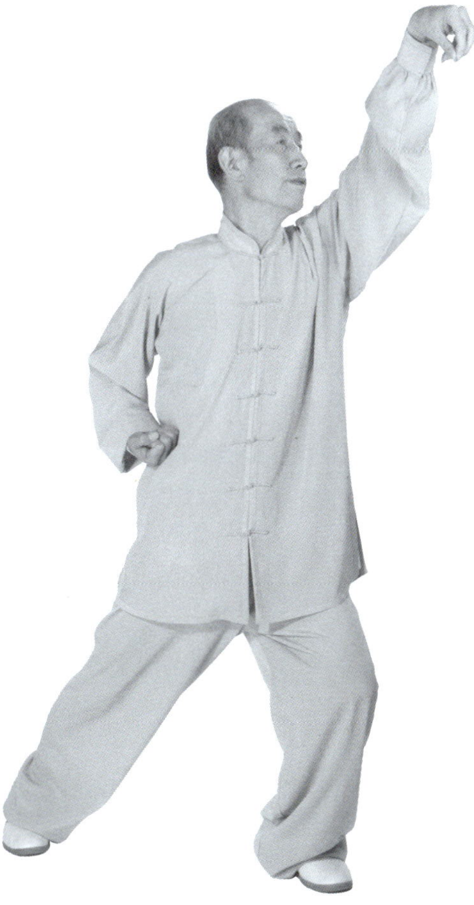

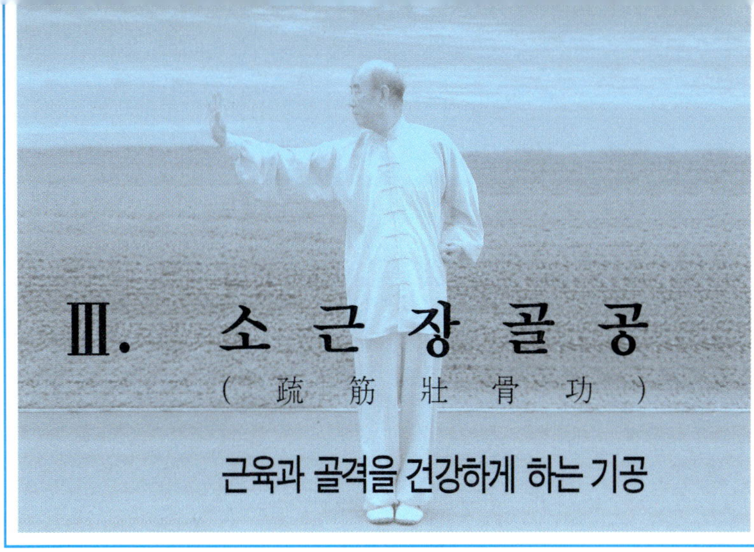

Ⅲ. 소 근 장 골 공
(疏 筋 壯 骨 功)

근육과 골격을 건강하게 하는 기공

1. 소근장골공(疏筋壯骨功)에 대한 간단한 소개

소근장골공은 골격과 근육계통의 기능, 어깨, 목 부위, 허리, 다리통증 등을 치료하고 예방한다. 그리고 굴곡과 신전의 불가능, 근육의 영양실조, 몸이 점점 허약해지는 등 또 허리와 등의 시큰시큰한 증상과 같은 운동계통의 질병을 예방, 치료하는 경락 도인동공이다.

최근《소근장골공》을 치료수단으로 총 208명의 목, 어깨, 허리, 다리의 통증환자들에 대한 치료효과의 관찰에서 괄목할만한 뚜렷한 치료효과가 증명되었다.

2. 소근장골공(疏筋壯骨功)의 특징

1) 동작서송 폭도의대 (動作舒松 幅度宜大 : 동작은 편안하고 긴장없이 하며 활동범위는 크게 한다)

《소근장골공》을 할 때 각각의 동작과 세밀한 동작들까지도 긴장감 없이 편안하게 전개해야 하며, 너무 힘을 주거나 힘을 빼지도 말며, 동작에 관여하는 관절 가동범위를 가능한 증대시키며 근육의 편안한 이완과 관절의 움직임이 증가하는 효과를 보아야 한다.

2) 송긴결합 완만용력 (松緊結合 緩慢用力 : 긴장과 이완을 결합시켜 모든 동작에 힘을 천천히 준다)

《송(松)》은 전신의 모든 부분을 고도의 이완을 말하며 《긴(緊)》은 소근장골공을 할 때 힘을 적당히 준다는 것을 의미한다. 《송긴결합(松緊結合)》은 소근장골공(疏筋壯骨功)의 특징 중 하나이다. 그러나 이것은 《서심평혈공(舒心平血功)》등 기타 각 공법의 《송긴결합(松緊結合)》과

전혀 다르다. 《서심평혈공(舒心平血功)》은 《송긴결합(松緊結合), 송관시말(松貫始末)》 즉 이완과 긴장의 결합. 이완은 시작에서 마지막 부분까지 이어 진다〉 여기서 이완(松)은 근본이고 긴장(緊)은 한 순간이다. 그러나 《소근장골공(疏筋壯骨功)》에서 말하는 《송긴결합(松緊結合)》은 긴(緊)이 송(松)안에 존재하며 긴장(緊)과 이완(松)은 1:1에 비례이다. 그것은 연조직에 경직을 풀어주며 관절을 부드럽게 하고 동통을 감소시킨다.

또한 신체의 약한 부분을 단련시키고 체질을 강화하며 급성손상을 감소시켜준다. 또한 족소음신경, 족태음비경, 족양명위경 등의 흐름을 평형하게 해주며 허리와 배부의 통증 예방 및 치료, 골격의 무력함, 근육의 허약, 근육과 골의 쇠약증에도 도움을 준다.

3) 의수형변 의면형견(意隨形變 意綿形堅 : 의념은 몸의 움직임에 따라 변하며 의념은 부드럽게 움직임을 견고하게 한다)

《소근장골공》을 할 때 의념은 지속적으로 이어져야하고 자세에 따라 의념이 달라지는 것을 요구하며 동작은 힘이 있어야 한다. 자세의 따라 의념을 두어야할 혈(穴)자리를 예를 들면

제1식《경항쟁력(頸項爭力)》은 대추혈(大椎穴)에 둔다;
제2식《뇌후추비(腦後推碑)》는 견정혈(肩井穴)에 둔다;
제3식《서우망월(犀牛望月)》과
제4식《궁신탄화(躬身揮靴)》는 명문(命門)에 둔다;
제5식《선학유슬(仙鶴揉膝)》은 학정(鶴頂)에 둔다;
제6식《쌍용희수(雙龍戱水)》는 용천(湧泉)에 둔다;
제7식《봉황선화(鳳凰旋窩)》와
제8식《금계보효(金鷄報曉)》는 단전(丹田)에 둔다.

이것은 정확한 혈(穴)자리를 의념에 두어야만 때 정확한 치료효과를 발휘할 수 있다. 예를 들어 《경항쟁력(頸項爭力)》 동작은 목 부위의 질병을 예방하고 치료하기 때문에 대추혈에 의념을 둔다. 《뇌후추비(腦後推碑)》 동작은 어깨와 주관절 등 팔부위에 질병을 예방하고 치료하기 때문에 견정혈에 의념을 둔다.

4) 착중전체 우중궁신(着重轉體 尤重躬身 : 몸의 회전동작을 중요시 하고 몸의 굴곡동작을 더욱 강조한다)

큰 폭의 몸의 회전과 몸의 굴곡 자세는 소근장골공의 두드러진 특징이다. 예를 들어 《뇌후추비(腦後推碑)》, 《서우망월(犀牛望月)》, 《쌍용희수(雙龍戲水)》, 《봉황선화(鳳凰旋窩)》의 동작은 모두 몸의 회전동작이다. 일반적으로 몸의 회전동작이 크면 클수록 효과가 더욱 좋아진다. 《궁신탄화(躬身撣靴)》는 몸을 굴곡하는 동작이므로 일반적으로 몸의 굴곡동작이 크면 클수록 효과가 더욱 향상 된다. 전체공법의 8개식 중에서 5개식이 몸의 회전과 몸의 굴곡 동작을 강조하고 있으므로 여기서 중요성을 알 수 있다.

착중전체 우중궁신(着重轉體 尤重躬身: 몸의 회전동작을 중요시하고 몸의 굴곡동작을 더욱 강조한다)의 특징은 강직된 연조직의 탄력성 회복과 신체의 약한 관절을 강화시켜 주며 유착되어 있는 관절간격을 넓혀주며 중의학 시점에서 볼 때 독맥과 족소음신경, 족궐음간경을 원활하게 흐르도록 하여 신장과 허리를 튼튼하게 하고 간을 보호하며 비장을 건강하게 하여 근육에 영양을 주는 작용을 한다.

5) 강조준기 갱중슬선(强調蹲起 更重膝旋 : 앉고 일어나는 것을 강조 하며 무릎의 회전을 더욱 중요시 한다)

무릎의 굴곡과 신전 그리고 회전은 《소근장골공》의 주요 부분이며 고관절, 무릎, 발목의 손상을 예방하고 치료하는데 중요한 기능이다. 이와 같은 동작을 꾸준히 연습하면 족삼음경(足三陰經)의 원혈(原穴)에 대한 자극이 한층 증가되고 내기(內氣)의 정상적인 운행이 이루어지며 고관절, 무릎, 발목의 손상을 예방하고 치료하는데 효과가 있다.

3. 소근장골공(蔬筋壯骨功)

제1투(第一套) 공법(功法)

▣ 시작 전 준비(功前准備)

두 발을 모으고 똑바로 서서 전신에 힘을 빼며 기를 정확하게 가누고 정신을 집중시키며 잡념을 없애고 편안한 자세로 공을 시작할 준비를 한다.

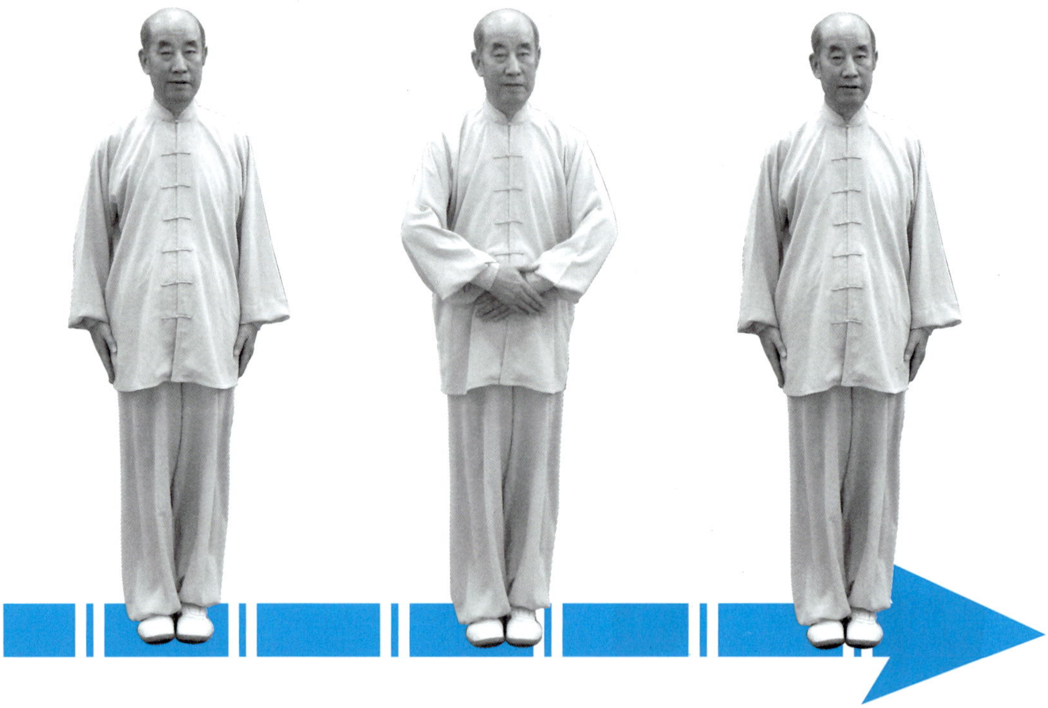

묵념연공구결(默念練功口決)

⊙ 야란인정만려포(夜蘭人靜萬慮抛)

고요한 상태에서 모든 잡념 버리고 마음을 편안하게

⊙ 호흡서완탑작교(呼吸徐緩塔鵲橋)

호흡은 천천히 균일하게 하고 혀 끝은 말아서 입 천장에 붙이며

⊙ 의수단전봉칠규(意守丹田封七竅)

의념은 단전에 두고 환경에 영향을 받지 않고 잡념을 버리며

⊙ 신경여연표운소(身經如飄雲宵)

제비같이 날 수 있게 몸을 이완한다

요 점

1. 두 손을 단전에 겹쳐놓고, 남녀 둘 다 왼손을 안에 놓는다.
2. 묵념이 끝나면 두 손을 원상태로 차렷한다. 눈은 앞을 바라본다.

제1식 경항쟁력(頸項爭力 : 목 운동)

두 발은 모으고 몸은 곧게 펴며 두 손은 허리를 짚고 엄지손가락이 뒤에 놓여 신유혈을 누르고 다른 4손가락은 복부 옆쪽에 놓이며 눈은 앞을 바라본다.

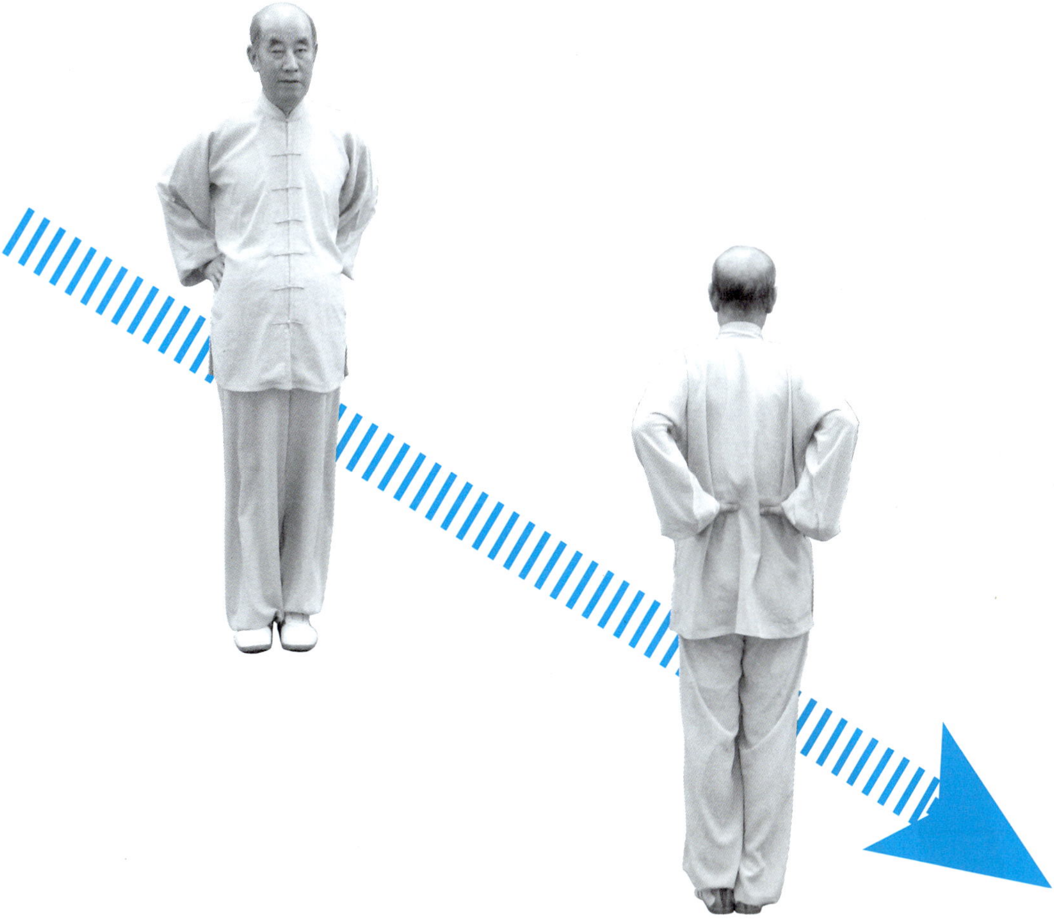

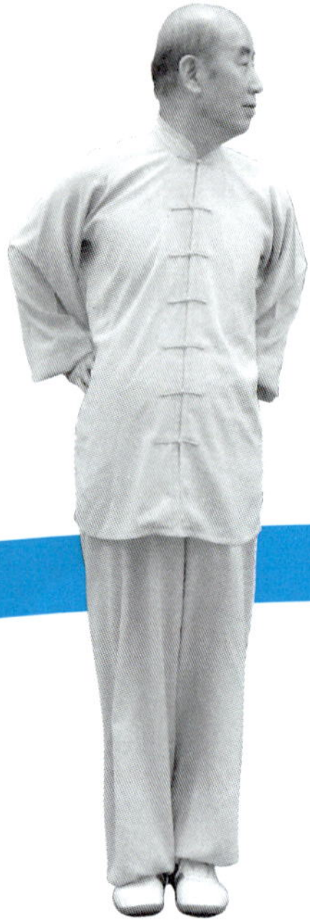

1. 숨을 들이마시며 항문을 위로 조이고 두 발은 움직이지 않으며 머리는 왼쪽으로 최대한 돌리며 아래턱을 왼쪽으로 최대한 내민다. 동시에 두 손은 이완하고 눈은 왼쪽을 바라본다.

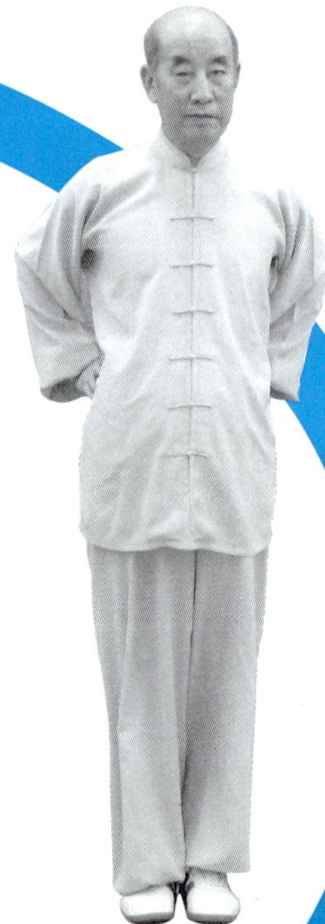

2. 숨을 내쉬면서 항문과 복부를 이완하고 두 발은 움직이지 않고 머리는 오른쪽으로 돌린다. 두 엄지손가락은 신유혈을 누르고 준비자세로 돌아온다. 눈은 앞을 바라본다.

3~4는 1~2와 같으나 머리를 오른쪽으로부터 돌며 시작한다.

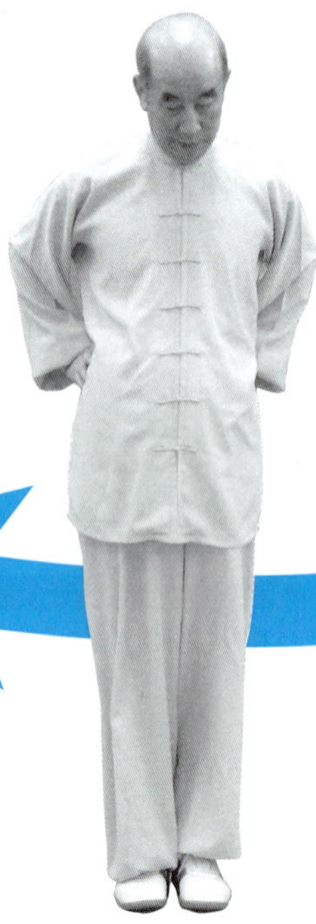

5. 숨을 들이마시거나 자연호흡을 하며 항문을 위로 조이고 머리를 아래로 최대한 숙인다. 아래턱이 가슴에 닿은 후 아래로 더 당긴다. 동시에 두 손은 이완하고 눈은 땅을 바라본다.

6. 숨을 내쉬거나 자연 호흡을 하며 복부와 항문을 이완하고 머리를 천천히 들며 두 엄지손가락은 신유혈을 누르고 준비자세로 돌아온다.

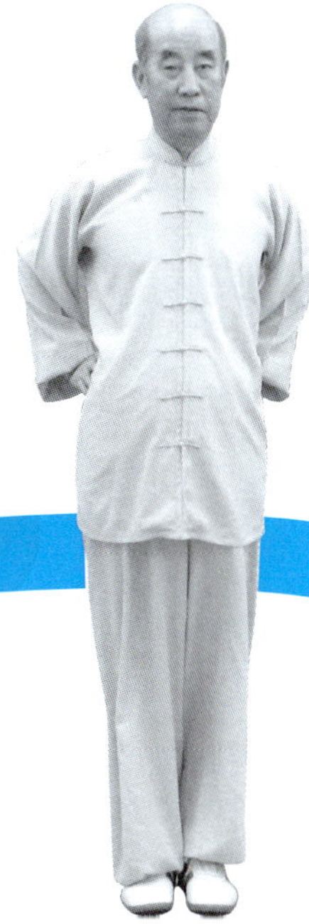

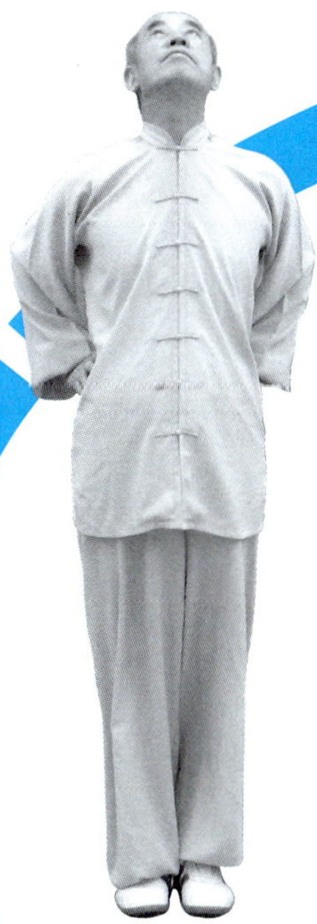

7. 숨을 들이마시며 항문을 위로 조이고 머리를 천천히 최대한 뒤로 넘기며 아래턱을 위로 쳐든다. 동시에 두 손은 이완하고 얼굴은 하늘을 본다.

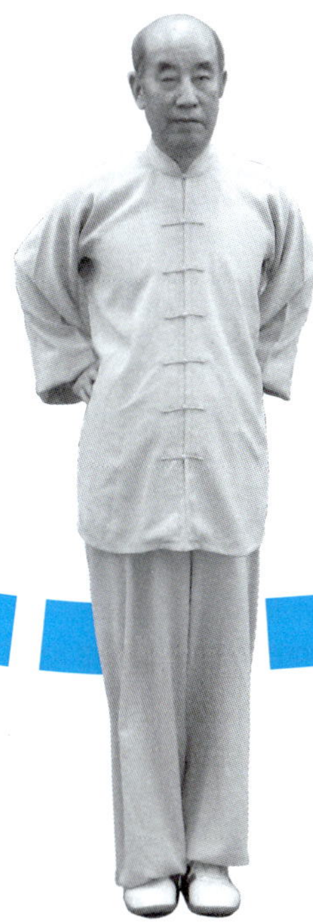

8. 숨을 내쉬며 복부와 항문을 이완하고 머리는 천천히 원래로 돌아오며 두 엄지손가락은 신유혈을 누르고 준비자세로 돌아온다.

두 번째 8박자는 처음 8박자와 같다.

3번째 8박자는 머리를 아래로 수그린 자세에서 시작하여 시계 방향으로 머리를 돌리며 4박자에 한 바퀴 돌며 돌릴 때 끈이 백회혈을 위로 잡아당기는 것처럼 돌린다. 4번째 8박자는 3번째 8박자와 같으나 머리를 시계반대 방향으로 돌린다.

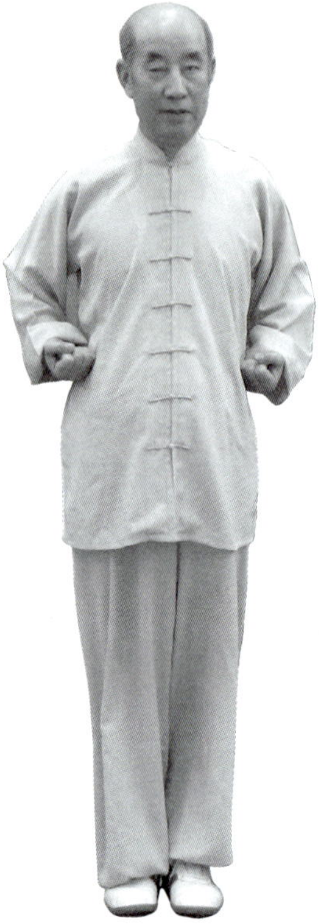

요 점

1. 머리 돌리기, 머리 숙이기, 머리 쳐들기와 머리 전체를 돌려줄 때 상체가 수직을 이루어야 하며 머리만 돌리되 몸을 돌리지 말아야 한다.
2. 전체의 동작에서 머리의 힘을 주지 말며 어깨를 쳐들지 말며 복사뼈 이하 부분 발가락(五趾)을 꼭 잡아 주어야 한다.
3. 의념은 대추혈(大椎穴)에 둔다.
4. 숨을 내쉴 때 신유혈(腎兪穴)을 눌러 주는 것이 안 될 경우 두 손의 엄지로 신유혈(腎兪穴)을 지속적으로 눌러준다.
5. 머리 전체를 한 바퀴 돌린 후 머리를 수직이 되게 세우며 또 다시 다른 방향으로 머리 돌림을 시작한다.

제2식 뇌후추비(腦後推碑 : 머리 뒤로 단단한 돌을 밀다)

1. 숨을 들이마시며 항문을 위로 조이고 왼쪽으로 몸을 돌리며 오른 팔을 밖으로 돌린다. 오른쪽 손등이 왼쪽어깨 쪽으로 붙이며 왼쪽어깨는 뒤로 움직이고 오른팔은 안쪽으로 돌려 오른손바닥은 왼쪽으로 밀며 팔은 자연스럽게 곧게 펴고 손바닥은 아래로 향하고 힘은 약지쪽으로 가한다. 동시에 왼쪽 팔 굽은 왼쪽 후방으로 올리면서 몸을 될수록 왼쪽으로 돌게 한다. 눈은 오른손을 본다.

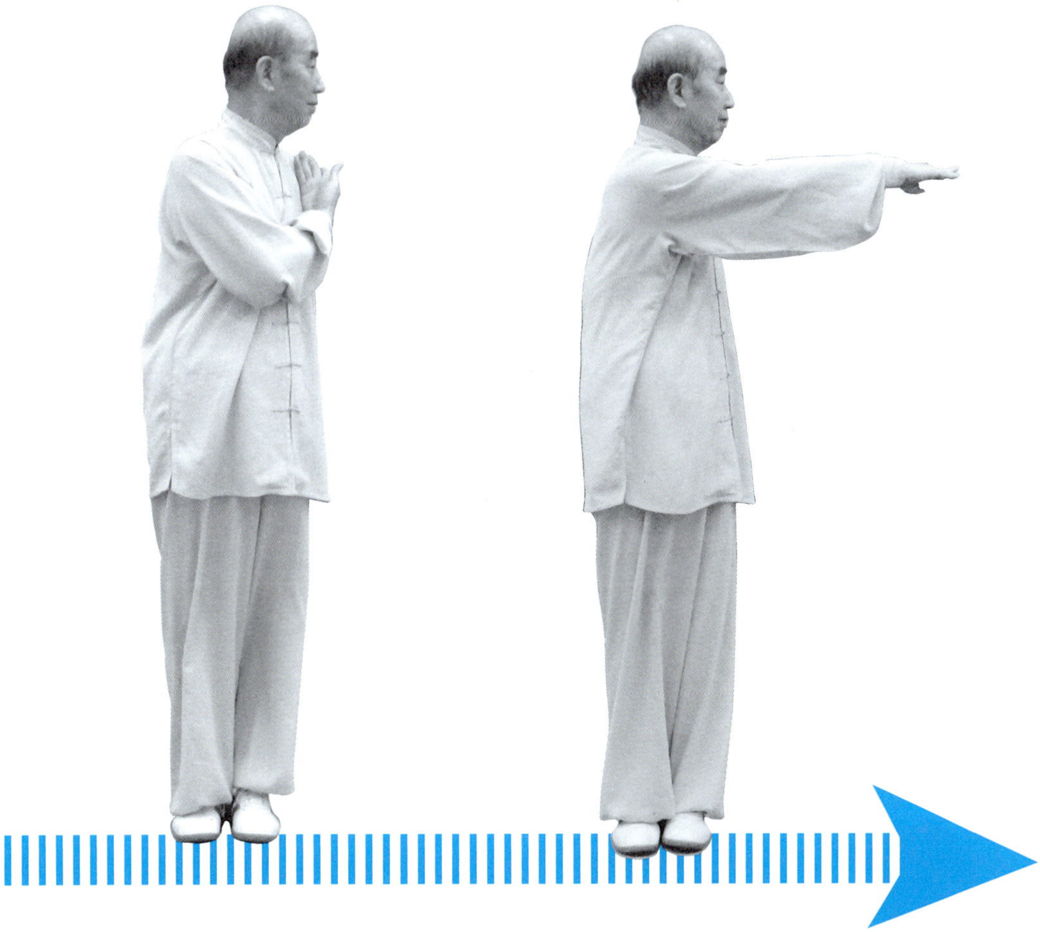

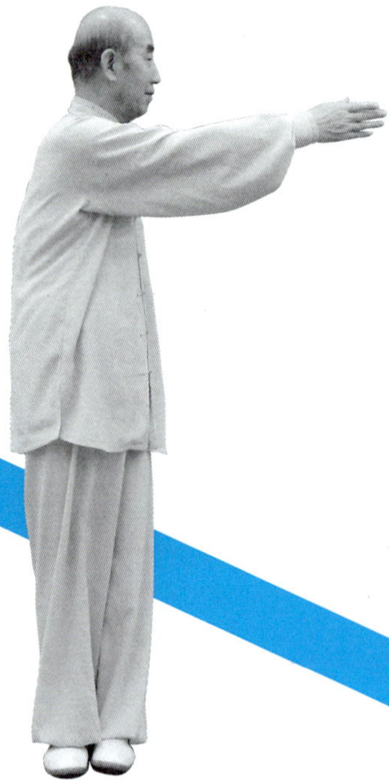

2. 숨을 내쉬면서 복부와 항문을 이완하고 오른팔을 밖으로 돌리며 오른 팔목을 조금 위로 올려 손바닥이 몸 뒤에 놓이게 하고 손가락은 밑으로 향하게 한다. 눈은 오른 손바닥을 본다.

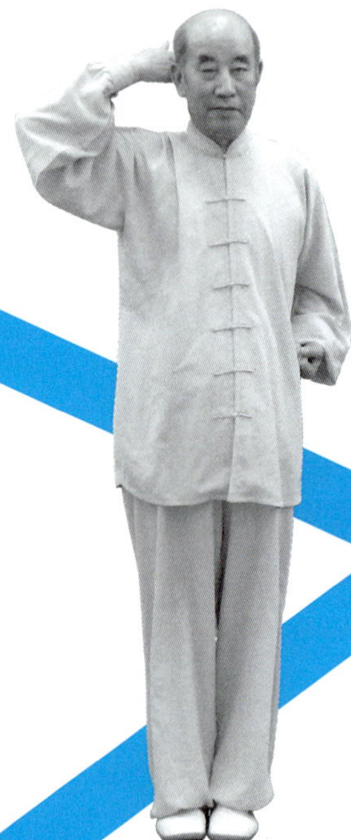

이어서 상체가 천천히 오른쪽으로 돌며 오른손 바닥은 왼쪽 어깨를 거쳐 몸 뒤로 오른쪽으로 돌려 손등을 머리 뒤의 오른편에 붙이며 눈은 앞을 바라본다.

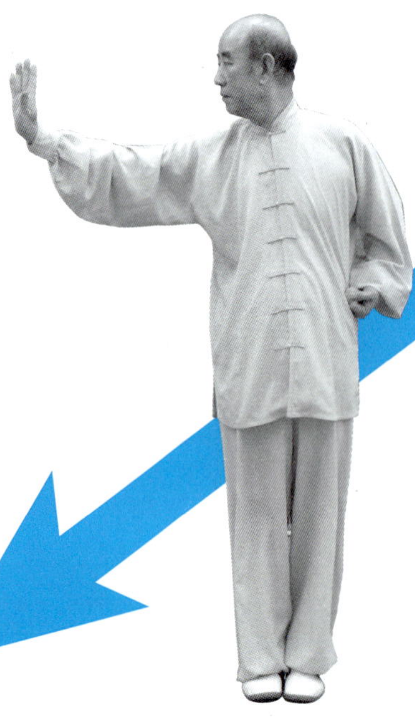

3. 숨을 들이마시며 항문을 위로 조이고 오른팔을 안쪽으로 돌려 어깨를 아래로 떨구고 팔굽을 들고 팔목은 구부리고 손가락은 치켜들어 오른쪽 손바닥을 세운 상태로 머리 뒤에서 오른쪽 어깨위에서 오른쪽으로 밀며 손바닥은 오른쪽을 향하고 자연스럽게 곧게 편다. 눈은 오른 손바닥을 바라본다.

4. 숨을 내쉬며 복부와 항문을 이완하고 오른 손바닥은 원을 그리며 주먹을 쥐면서 허리 쪽으로 모은다. 손바닥 면이 위로 향하고 중충으로 노궁혈을 누른다. 눈은 앞을 바라본다.

5~8은 1~4와 같으나 몸이 오른쪽으로 돌며 손을 바꿔 동작을 한다.

8박자를 두 번한다.

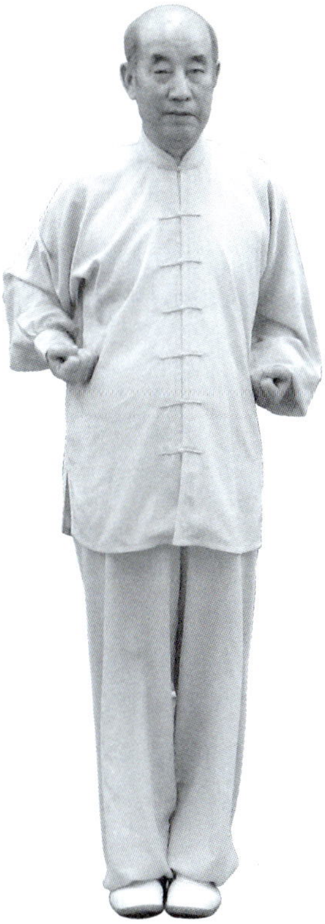

요 점

1. 손바닥을 밀어줄 때 상체는 바로 서며 천천히 힘을 주어 시작한다. 몸은 절대 앞으로 구부리지 말아야 한다. 손바닥을 머리 뒤로 옮겨 줄 때 호를 작게 하며 머리를 숙이지 말아야 한다.
2. 주먹을 쥐고 허리 옆 부분에 놓을 때 중충(中衝)으로 노궁(勞宮)을 누른다.
3. 의념은 견정혈(肩井穴)에 둔다.

제3식 서우망월(犀牛望月 : 코뿔소가 달을 바라본다)

1. 숨을 들이마시며 항문을 위로 조이고 중심을 오른발에 놓고 오른다리를 구부린다. 왼쪽 발뒤꿈치를 들며 왼쪽 발을 옆으로 옮기고 발끝은 앞을 향하게 한다. 동시에 두 팔은 안으로 돌리며 주먹을 펴고 아래로 누르며 뒤로 민다. 이어서 중심을 왼쪽 발에 옮기고 왼쪽 다리를 구부리고 오른쪽 다리는 곧게 편다. 동시에 두 팔은 안쪽으로 돌리며 두 손바닥은 이완하고 양측으로 뒤쪽에서 호를 그리며 돌린다. 눈은 앞을 바라본다.

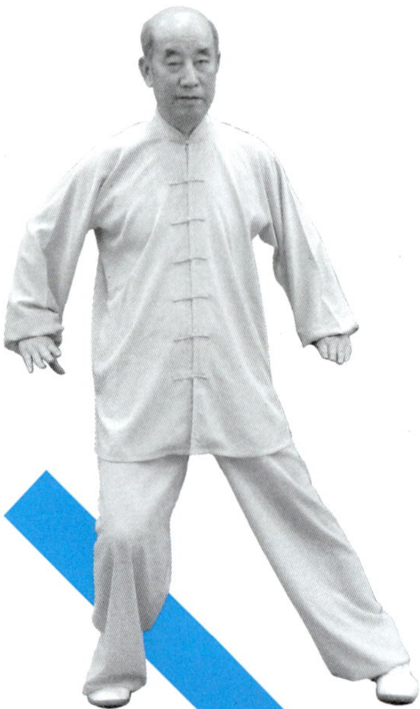

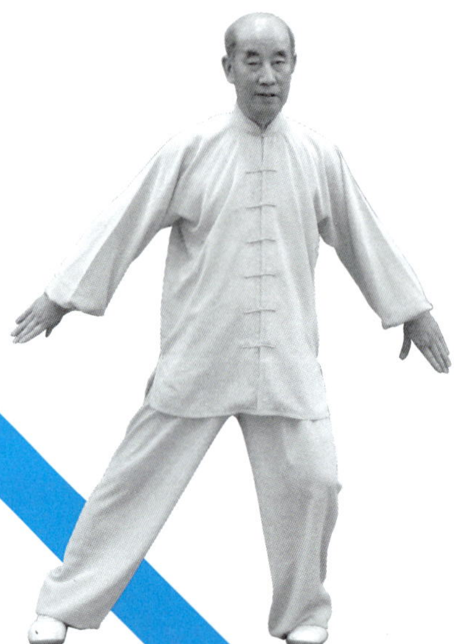

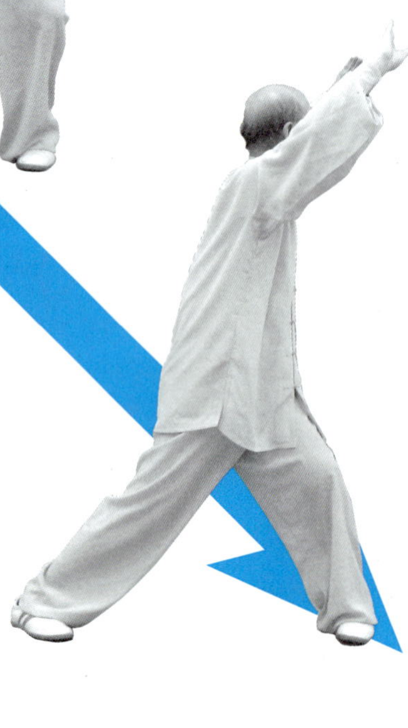

2. 숨을 내쉬며 복부와 항문을 이완하고 오른 발을 중심으로 발꿈치를 밖으로 돌려 몸이 왼쪽으로 돌며 오른다리는 곧게 펴고 왼쪽다리는 구부린다. 동시에 두 손바닥은 양측에서 위로 들어 머리 앞쪽 상방에 놓이게 하며 두 팔은 호형을 이룬다. 손바닥은 사선으로 위를 향하며 손가락은 서로 마주보며 눈은 달을 쳐다보듯 왼쪽 상방을 본다.

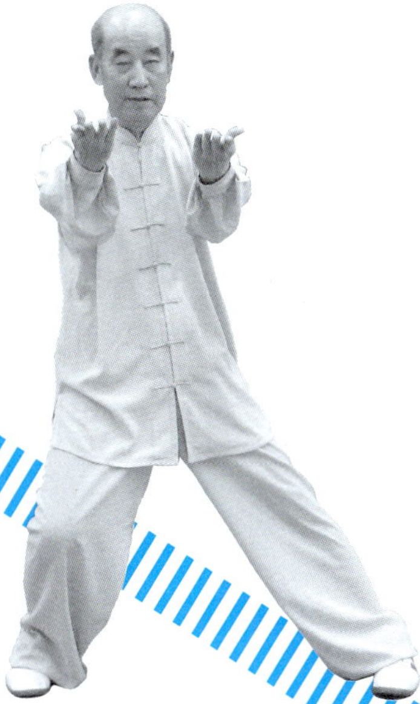

3. 숨을 들이마시며 항문을 위로 조이고 몸은 오른쪽으로 돌리며 몸의 중심은 오른발에 둔다. 오른다리는 절반 굽히고 왼쪽다리는 곧게 펴며 발끝은 앞을 향한다. 동시에 두 팔은 밖으로 돌려 두 손바닥은 호형을 그리며 몸 앞으로 가져온다. 팔은 자연스럽게 펴며 손바닥은 위로 향하고 손가락은 앞을 향한다. 두 손 사이의 거리는 어깨 너비와 같으며 눈은 손바닥을 본다.

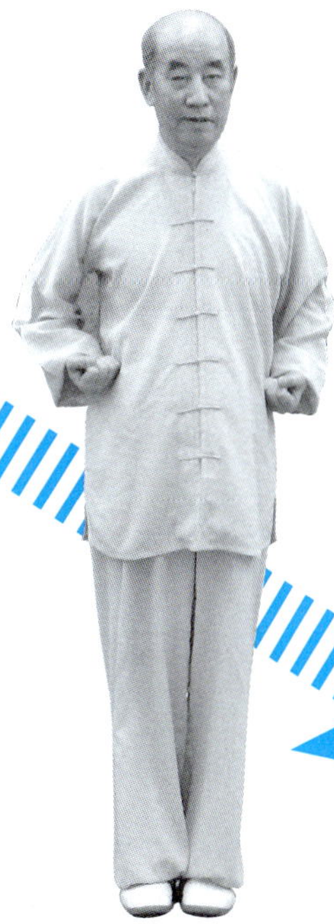

4. 숨을 내쉬며 복부와 항문을 이완하고 왼발은 오른발 쪽으로 모으며 구부렸던 두 다리는 천천히 편다. 동시에 손바닥은 주먹을 쥐고 허리에 놓으며 손바닥 면이 위로 향하고 눈은 수평으로 앞을 본다.

5~8은 1~4와 같으며 방향만 반대이다. 즉, 오른발이 오른쪽으로 먼저 나가며 몸은 오른쪽으로 도는 동작을 한다.

8박자를 두 번 한다.

요 점

1.허리를 돌리는 범위가 커야하며 엉덩이를 약간 눕혀주어야 하며 앞다리는 무릎을 앞으로 향하게 약간 굽혀주며 뒷다리는 꼭 펴주어야 한다.

2.두 손으로 주먹을 쥘 때 중충혈(中衝穴)로 노궁혈(勞宮穴)을 누른다.

3.두 팔의 회전 범위는 커야하며 속도 균일하게하며 힘을 너무 주지 말아야 한다.

4.의념은 명문혈(命門穴)에 둔다.

제4식 궁신탄화(躬身揮靴 : 몸을 굽혀서 신발을 향하여 휘두른다)

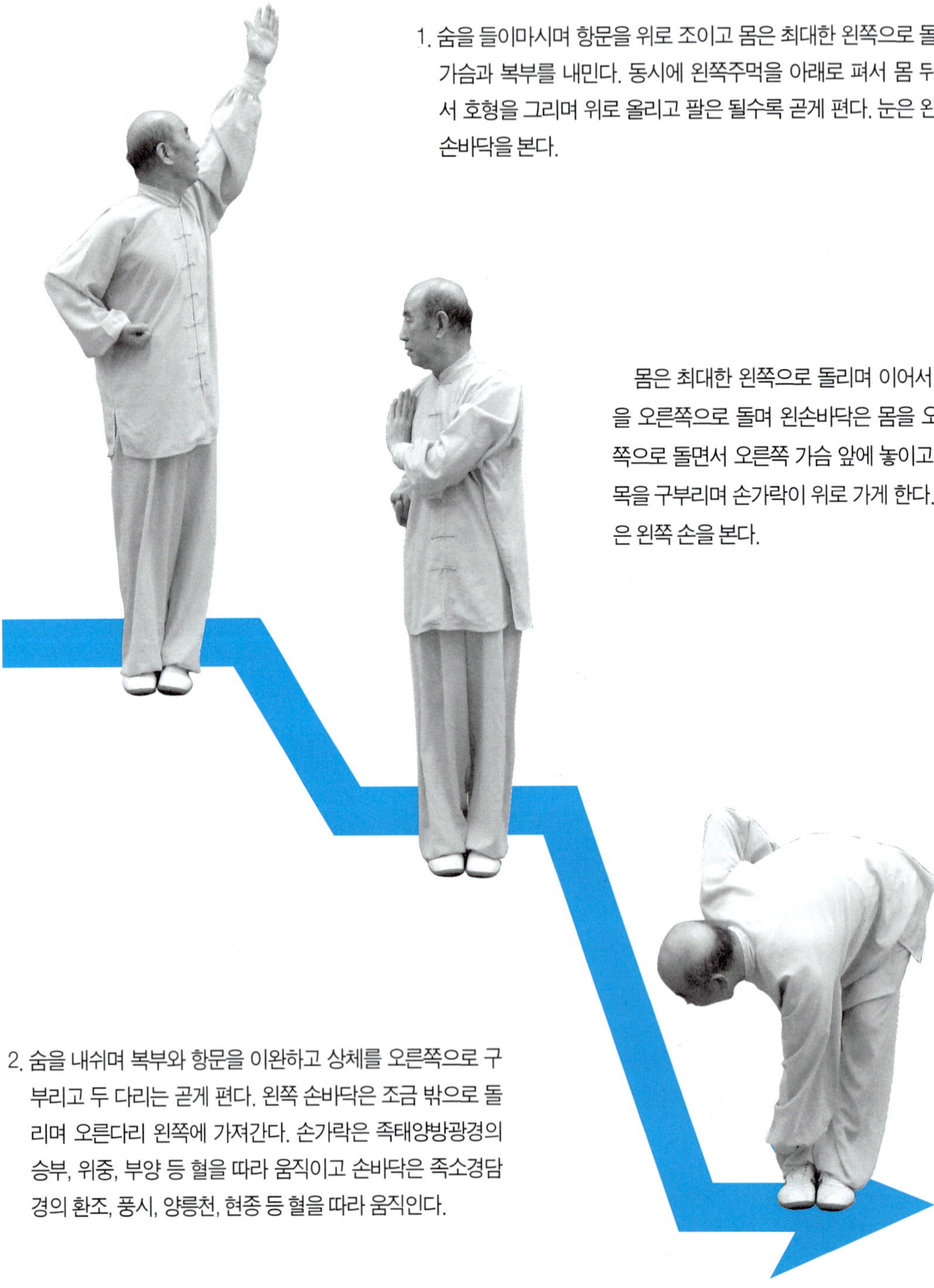

1. 숨을 들이마시며 항문을 위로 조이고 몸은 최대한 왼쪽으로 돌려 가슴과 복부를 내민다. 동시에 왼쪽주먹을 아래로 펴서 몸 뒤에서 호형을 그리며 위로 올리고 팔은 될수록 곧게 편다. 눈은 왼쪽 손바닥을 본다.

몸은 최대한 왼쪽으로 돌리며 이어서 몸을 오른쪽으로 돌며 왼손바닥은 몸을 오른쪽으로 돌면서 오른쪽 가슴 앞에 놓이고 팔목을 구부리며 손가락이 위로 가게 한다. 눈은 왼쪽 손을 본다.

2. 숨을 내쉬며 복부와 항문을 이완하고 상체를 오른쪽으로 구부리고 두 다리는 곧게 편다. 왼쪽 손바닥은 조금 밖으로 돌리며 오른다리 왼쪽에 가져간다. 손가락은 족태양방광경의 승부, 위중, 부양 등 혈을 따라 움직이고 손바닥은 족소경담경의 환조, 풍시, 양릉천, 현종 등 혈을 따라 움직인다.

몸은 왼쪽으로 돌리면서 팔을 안쪽으로 돌려 손바닥이 발등을 지나 왼쪽 발의 바깥쪽에 놓이며 팔을 밖으로 돌려 주먹을 쥐고 손바닥 면이 앞쪽을 향하게 한다. 눈은 왼쪽 손바닥을 본다.

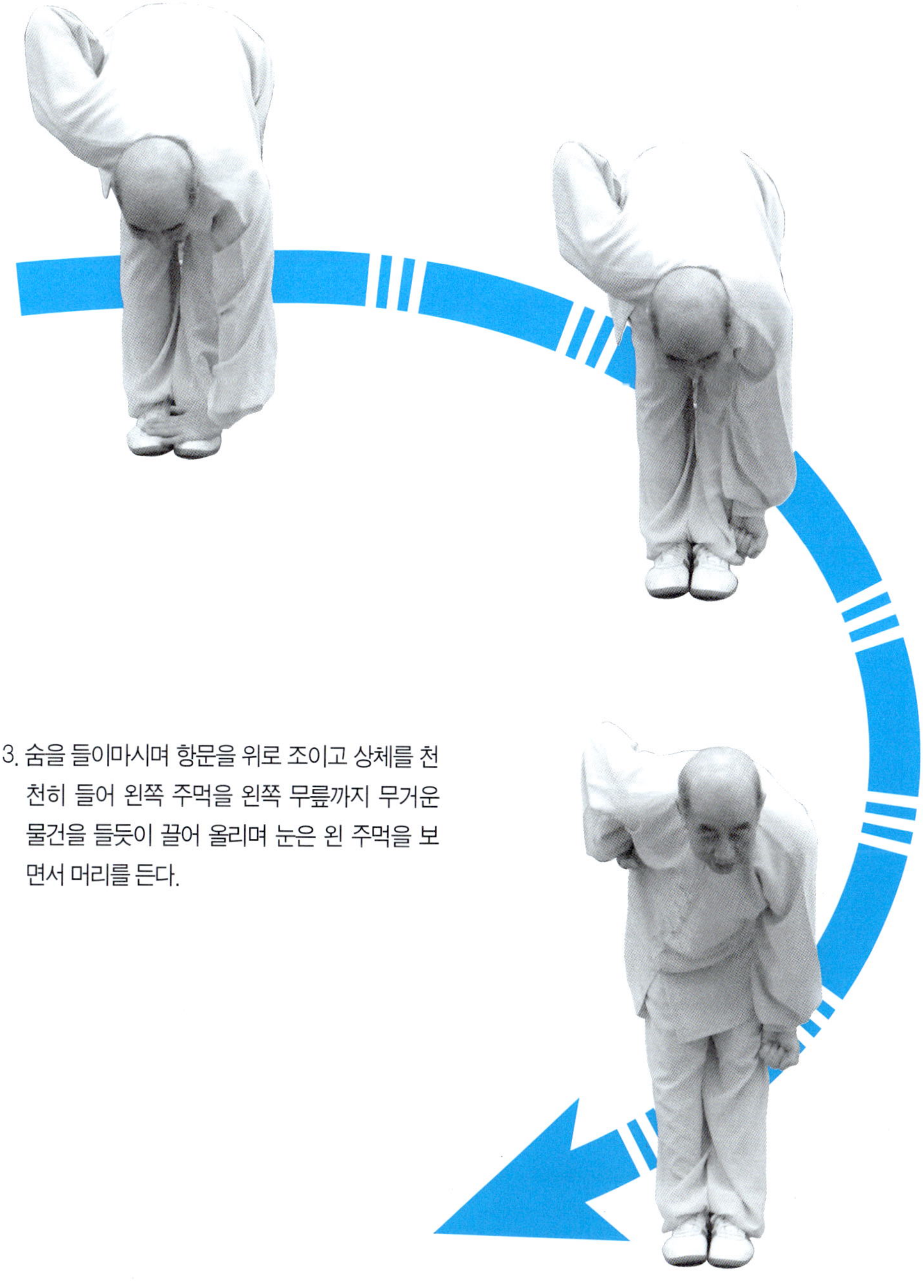

3. 숨을 들이마시며 항문을 위로 조이고 상체를 천천히 들어 왼쪽 주먹을 왼쪽 무릎까지 무거운 물건을 들듯이 끌어 올리며 눈은 왼 주먹을 보면서 머리를 든다.

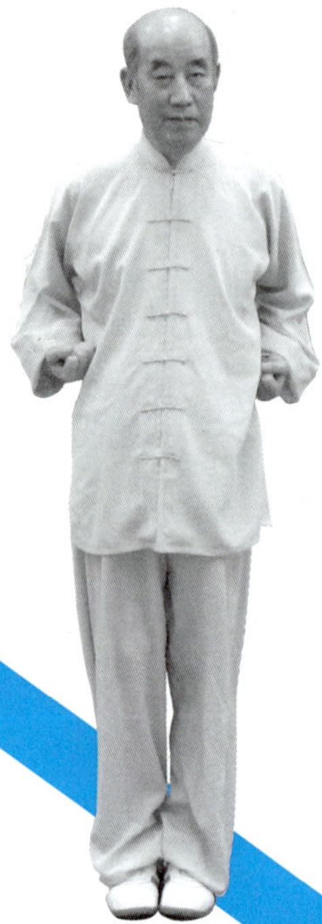

4. 숨을 내쉬며 복부와 항문을 이완하고 몸을 들어 곧게 세우면서 왼쪽 주먹을 허리에 놓으며 손바닥은 위로 향한다. 눈은 앞을 바라본다.

5~8은 1~4와 같으며 방향만 반대이다. 즉, 몸이 오른쪽으로 돌며 오른 주먹이 손바닥으로 변하며 동작한다.

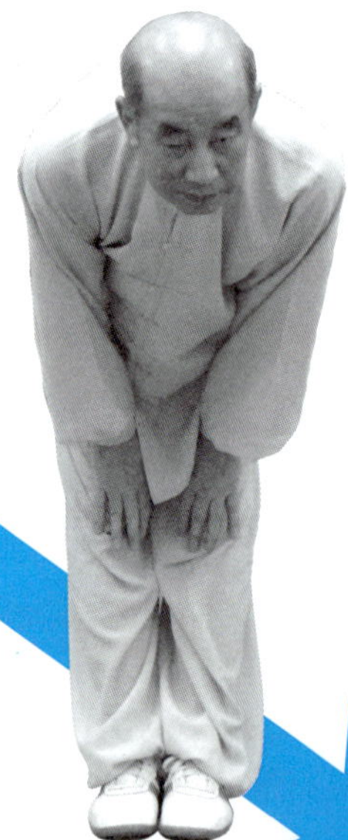

8 박자를 두 번 하며 두 번째 8박자에는 두 주먹이 손바닥으로 변하며 두 무릎의 학정혈에 놓이며 두 다리는 곧게 펴고 눈은 앞의 아래쪽을 본다.

요 점

1. 의념이 명문에 있어야 한다.
2. 몸을 최대한 펴줘야 하며 동작의 범위는 커야한다. 허리를 굽힐 때 두 다리는 굽히지 말아야 한다.
3. 심한 고혈압 환자들은 이 동작을 삼가 할 것.

제5식 선학유슬(仙鶴揉膝 : 신선두루미가 무릎을 휜다)

1. 숨을 들이마시며 항문을 위로 조이고 두 다리는 완전히 구부린다. 동시에 두 손바닥은 안으로 돌려 노궁혈(勞宮穴)로 학정혈(鶴頂穴)을 문지르며 손가락은 서로 마주하며 두 무릎은 굽히고 두 눈은 앞을 바라본다.

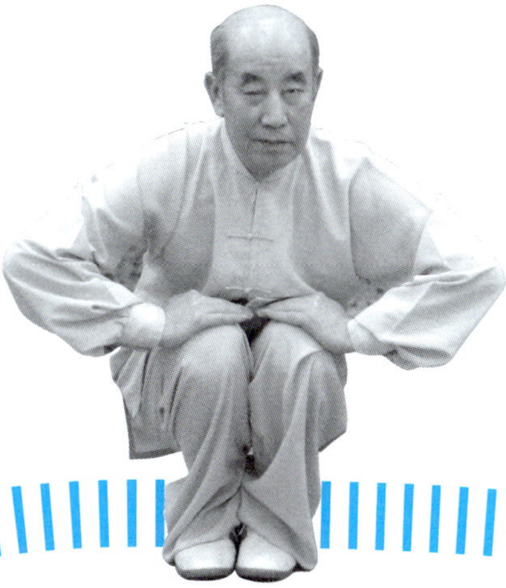

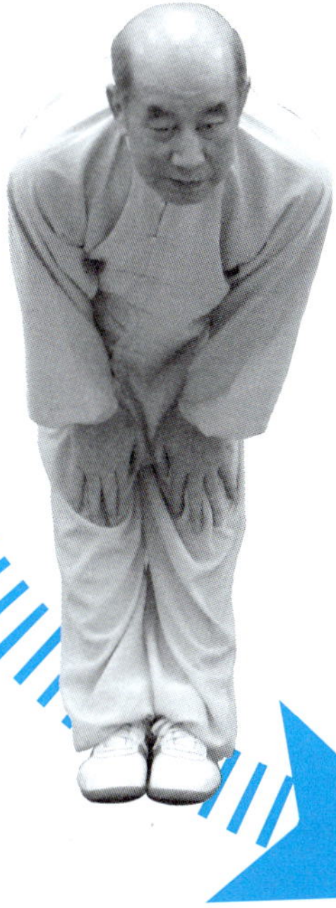

2. 숨을 내쉬며 복부와 항문을 이완하고 두 다리는 천천히 곧게 편다. 동시에 두 손바닥은 두 팔과 함께 밖으로 돌리며 노궁혈은 학정혈을 문지르며 눈은 앞의 아래쪽을 바라본다.

3, 5, 7은 1과 같으며 4, 6, 8은 2와 같다.

두 번째 8박자 : 두 다리는 안에서 밖으로 무릎을 돌리며 두 손의 노궁혈은 학정혈을 문지른다.

1, 3, 5, 7은 무릎을 돌리며 두 다리는 굽힌다. 2, 4, 6, 8은 두 다리를 곧게 펴고 두 손바닥은 학정혈을 누른다. 눈은 앞의 아래쪽을 바라본다.

세 번째 8박자 : 두 번째 8박자와 같으나 두 다리는 무릎을 밖에서 안으로 돌린다. 두 손바닥의 노궁혈은 학정혈을 문지른다.

1, 3, 5, 7은 무릎을 돌리며 두 다리는 굽힌다. 2, 4, 6, 8은 두 다리를 곧게 펴고 두 손바닥은 학정혈을 누른다. 눈은 앞의 아래쪽을 바라본다.

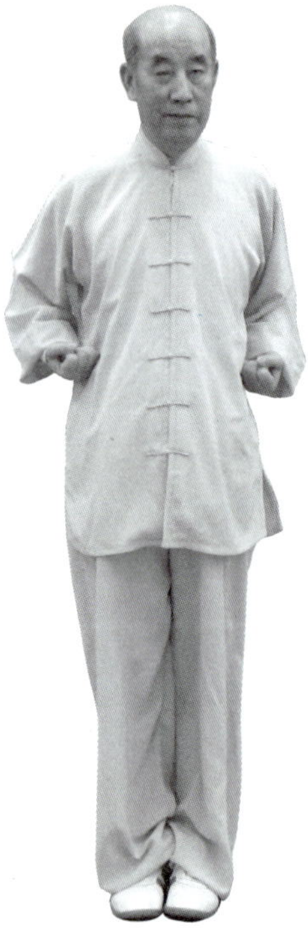

네 번째 8박자 : 처음 4박자는 두 무릎을 모으고 시계 방향으로 돌리며 두 박자에 무릎을 한 바퀴 돌리며 뒤의 4 박자는 두 무릎을 모으고 시계 반대 방향으로 무릎을 돌리며 두 박자에 무릎을 한 바퀴 돌린다. 무릎을 한 바퀴 돌릴 때마다 무릎을 펴고 굽히고 돌리고 펴는 과정을 거친다.

① 8박자를 4번 할 수 있다. 마지막 8박자의 8번째 박자에는 몸을 곧게 펴고 두 손은 주먹을 쥐고 허리 옆에 놓으며 손바닥쪽이 위로 향하고 눈은 앞을 바라본다.

② 8박자를 2번 할 수 있다. 첫 번째 8박자는 앞에서와 같으며 네 번째 8박자의 첫 4박자는 두 무릎이 왼쪽으로부터 오른쪽으로 두 바퀴 돌고 후에 4박자는 오른쪽으로부터 왼쪽으로 두 바퀴 돈다.

요 점

1. 의념은 학정(鶴頂: 무릎 위 정중앙)에 두고 호흡은 자연스럽게 한다.
2. 무릎을 구부리고 앉을 때 발뒤꿈치가 땅에 떨어지지 말아야하며 둔부가 종아리에 꼭 붙여야 한다.
3. 무릎을 돌릴 때 범위를 크게 하며 동작은 천천히 부드럽게 한다.
4. 두 손으로 주먹을 쥘 때 중충(中衝)으로 노궁(勞宮)을 누른다.
5. 전체 동작 시 머리를 숙이지 말아야 한다.

제6식 쌍용희수(雙龍戲水: 쌍용의 몸놀림이 물 흐름 같다)

1. 숨을 들이마시며 항문을 위로 조이고 중심을 오른발에 옮기고 오른다리를 구부리며 왼쪽발굽을 들고 왼쪽으로 크게 한 발작 움직인다. 중심을 두 다리 사이에 놓고 두 다리는 곧게 편다. 동시에 두 주먹은 허리 옆에서 가슴 앞을 지나 위로 올리며 손바닥 쪽은 안으로 향하고 얼굴 앞까지 왔을 때 두 팔은 안으로 돌려 손바닥쪽이 밖으로 향하게 한다. 계속 올려 양측에서 머리의 좌우측의 옆에 놓이게 하며 눈은 앞을 바라본다.

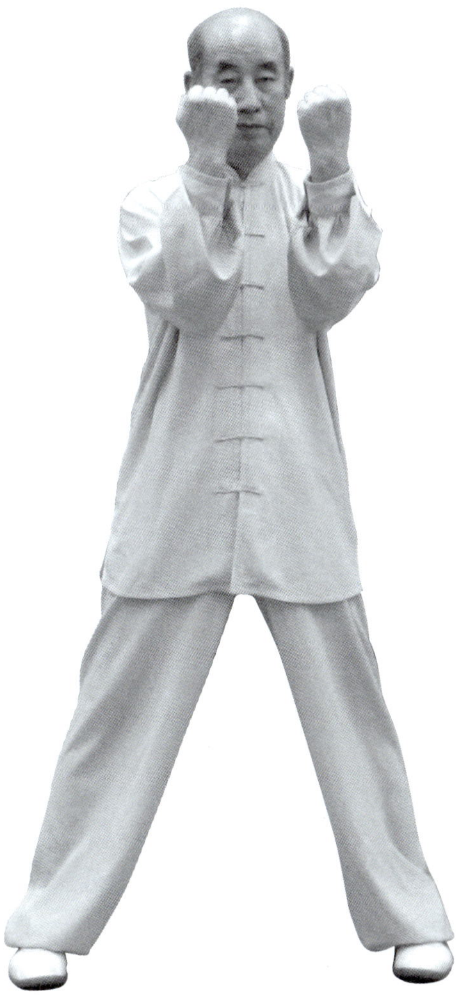

2. 숨을 내쉬며 복부와 항문을 이완하고 두 다리는 아래로 구부려 기마자세를 취하며 윗몸은 곧게 편다. 동시에 두 주먹은 양 옆으로 빠른 속도로 아래로 내려 환도혈(環跳穴)을 내리친다. 환도혈을 칠 때 〈〈헤이〉〉하고 높이 소리치며 눈은 앞을 바라본다.

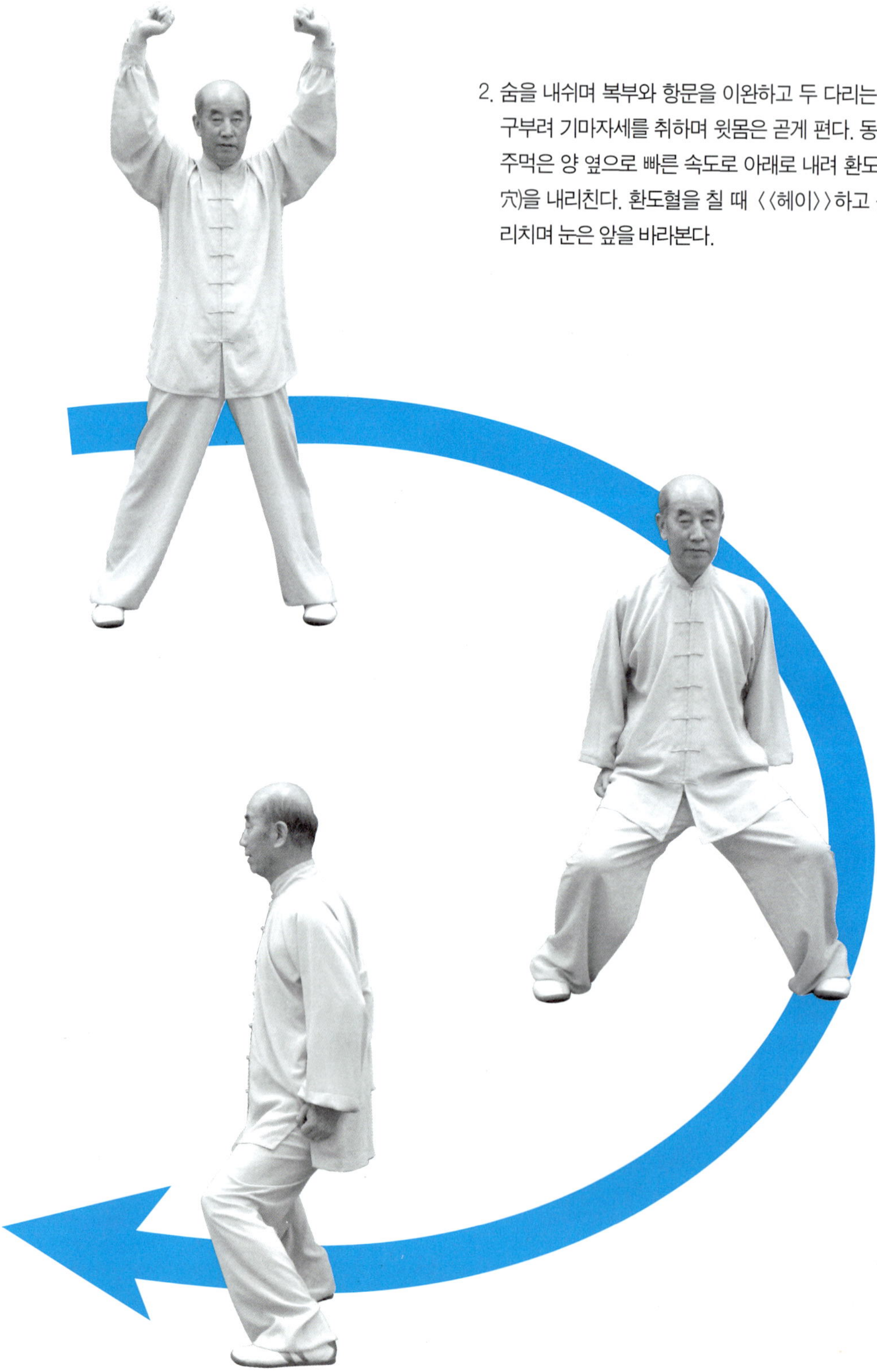

3. 숨을 들이마시며 항문을 위로 조이고 두 팔을 이완하며 동시에 두 주먹은 손바닥으로 변하고 손바닥이 아래로 향하고 양측으로 호형을 그리며 위로 올려 어깨 높이까지 올라 왔을 때 두 팔은 밖으로 돌려 손바닥이 위로 향하게 하며 눈은 앞을 바라본다.

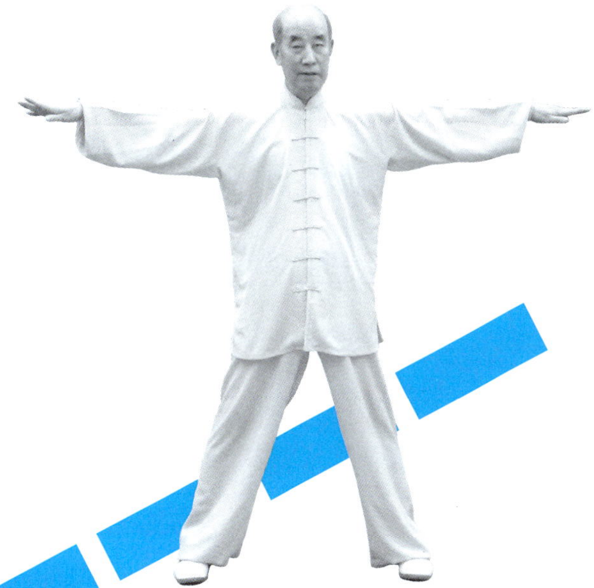

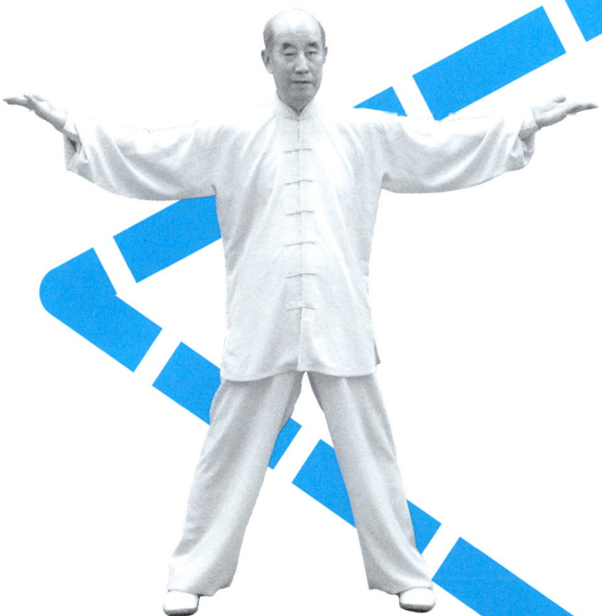

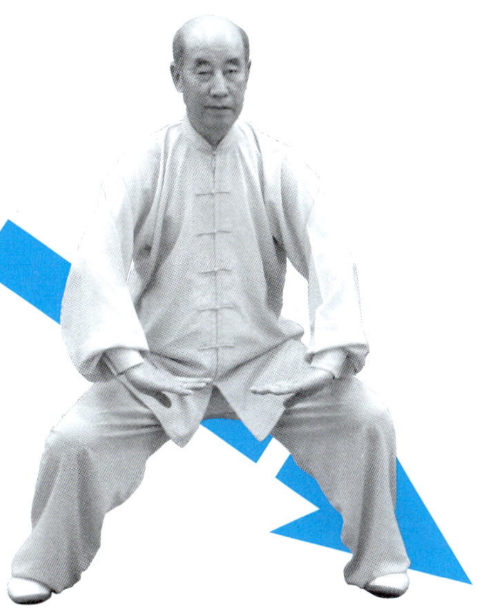

4. 숨을 내쉬며 복부와 항문을 이완하고 두 손바닥은 양측에서 안쪽으로 호를 그리며 하복부 앞까지 온다. 두 팔은 원형을 이루며 손바닥은 아래로 향하고 손가락은 마주한다. 동시에 두 다리는 기마자세를 취하며 몸은 곧게 펴며 눈은 앞을 바라본다.

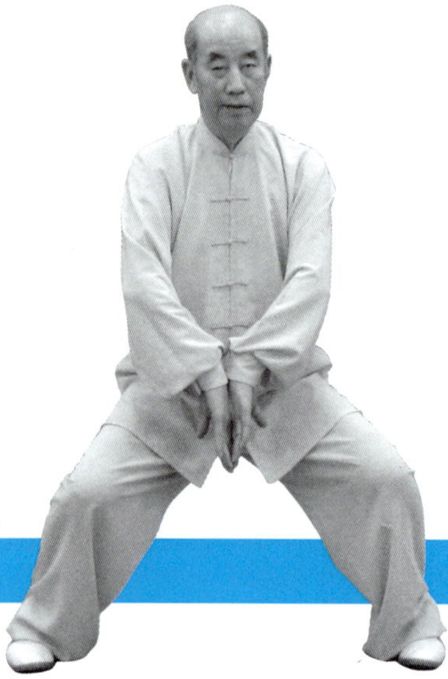

5. 숨을 들이마시며 항문을 위로 조이고 두 손바닥은 두 팔과 함께 안으로 돌려 하복부 앞에서 손등을 서로 붙인다. 왼발은 움직이지 않고 오른 발바닥을 축으로 오른쪽 발뒤꿈치를 들면서 몸을 왼쪽으로 90° 정도 돌리고 몸은 곧게 편다. 동시에 붙인 손등은 위로 올려 가슴 앞까지 오며 손가락은 아래로 향하고 두 팔굽은 굽히며 눈은 팔목 위를 본다.

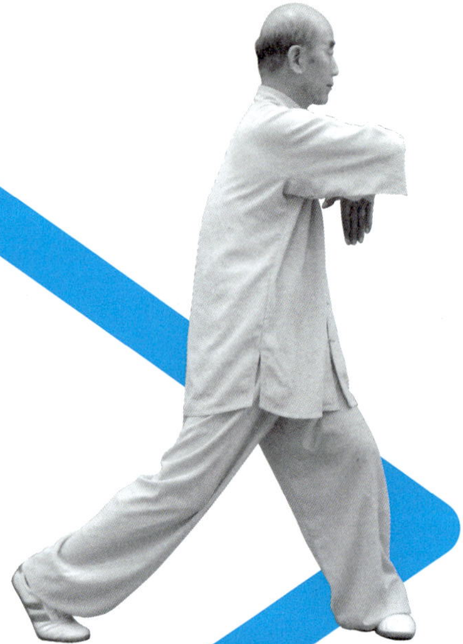

6. 숨을 내쉬며 복부와 항문을 이완하고 손바닥은 구부리며 손가락을 튕기며 양측 아래로 돌려 무릎 앞에서 모으며 원형을 이룬다. 손바닥은 위로 향하고 손가락은 마주한다. 동시에 오른 다리는 굽혀 꿇어 앉으며(무릎은 땅에 닿지 않는다) 상체는 조금 앞으로 구부리고 눈은 두 손바닥을 본다.

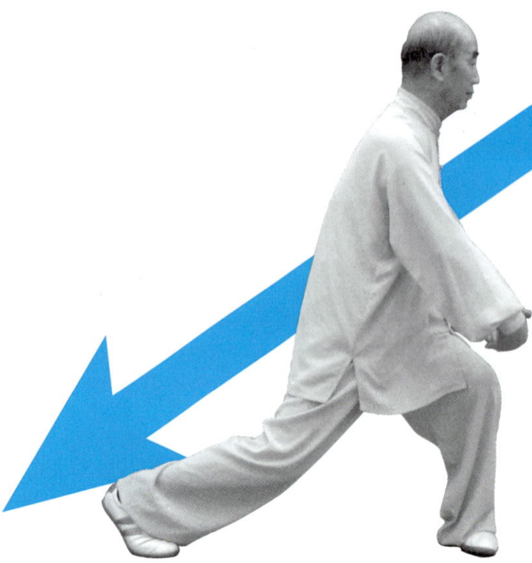

7. 숨을 들이마시며 항문을 위로 조이고 몸을 기립한다. 동시에 두 팔은 안으로 돌리며 올려 가슴 앞에 놓으며 손등을 붙이고 손바닥은 밖을 향하게 하며 손가락은 아래로 향한다.

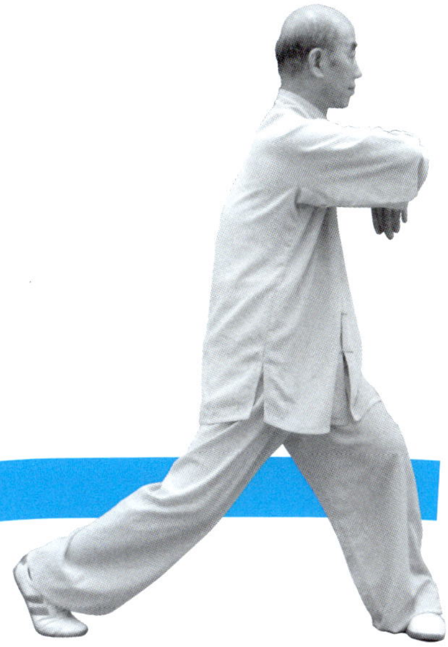

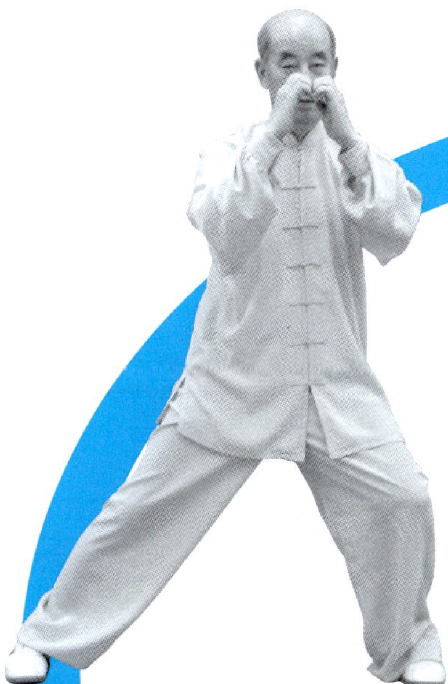

손바닥을 구부리면서 손가락을 튕겨 몸을 오른쪽으로 돌리면서 오른 발바닥을 중심으로 발뒤꿈치를 안으로 돌려 오른 다리를 구부리며 왼쪽 다리는 곧게 편다. 두 손바닥을 위로 올려 양측으로 호형을 그리면서 몸의 양측에 놓으며 두 팔은 곧게 펴고 눈은 앞을 본다.

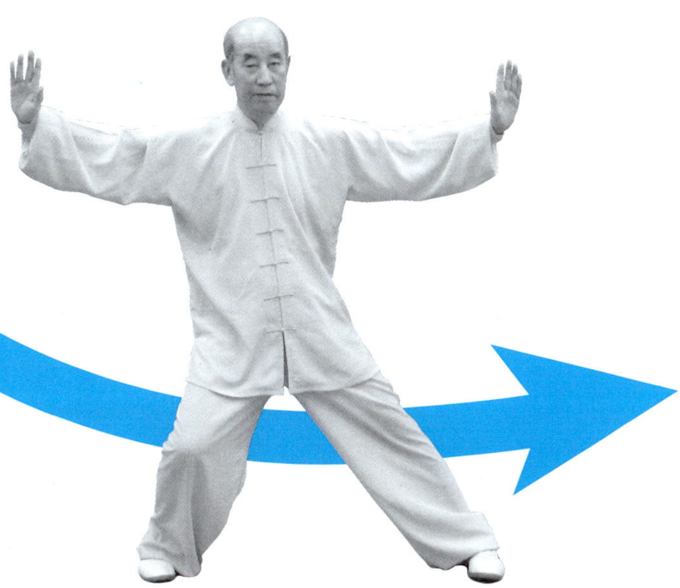

8. 숨을 내쉬며 복부와 항문을 이완하고 왼발을 오른발 쪽으로 모으며 구부렸던 두 다리는 곧게 편다. 동시에 두 손은 주먹을 쥐고 허리 옆에 놓으며 눈은 앞을 바라본다.

두 번째 8박자는 첫 번째 8박자와 같으나 오른 발이 오른 쪽으로 움직이며 시작한다.

8박자를 두 번한다.

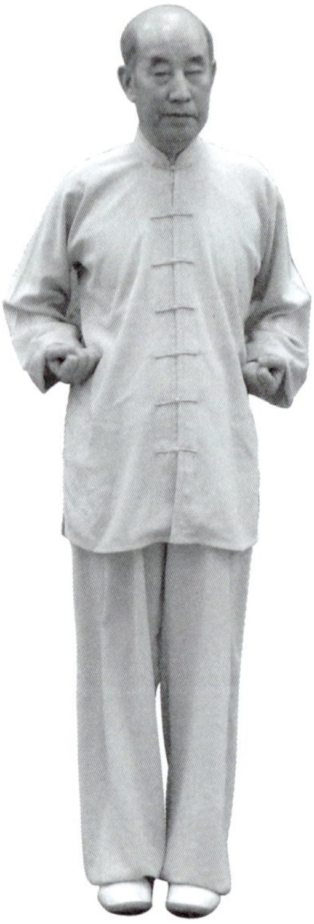

요 점

1. 의념은 용천(湧泉)에 둔다.
2. 두 팔을 이완시키고 두 주먹으로 환도혈을 칠 때 힘을 크게 주며 헤이(hei)하며 가슴이 울릴 정도로 크게 소리를 지른다.
3. 기마자세를 취할 때 상체는 앞으로 숙이지 말고 바로 세워야 한다.
4. (4), (5), (6), (7) 동작을 할 때 허리 회전과 고관절 가동범위가 유연해야 하며 상하지의 동작이 조화를 이루어야 한다.

제7식 봉황선와(鳳凰旋窩 : 봉황이 집 주위에 맴돌다)

1. 숨을 들이마시며 항문을 위로 조이고 중심을 오른 발에 두고 오른 다리를 절반 굽히고 몸을 왼쪽으로 90° 돌린다. 왼쪽 발을 왼쪽으로 한 발자국 옮기고 발 끝은 밖으로 보내면서 땅에 디딘다. 동시에 두 팔은 안으로 돌리며 주먹을 펴서 호를 그리며 나가며 손바닥은 뒤로 향하고 눈은 앞을 바라본다.

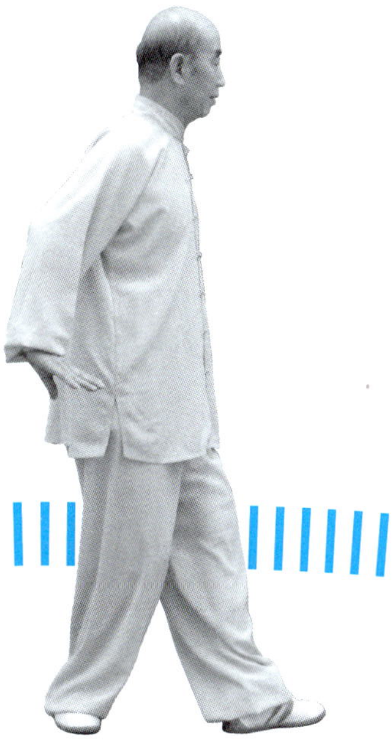

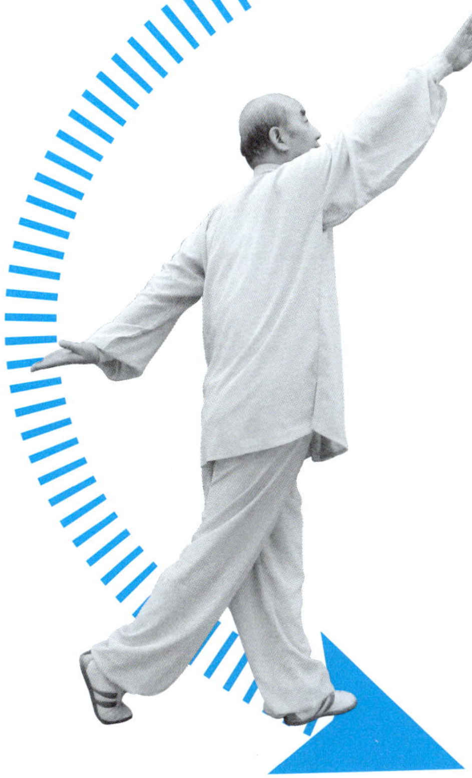

몸은 계속 왼쪽으로 돌아 왼발은 계속 밖으로 돌리며 중심을 왼발로 옮기고 오른쪽 발뒤꿈치를 들어 두 다리는 자연스럽게 편다. 동시에 오른 손 바닥은 아래로부터 위로 머리 위쪽 오른쪽 상방에 올리며 팔은 곧게 펴고 왼쪽 손바닥은 몸의 돌림에 따라 왼쪽 아래쪽으로 돌리며 팔은 안쪽으로 돌려 곧게 펴며 눈은 오른쪽 손등을 본다.

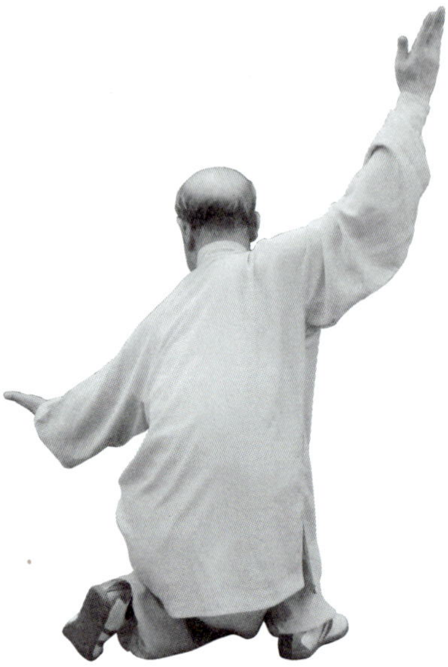

2. 숨을 내쉬며 복부와 항문을 이완하고 두 다리는 구부리면서 반근보가 된다. 동시에 두 팔은 밖으로 돌려 손바닥은 위로 향하며 오른 손바닥은 어깨 보다 높고 왼쪽 손바닥은 허리 높이와 같다. 왼쪽 팔은 지면과 평형이 되며 눈은 왼쪽 손바닥을 본다.

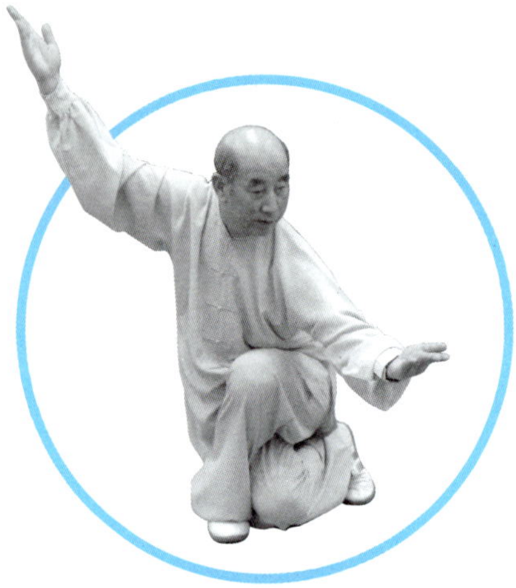

3. 숨을 들이마시며 항문을 위로 조이고 두 팔을 모아 두 손의 중지가 예풍혈을 누른다. 좌우 발바닥을 전후로 축을 삼고 몸을 오른쪽으로 돌리면서 일어선다. 이때 몸의 중심은 오른 발에 옮겨가며 왼다리는 곧게 편다. 눈은 앞을 본다.

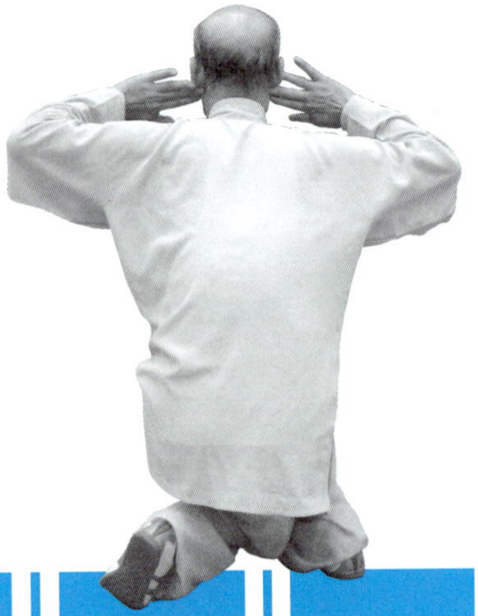

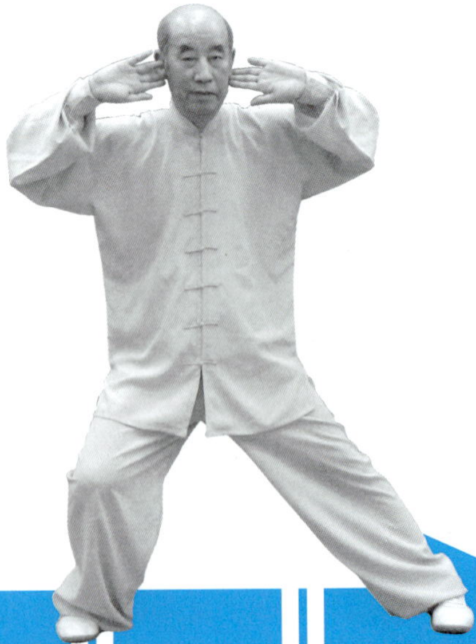

4. 숨을 내쉬며 복부와 항문을 이완하고 왼발을 오른발 쪽으로 모으며 두 다리를 곧게 편다. 동시에 두 손은 호를 그리며 허리쪽으로 모으며 주먹을 쥔다. 눈은 앞을 바라본다.

5~8은 1~4와 같으나 오른발이 오른쪽으로 움직이며 시작한다. 왼손과 오른손은 바꿔 동작을 한다.

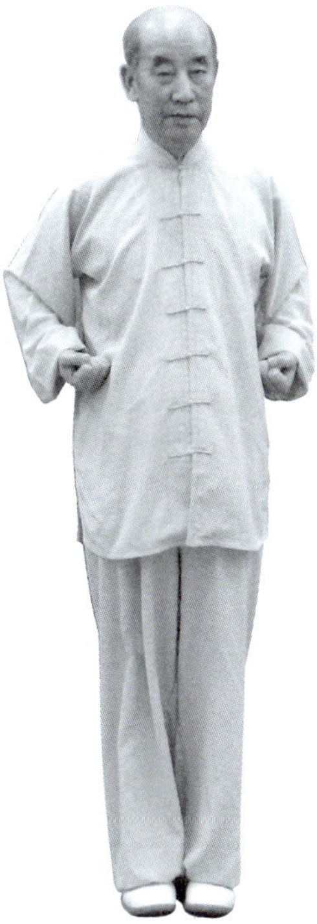

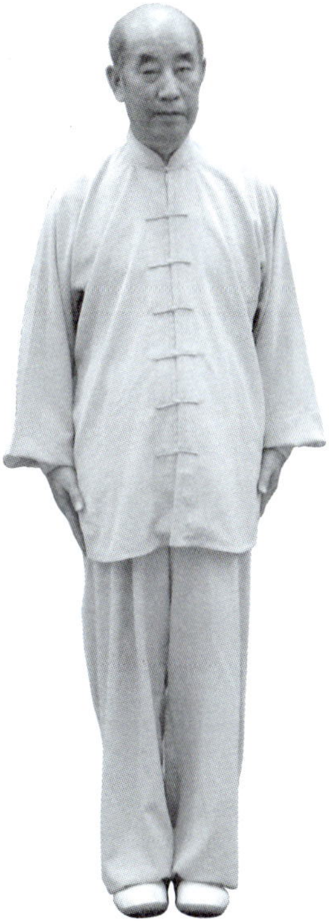

8박자를 두 번하며 마지막 8번째 박자에는 서있는 자세를 취하며 두 손바닥은 다리 양측에 놓이며 두 손가락은 아래로 향하고 눈은 앞을 바라본다.

요 점

1. 반근보자세에서 두 다리를 가깝게 붙이고 발끝을 밖으로 돌리며 둔부는 종아리에 붙어야 한다
2. 손은 몸에 의해 돌려지며 상하지 움직임은 조화롭고 일치하여야 한다.
3. 의념은 단전에 둔다.

제8식 금계보효(金鷄報曉: 황금 닭이 새벽을 알리다)

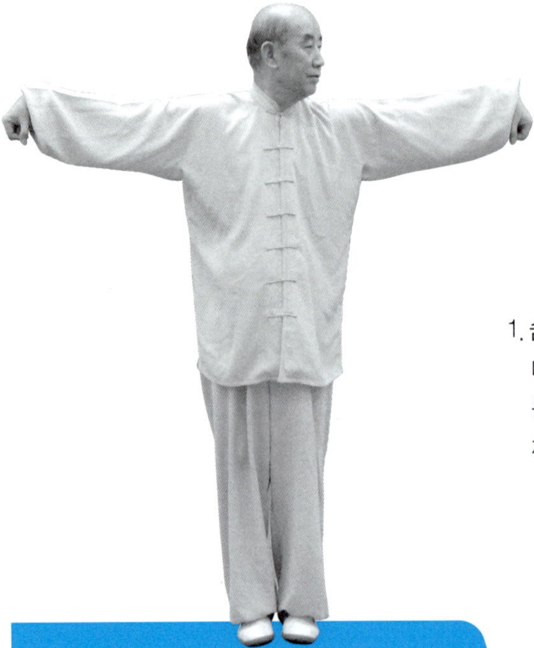

1. 숨을 들이마시며 항문을 위로 조이고 백회를 위로 올리고 두 다리는 곧게 펴고 발꿈치를 들며 동시에 두 손은 구수(勾手)를 만들어 양측으로 올려 들며 두 팔은 곧게 펴고 두 손은 어깨 높이와 같고 눈은 왼쪽 구수를 본다.

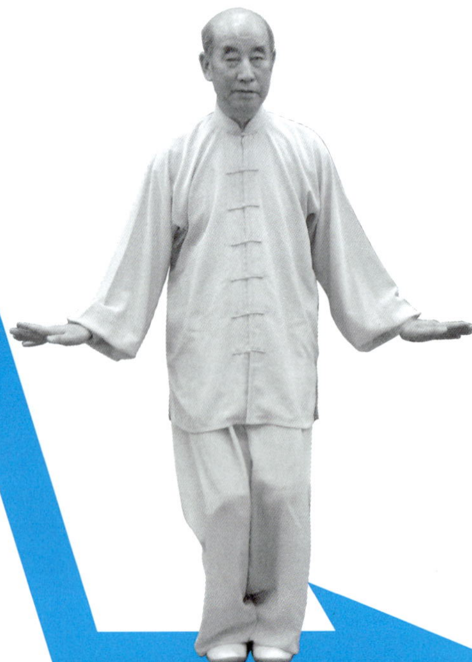

2. 숨을 내쉬며 복부와 항문을 이완하고 발꿈치는 내리고 두 다리는 구부려 앉으며 두 무릎은 서로 붙인다. 동시에 두 구수는 손바닥으로 변하여 아래로 내리우며 두 팔은 자연스럽게 편다. 손바닥은 아래로 향하고 손가락은 밖으로 보내면서 두 손팔은 호형으로 몸의 양측에 놓으며 눈은 앞을 본다.

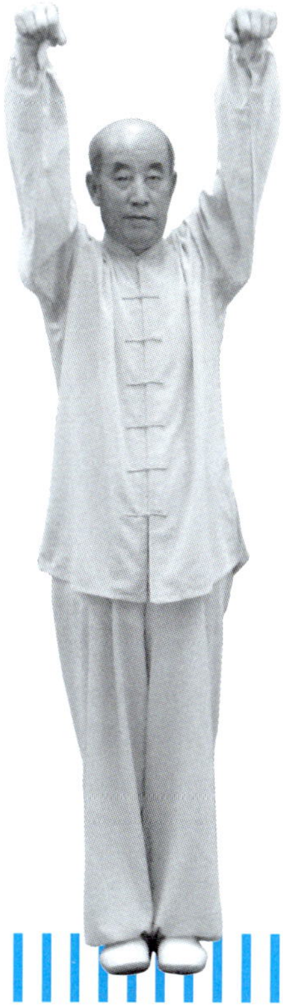

3. 숨을 들이마시며 항문을 위로 조이고 오른 다리는 곧게 펴고 왼 다리는 무릎을 구부리며 뒤로 가져간다. 발등은 펴며 발바닥은 위로 향한다(혹은 두 다리를 곧게 편다). 동시에 두 팔은 안으로 돌려 두 손바닥은 안으로 호형을 그리며 복부 앞에 이르렀을 때 구수를 하며 팔을 펴서 앞으로부터 위로 올려 머리 위쪽 상방에 놓으며 구수 끝은 아래로 향하고 팔을 곧게 펴면서 머리 앞 위까지 치켜든다(두 다리를 곧게 폈을 때 가슴을 내밀고 허리를 펴면 된다). 눈을 앞을 보며 닭이 홰를 치는 모양을 취한다.

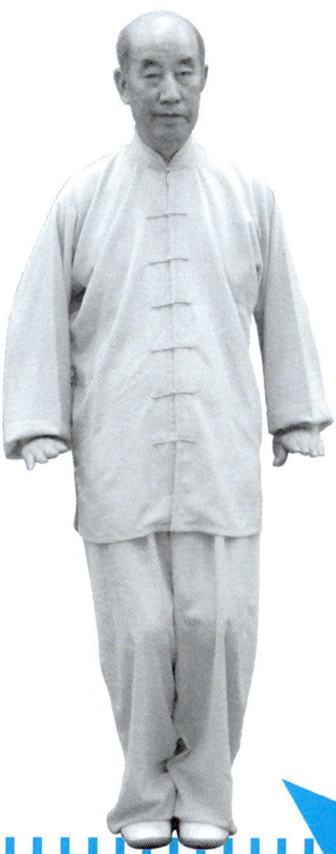

4. 숨을 내쉬며 복부와 항문을 이완하고 왼발은 밑으로 내려 오른발과 나란히 하고 두 다리는 절반 굽혀 앉는다. 동시에 두 구수는 펴면서 손을 허벅지까지 내린다. 손바닥은 아래로 손가락은 앞을 향한다. 눈은 앞을 바라본다.

5~8은 1~4와 같으나 왼쪽과 오른쪽을 바꿔 진행한다.

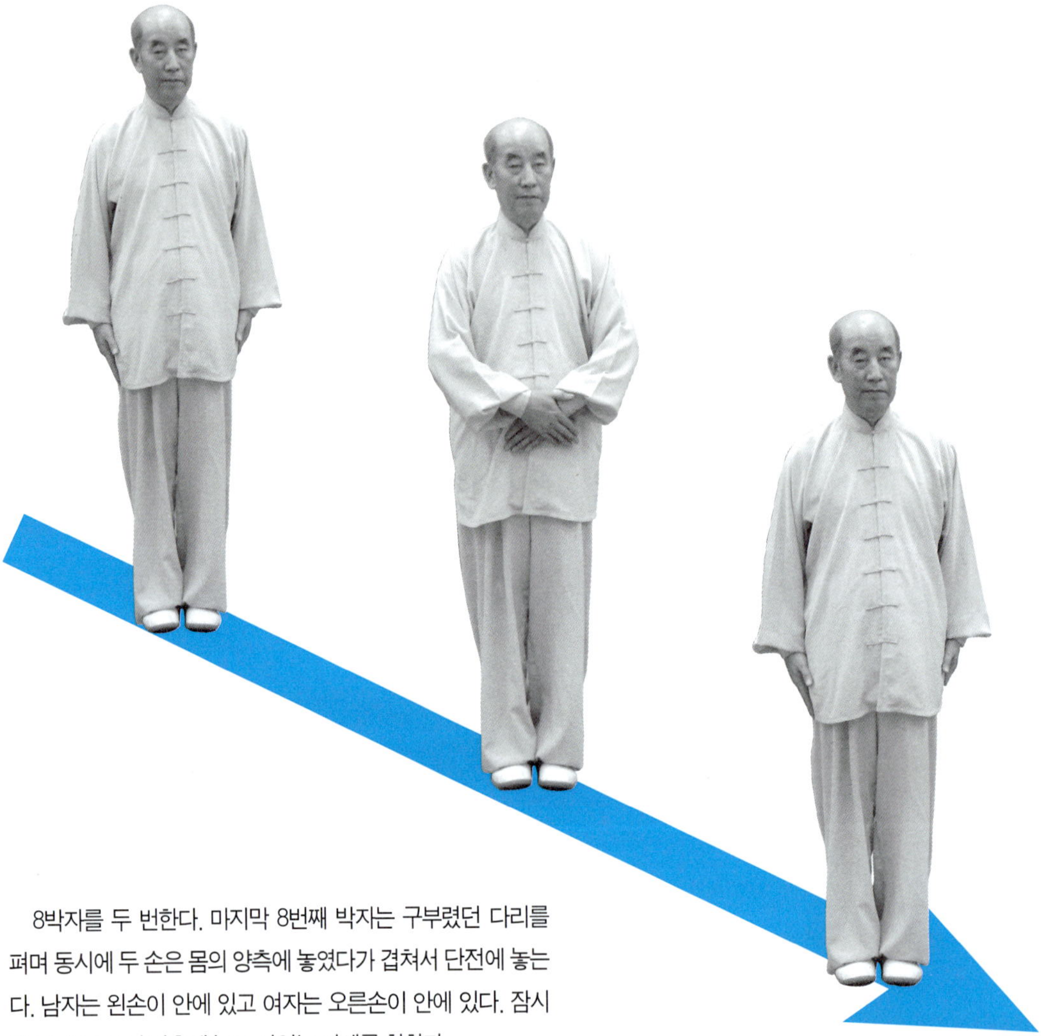

8박자를 두 번한다. 마지막 8번째 박자는 구부렸던 다리를 펴며 동시에 두 손은 몸의 양측에 놓였다가 겹쳐서 단전에 놓는다. 남자는 왼손이 안에 있고 여자는 오른손이 안에 있다. 잠시 후 두 손을 몸의 양측에 놓고 서있는 자세를 취한다.

요 점

1. 의념은 단전에 둔다.
2. 상하지는 조화를 잘 이루어져야 하고 가볍고 유연해야하며 동작과 호흡이 잘 결합되어야 한다.
3. 한 발로 섰을 때 다섯 발가락으로 땅을 긁는다.
4. 두 다리는 모으고 곧게 편다. 팔목을 굽혀 구수를 올릴 때 가슴을 내밀어야 한다.

4. 소근장골공(疏筋壯骨功)

제2투(第一套) 공법(功法)

▣ 시작 전 준비(功前准備)

두 발을 모으고 똑바로 서서 전신에 힘을 빼며 기를 정확하게 가누고 정신을 집중시키며 잡념을 없애고 편안한 자세로 공을 시작할 준비를 한다.

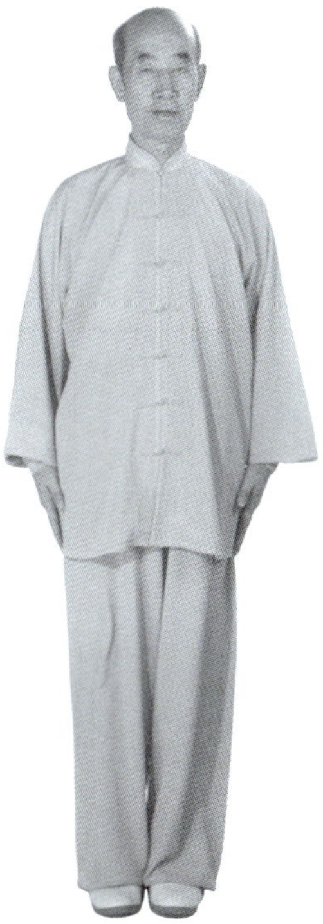

묵념연공구결(默念練功口決)

⊙ 아란인정만려포(夜蘭人靜萬慮抛)

고요한 상태에서 모든 잡념 버리고 마음을 편안하게

⊙ 호흡서완탑작교(呼吸徐緩塔鵲橋)

호흡은 천천히 균일하게 하고 혀 끝은 말아서 입 천장에 붙이며

⊙ 의수단전봉칠규(意守丹田封七竅)

의념은 단전에 두고 환경에 영향을 받지 않고 잡념을 버리며

⊙ 신경여연표운소(身經如飄雲宵)

제비같이 날 수 있게 몸을 이완한다

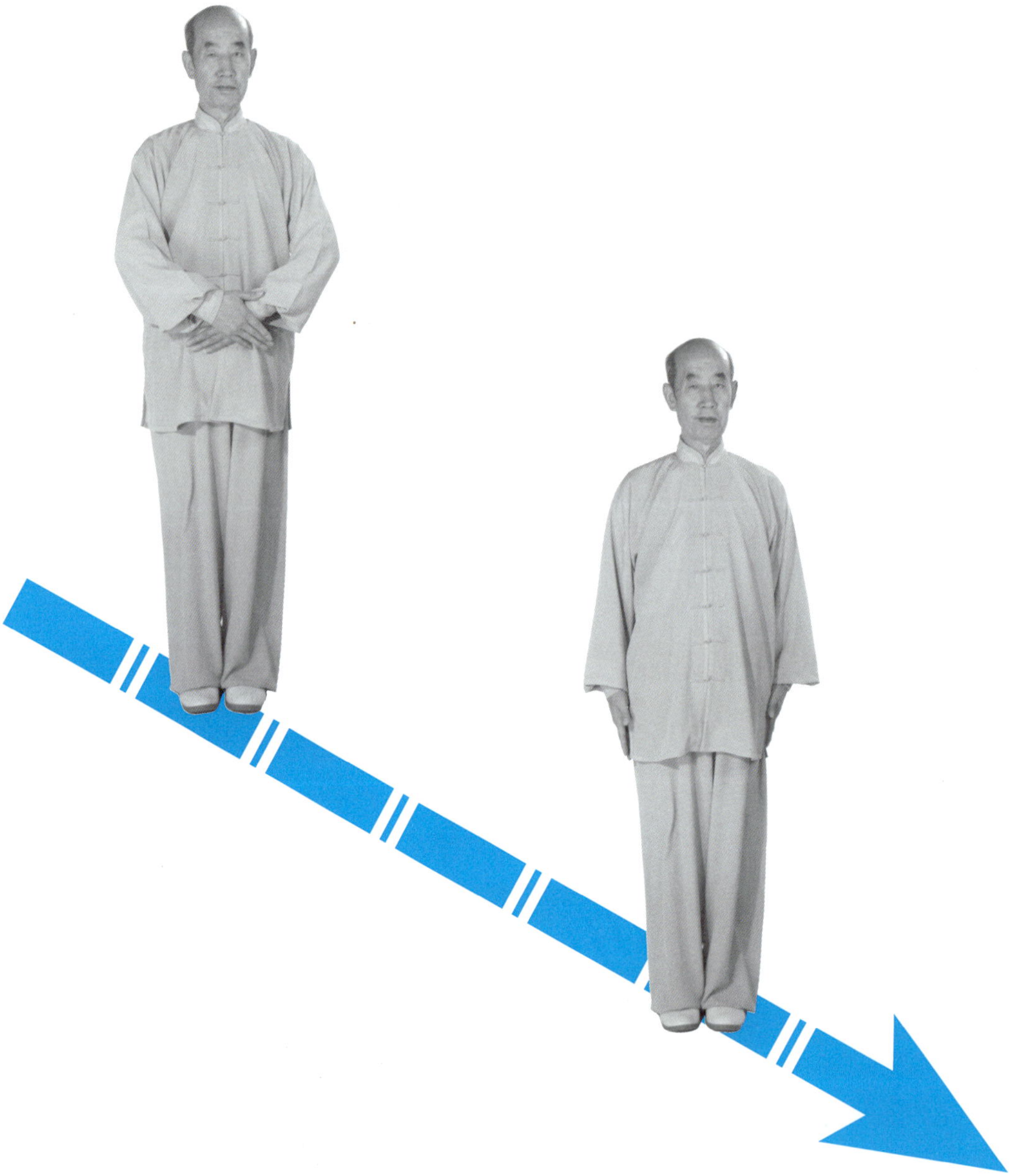

요 점

1. 두 손을 단전에 겹쳐놓고 남녀 둘 다 왼손을 안에 놓는다.

2. 묵념이 끝나면 두 손을 원상태로 차렷한다. 눈은 앞을 바라본다.

제1식 보보등고(步步登高 : 점점 넓어지고 좋아진다)

1. 숨을 들이마시며 항문을 위로 조이고 두발은 붙이고 두 다리는 곧게 편다. 중심을 앞으로 옮기며 동시에 두 팔을 밖으로 돌리며 손바닥을 어깨높이까지 올린다. 손바닥은 위로 향하며 눈은 왼쪽 전방을 바라본다.

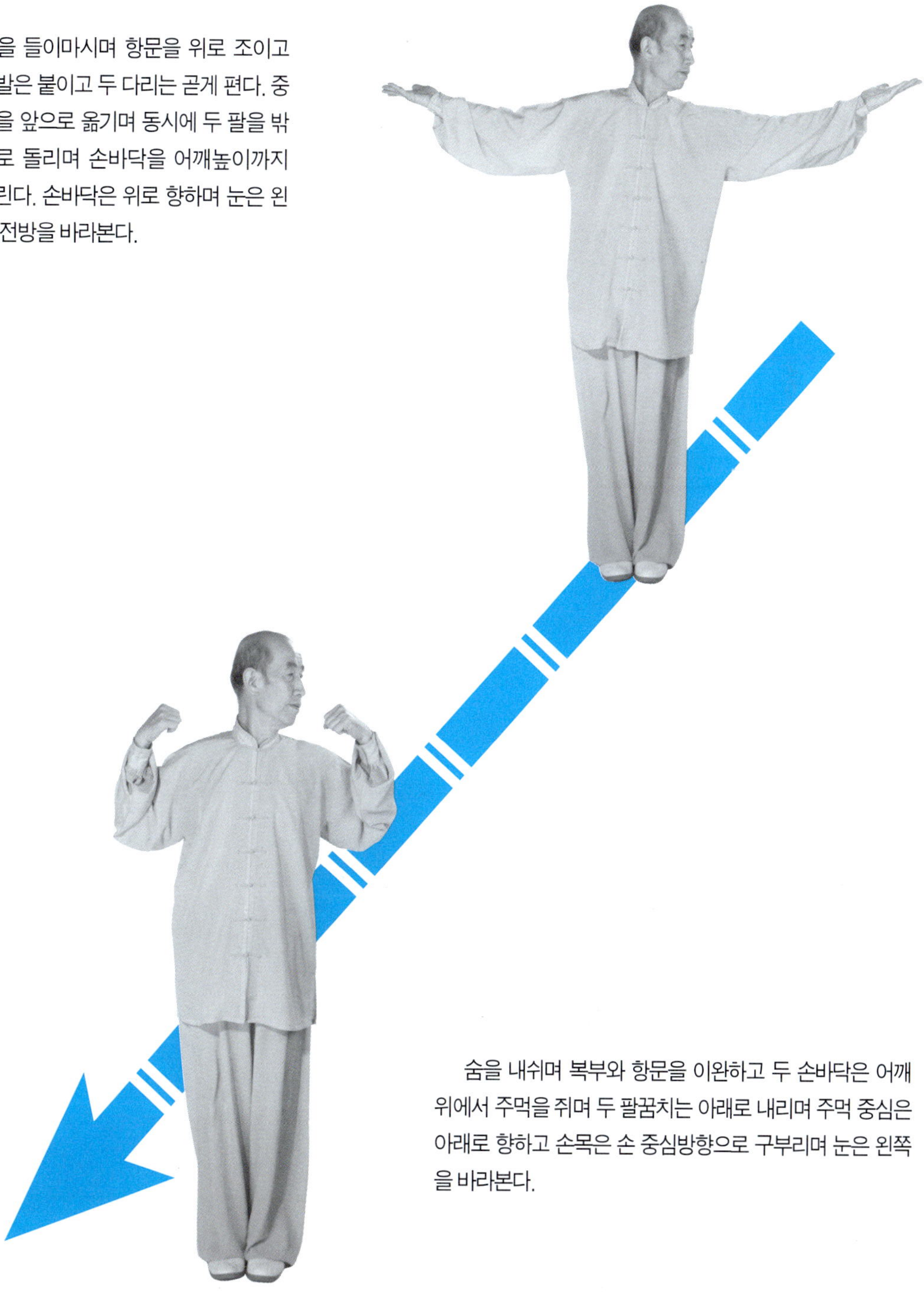

숨을 내쉬며 복부와 항문을 이완하고 두 손바닥은 어깨 위에서 주먹을 쥐며 두 팔꿈치는 아래로 내리며 주먹 중심은 아래로 향하고 손목은 손 중심방향으로 구부리며 눈은 왼쪽을 바라본다.

2. 숨을 들이마시며 항문을 위로 조이고 두 다리는 계속 곧게 펴며 발뒤꿈치는 들고 동시에 두 주먹은 손바닥으로 변하며 위로 올리며 팔목이 머리 위와 같은 수평일 때 손바닥을 마주하며 눈은 앞을 바라본다.

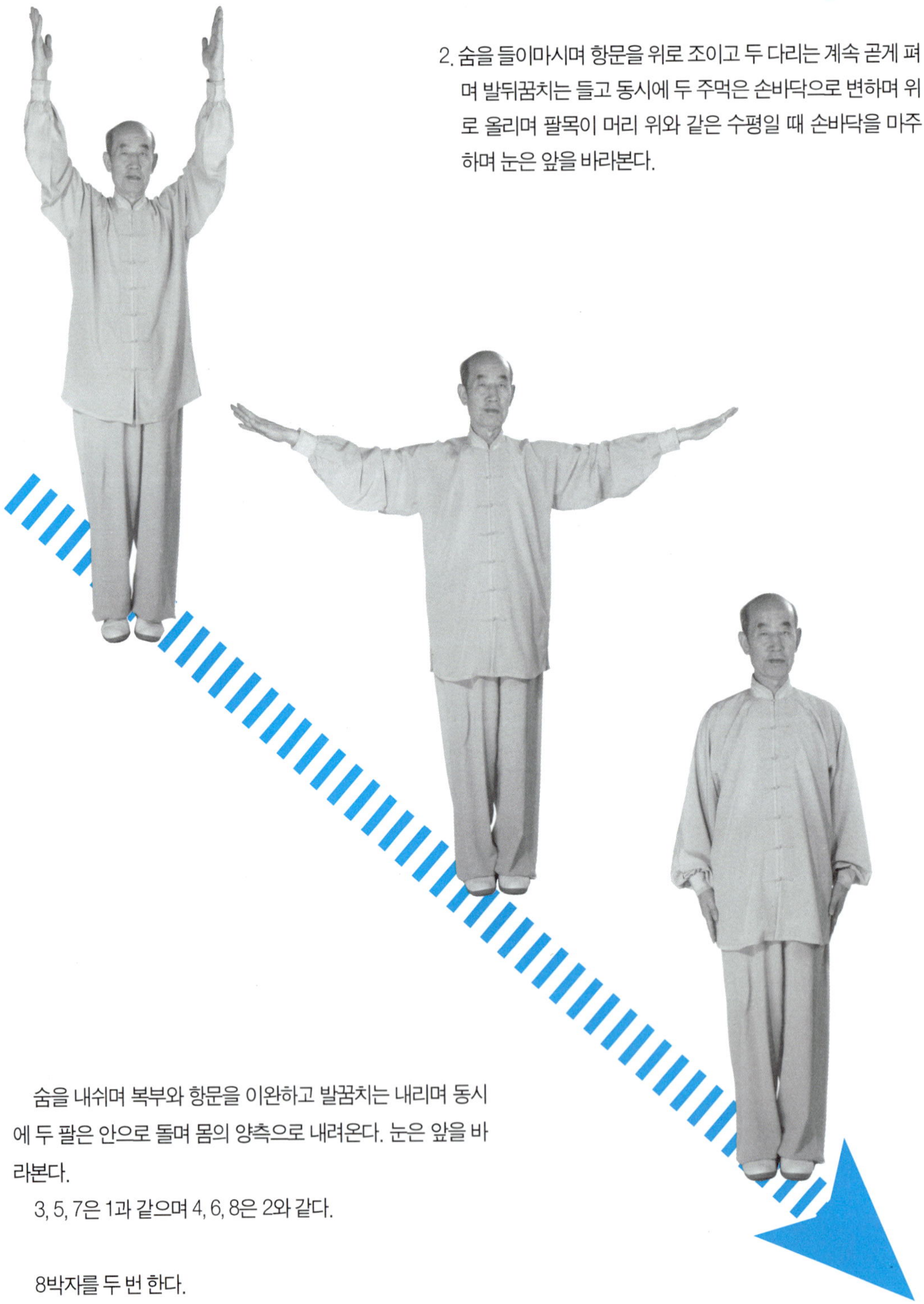

숨을 내쉬며 복부와 항문을 이완하고 발꿈치는 내리며 동시에 두 팔은 안으로 돌며 몸의 양측으로 내려온다. 눈은 앞을 바라본다.

3, 5, 7은 1과 같으며 4, 6, 8은 2와 같다.

8박자를 두 번 한다.

요 점

1. 처음 박자를 할 때 숨을 한 번 들이마시고 한 번 내쉬며 숨을 내쉬면서 주먹을 쥘 때 중충(中衝)으로 노궁(勞宮)을 누른다.
2. 두 번째 박자를 할 때 발뒤꿈치를 들고 내릴 때나 손을 내리고 올릴 때가 일치해야 한다.
3. 숨을 내쉴 때 쉬(shi)하는 소리를 낸다.
4. 의념은 단전이나 노궁혈에 둔다.
5. 속도를 한 배 느리게 할 수 있다.

제 2 식 행자준좌(行者蹲坐 : 무송이 웅크려 앉다)

첫 번째 8박자

1. 숨을 들이마시며 항문을 위로 조이고 두 다리는 곧게 펴며 동시에 두 손바닥을 마주보게 하면서 어깨높이까지 올리고 눈은 두 손을 본다.

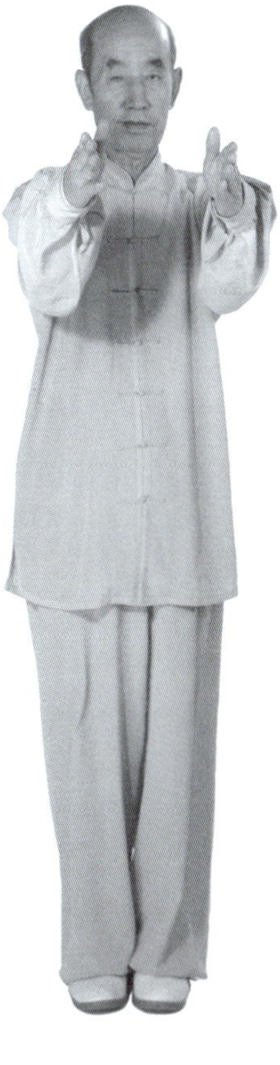

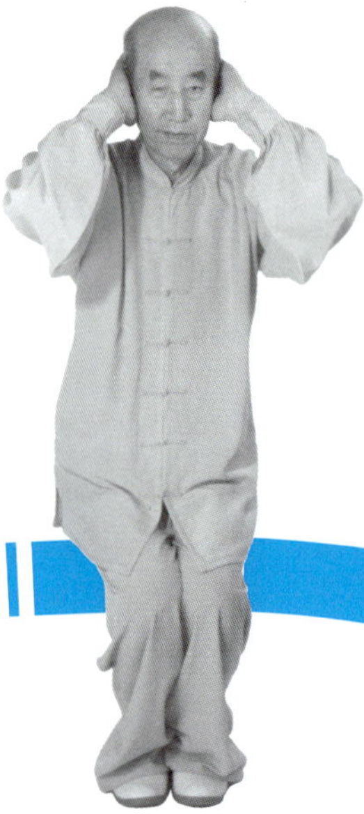

계속하여 두 다리를 절반 굽히며 무릎은 붙이고 두 팔을 구부려서 손바닥으로 귀를 가린다. 손가락은 뒤로 향하고 눈은 앞을 바라본다.

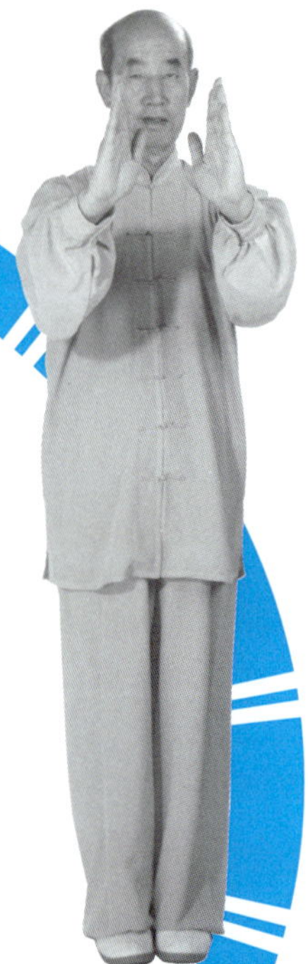

2. 숨을 내쉬며 복부와 항문을 이완하고 두 다리는 곧게 펴며 동시에 두 손바닥은 앞으로 천천히 내려 몸의 양측으로 가져온다. 눈은 앞을 바라본다.

3, 5, 7는 1과 같으며 4, 6, 8은 2와 같다.

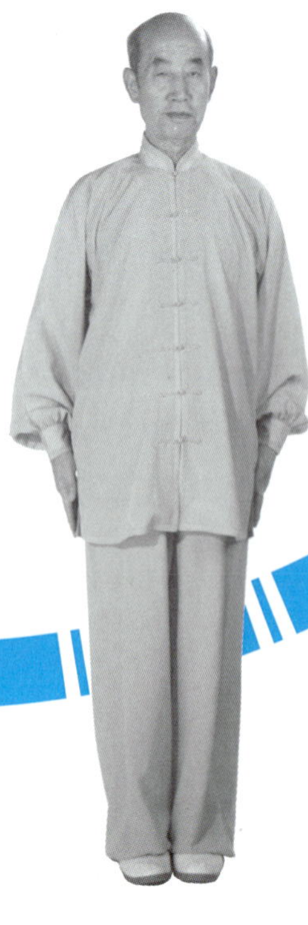

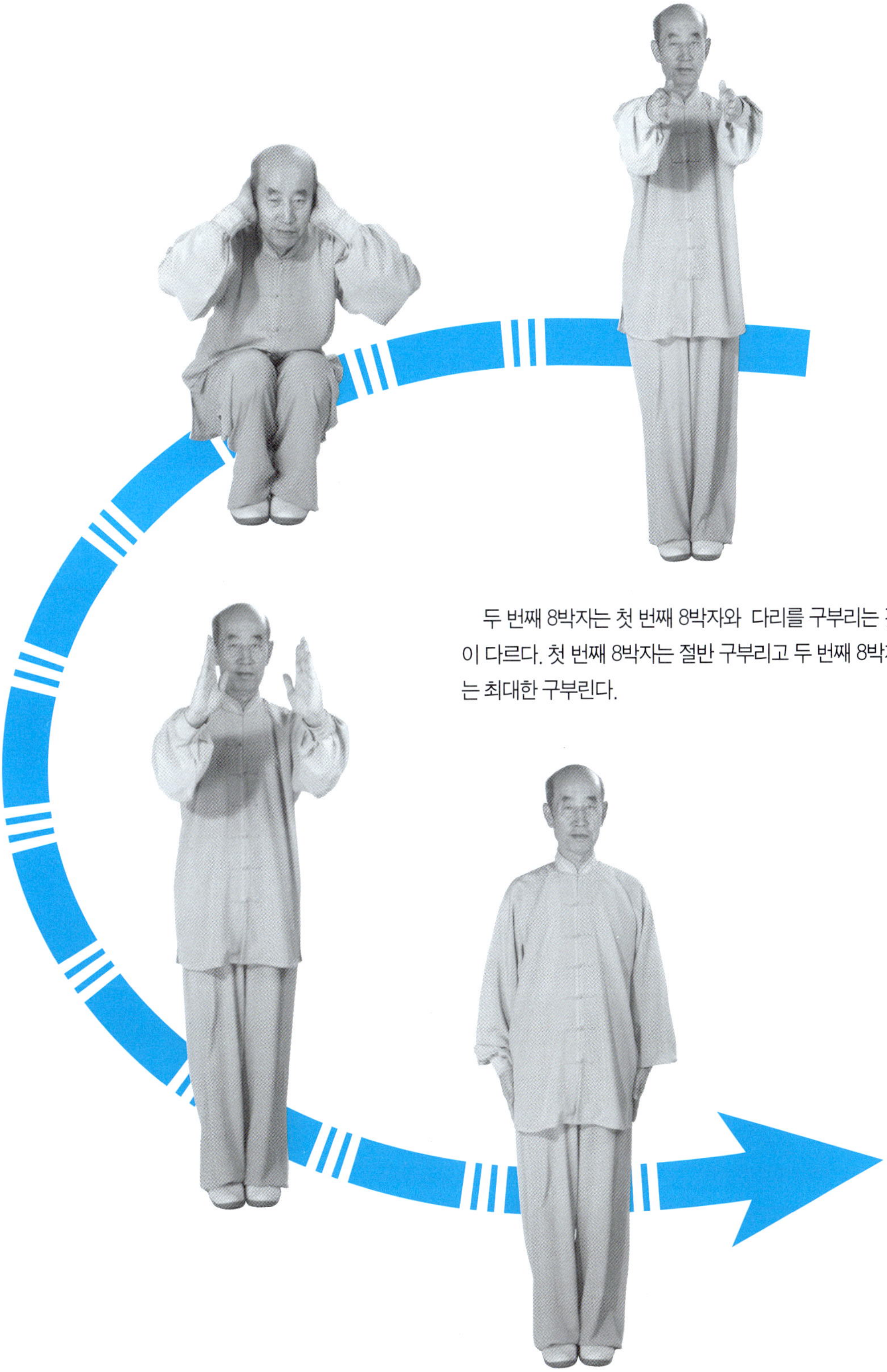

두 번째 8박자는 첫 번째 8박자와 다리를 구부리는 것이 다르다. 첫 번째 8박자는 절반 구부리고 두 번째 8박자는 최대한 구부린다.

8박자를 두 번 한다.

요 점

1. 첫 번째 8박자의 처음 박자에서 두 다리를 아래로 내릴 때 무릎은 서로 붙이며 허리를 이완하고 엉덩이를 들며 상체는 곧게 세운다.
2. 첫 번째 8박자의 두 번째 박자에서 백회를 올릴 때 온 몸을 같이 올린다.
3. 두 번째 8박자의 처음 박자에서 두 다리를 아래로 내릴 때 무릎은 서로 붙이며 발뒤꿈치는 들지 않는다.
4. 두 번째 8박자의 두 번째 박자에서 백회를 올릴 때 몸을 편하게 한다.
5. 가볍게 추이(chui)하는 소리를 낸다.
6. 의념을 단전이나 용천에 둔다.

제3식 지주수염(蜘蛛垂帘 : 거미가 문에 쳐놓은 발을 타고 내려온다)

1. 숨을 들이마시며 항문을 위로 조이고 두 발은 붙이고 두 다리는 곧게 편다. 동시에 상체를 왼쪽으로 구부리며 왼쪽 손바닥이 다리를 따라 내려가고 오른팔은 팔굽을 구부리며 올려서 오른손을 구수(勾手)로 하며 겨드랑이까지 가게 한다. 눈은 앞을 바라본다.

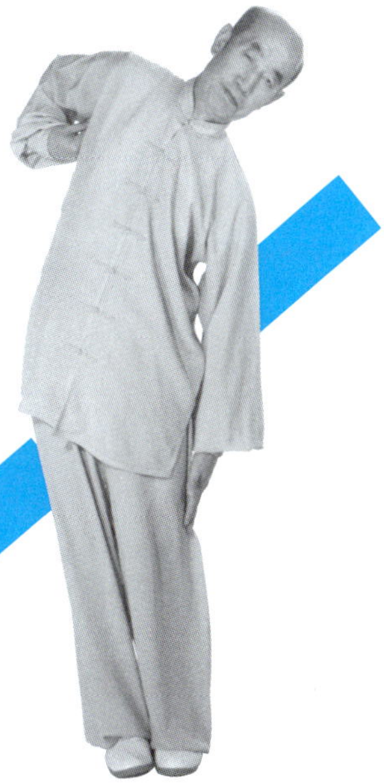

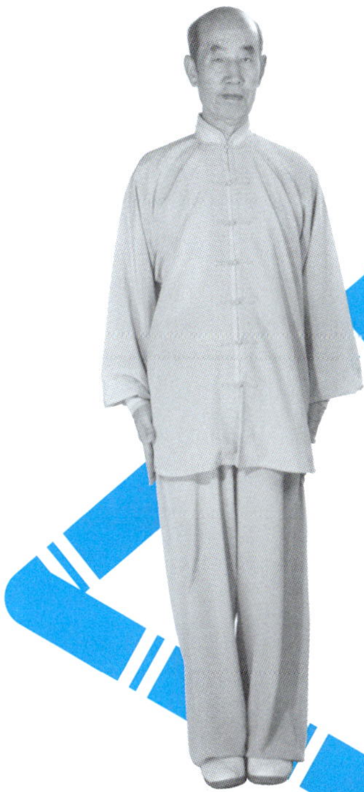

2. 숨을 내쉬며 복부와 항문을 이완하고 상체를 곧게 하며 동시에 오른쪽 구수를 몸을 따라 아래로 내리고 왼쪽 손바닥은 다리를 따라 올려 발을 모으고 서 있는 자세를 취한다. 눈은 앞을 바라본다.

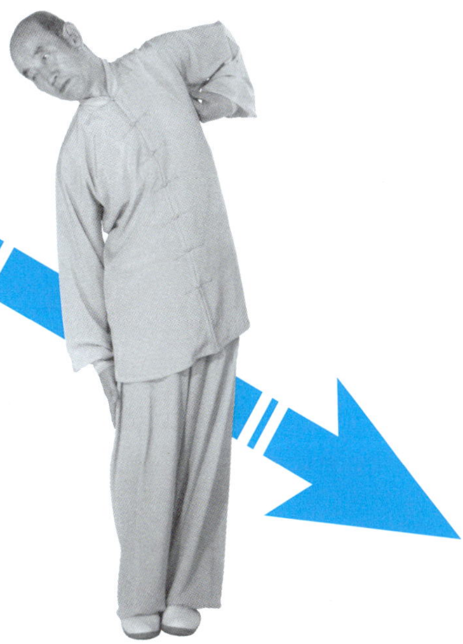

3. 숨을 들이마시며 항문을 위로 조이고 두 발은 붙이고 두 다리는 곧게 편다. 동시에 상체를 오른쪽으로 구부리며 오른쪽 손바닥이 다리를 따라 내려가고 왼쪽 팔은 팔굽을 구부리면서 올려 왼손을 구수로 하며 겨드랑이까지 가게 한다. 눈은 앞을 바라본다.

4. 숨을 내쉬며 복부와 항문을 이완하고 상체를 곧게 하며 동시에 왼쪽 구수는 몸을 따라 아래로 내리고 오른쪽 손바닥은 다리를 따라 올려 발을 모으고 서있는 자세를 취한다. 눈은 앞을 바라본다.

5~8은 1~4와 같다.

8박자를 두 번 한다.

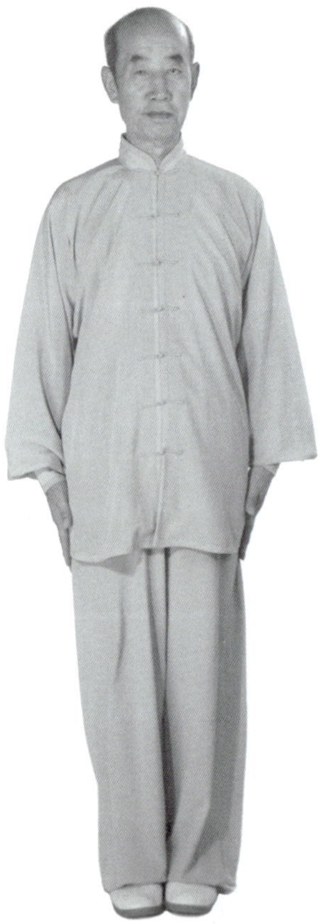

요 점

1. 상체가 왼쪽이나 오른쪽으로 구부릴 때 가동범위가 점점 커지며 두 다리는 구부리지 않는다.
2. 모든 동작을 할 때 가늘고 깊이 있는 호흡을 하며 숨을 내쉴 때 추이(chui)하는 소리를 낸다.
3. 의념은 명문에 둔다.

제4식 상선하창(上宣下暢 : 위와 아래를 잘 통하게 만들어 준다)

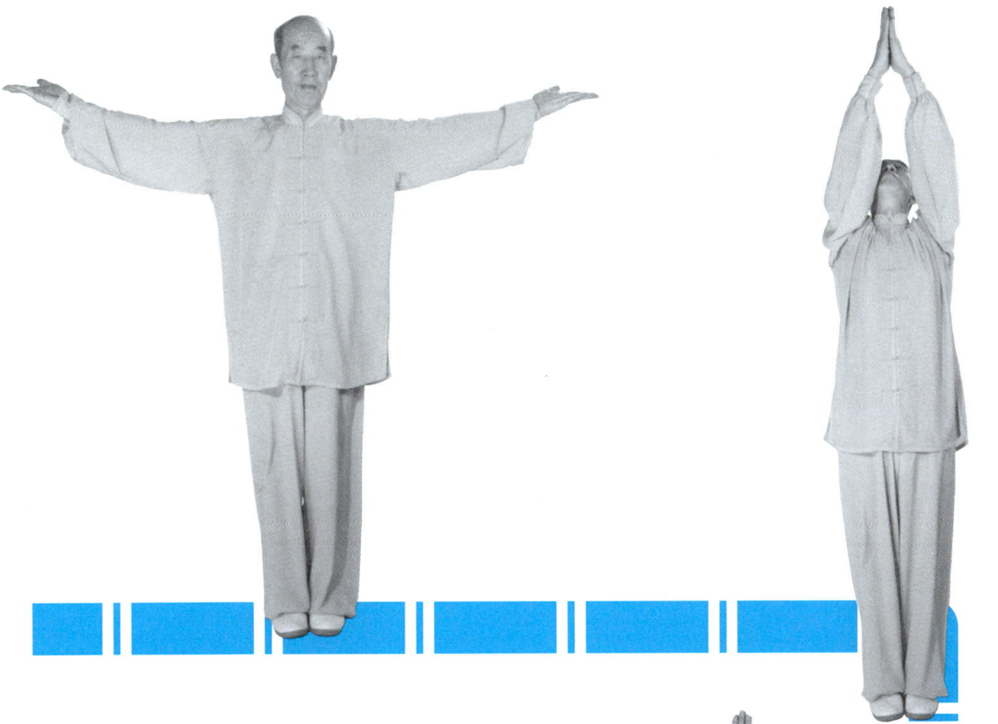

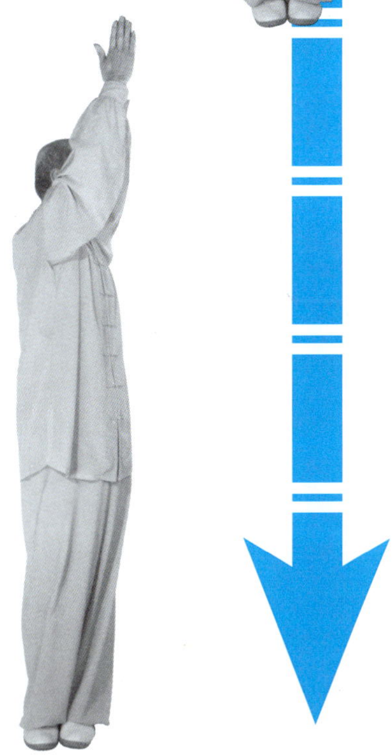

1. 숨을 들이마시며 항문을 위로 조이고 두 다리는 곧게 펴고 가슴을 내민다. 동시에 두 팔을 밖으로 돌리면서 손바닥은 몸의 양측으로부터 들어 올려 머리 위까지 올린다. 두 팔은 곧게 펴며 손바닥은 쳐서 소리를 내며 눈은 손바닥을 본다.

2. 숨을 내쉬며 복부와 항문을 이완하고 두 다리는 곧게 펴고 두 손은 깍지를 끼며 몸은 왼쪽으로 돌리고 눈은 왼쪽 앞을 바라본다.

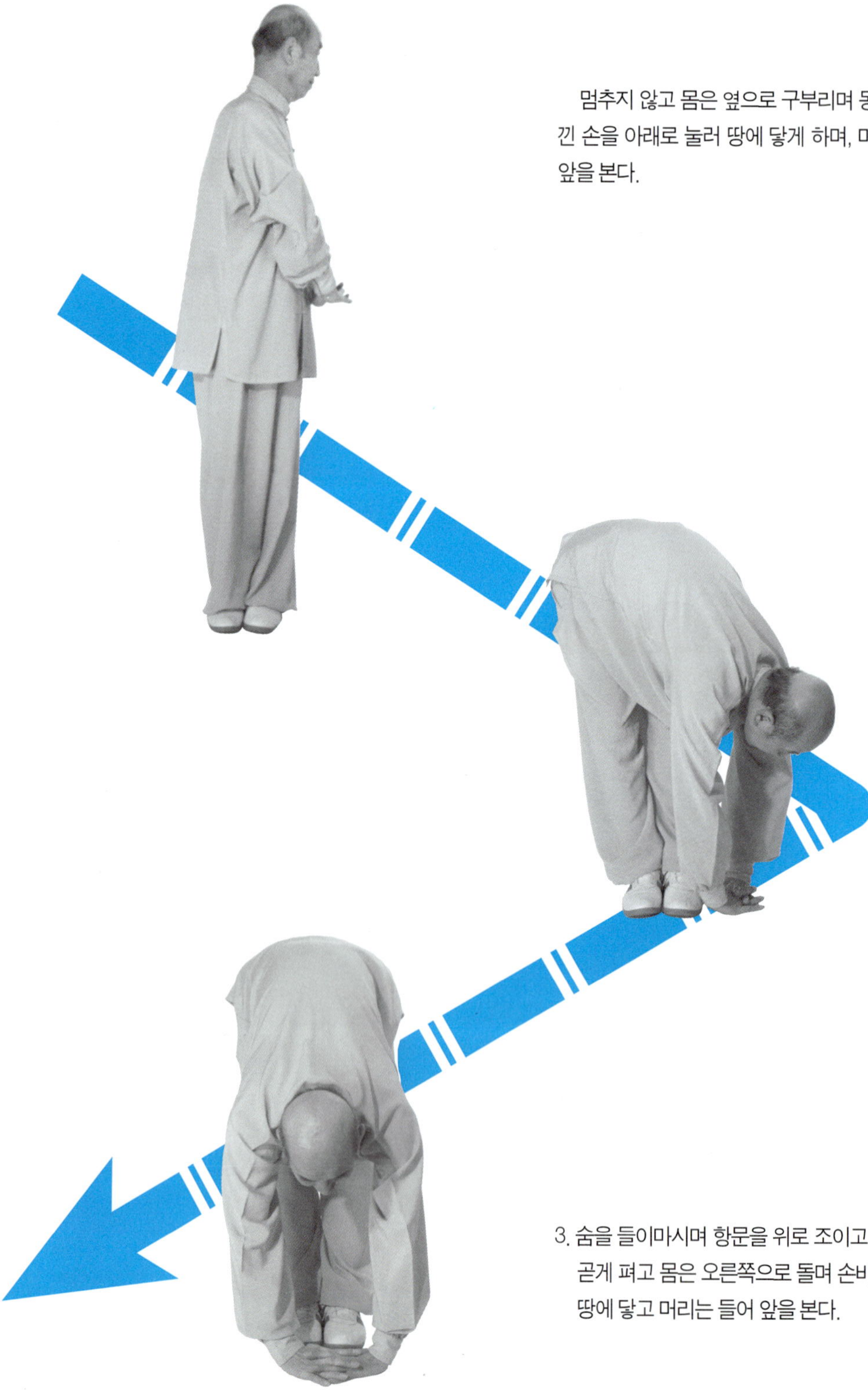

멈추지 않고 몸은 옆으로 구부리며 동시에 깍지 낀 손을 아래로 눌러 땅에 닿게 하며, 머리는 들어 앞을 본다.

3. 숨을 들이마시며 항문을 위로 조이고 두 다리는 곧게 펴고 몸은 오른쪽으로 돌며 손바닥 중심은 땅에 닿고 머리는 들어 앞을 본다.

4. 두 손을 벌려 다리 앞 부분을 따라 몸과 함께 일으키며 기립자세를 취한다.

5는 1과 같고 6은 2와 같고 7은 3과 같으며 8은 4와 같다. 6박자는 오른쪽으로 몸을 구부리며 7박자는 왼쪽으로 몸을 돌린다.

두 번째 8박자는 첫 번째 8박자와 같다.

8박자를 두 번 한다.

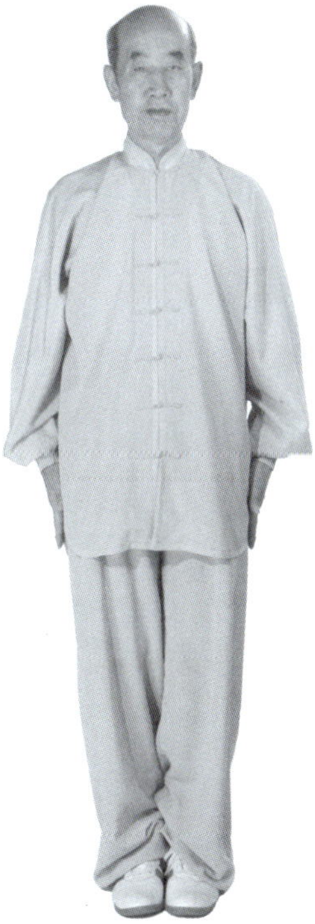

요 점

1. 첫 번째 박자를 할 때 두 팔은 곧게 펴고 목을 뒤로 보내는 것은 사람에 따라 다르다. 두 손을 마주칠 때 명쾌한 소리가 나야 한다.
2. 두 번째 박자를 할 때 몸을 돌리는 범위는 사람마다 다르며 특별히 연세가 있거나 신체가 약한 사람은 이 동작을 할 때 점차 강하게 하는 원칙으로 한다.
3. 심한 고혈압이 있는 사람이 이 동작을 할 때 반드시 동작의 난이도를 낮추어야 하며 옆이나 앞으로 몸을 굽힐 때 수평에 만 이르면 되며 머리는 위로 든다.
4. 가늘고 깊이 있는 호흡을 하며 숨을 내쉴 때 추이(chui)하는 소리를 낸다.
5. 의념은 명문에 둔다.

제5식 영묘희미(靈猫戲尾 : 영리한 고양이가 꼬리를 가지고 놀다)

1. 숨을 들이마시며 항문을 위로 조이고 중심은 오른쪽 발에 옮기고 구부린다. 왼쪽 발은 왼쪽으로 크게 한 발자국 옮기고 발끝은 앞을 향한다. 중심을 두 발 사이로 옮기면서 두 다리는 곧게 펴고 동시에 두 팔은 밖으로 돌리며 두 손바닥은 어깨 높이까지 올린다. 두 손바닥사이의 거리는 어깨 너비와 같고 눈은 두 손바닥을 본다.

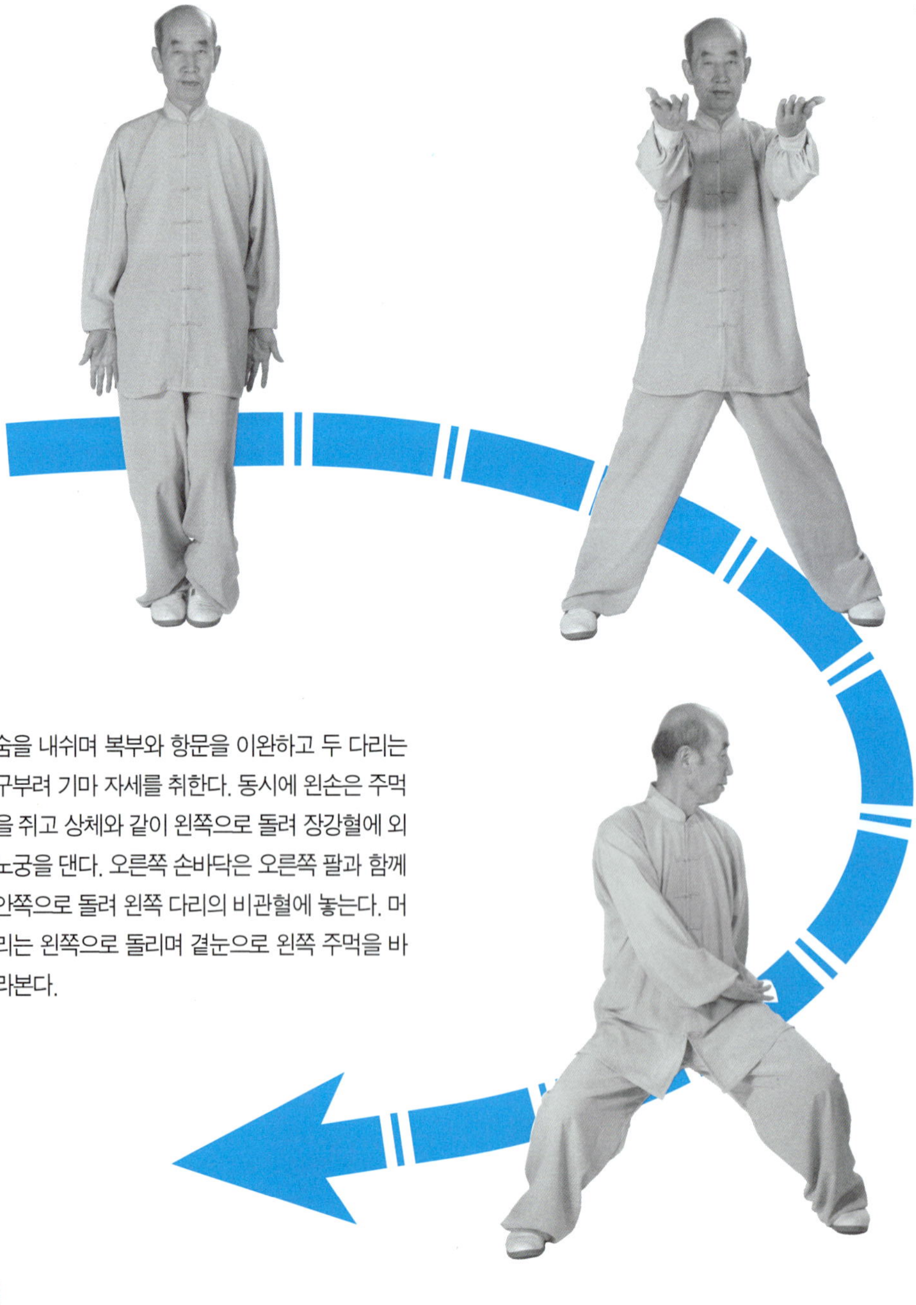

2. 숨을 내쉬며 복부와 항문을 이완하고 두 다리는 구부려 기마 자세를 취한다. 동시에 왼손은 주먹을 쥐고 상체와 같이 왼쪽으로 돌려 장강혈에 외노궁을 댄다. 오른쪽 손바닥은 오른쪽 팔과 함께 안쪽으로 돌려 왼쪽 다리의 비관혈에 놓는다. 머리는 왼쪽으로 돌리며 곁눈으로 왼쪽 주먹을 바라본다.

3. 숨을 들이마시며 항문을 위로 조이고 상체가 오른쪽으로 돌며 중심이 오른쪽 발에 옮기여 좌 횡단보가 된다. 오른쪽 다리는 구부리고 왼쪽 다리는 곧게 펴며 동시에 오른쪽 팔과 왼쪽 팔을 밖으로 돌려 오른쪽 손바닥과 왼쪽 주먹을 호형을 만들어 몸 앞에 가져온다. 손바닥은 위로 향하며 어깨 높이와 같고 두 손바닥의 거리는 어깨 너비와 같으며 눈은 두 손바닥을 본다.

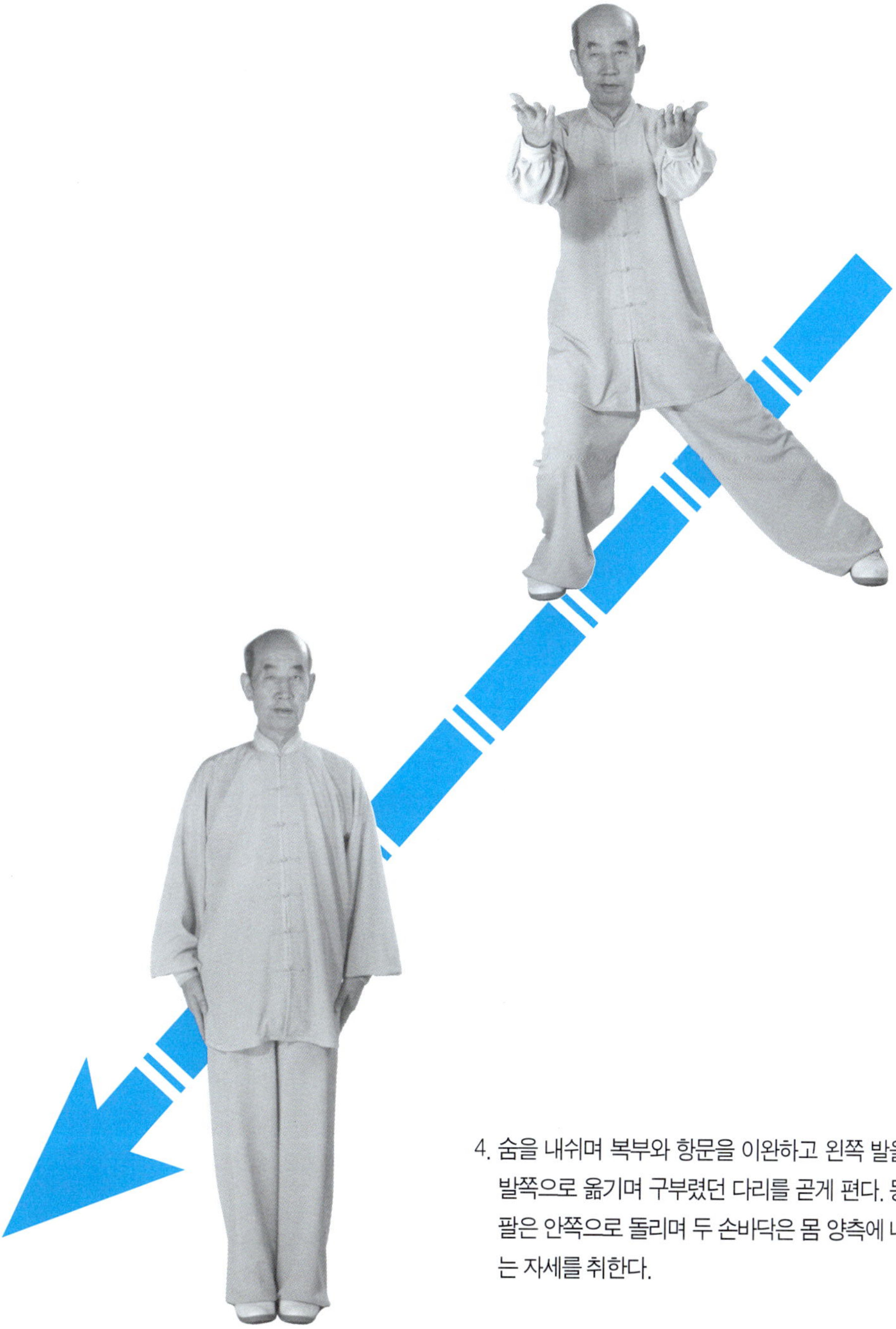

4. 숨을 내쉬며 복부와 항문을 이완하고 왼쪽 발을 오른쪽 발쪽으로 옮기며 구부렸던 다리를 곧게 편다. 동시에 두 팔은 안쪽으로 돌리며 두 손바닥은 몸 양측에 내려 서있는 자세를 취한다.

5, 6, 7, 8은 1, 2, 3, 4와 같으며 왼손과 오른손, 왼발과 오른발을 바꾸면 된다.
두 번째 8박자는 첫 번째 8박자와 같다.
8박자를 두 번 하며 두 번째 8박자는 두 손이 주먹을 쥐고, 허리 옆에 놓으며 소상과 상양이 접한다.

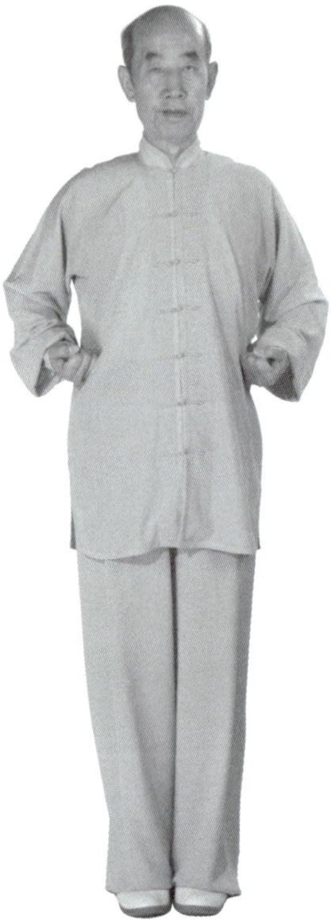

요 점

1. 첫 박자를 할 때 먼저 중심을 잘 잡고 발을 옮기고 손을 편다.
2. 두 박자에서 기마자세를 취할 때 무릎을 꿇지도 벌리지도 붙이지도 않고 몸은 곧게 펴야 한다.
3. 세 박자를 할 때 손이 몸보다 조금 먼저 움직여 왼쪽 주먹을 펼 때 자연스럽게 이어 갈 수 있게 한다.
4. 네 박자를 할 때 몸을 이완하고 자연스럽게 한다.
5. 가늘고 깊이 있는 호흡을 하며 숨을 내쉴 때 추이(chui)하는 소리를 낸다.
6. 의념은 명문에 둔다.
7. 하체의 힘을 기르고 유연성을 증강하는데 좋다.

제6식 단봉조양(丹鳳朝陽 : 봉황이 아침에 태양을 바라본다)

1. 숨을 들이마시며 항문을 위로 조이고 몸은 오른쪽으로 돌며 중심을 오른쪽으로 옮기고 오른쪽 다리는 구부린다. 왼쪽 발뒤꿈치는 밖으로 돌려 발끝이 사선 쪽 앞을 향한다. 동시에 왼쪽 주먹은 손바닥으로 변하며 오른쪽 상방으로 내보낸다. 손바닥은 위로 향하고 높이는 눈높이와 같으며 눈은 왼쪽 손바닥을 바라본다.

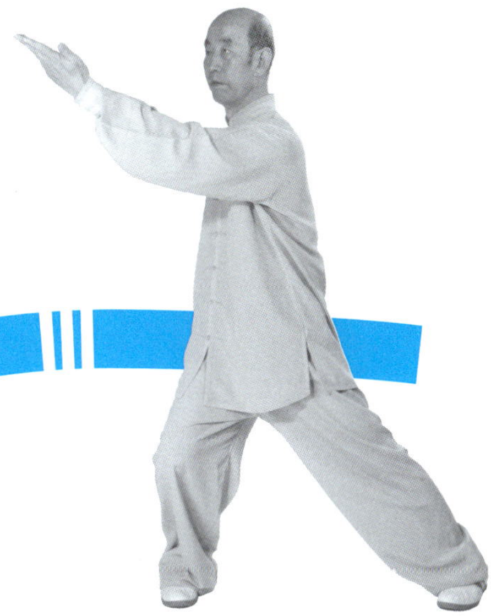

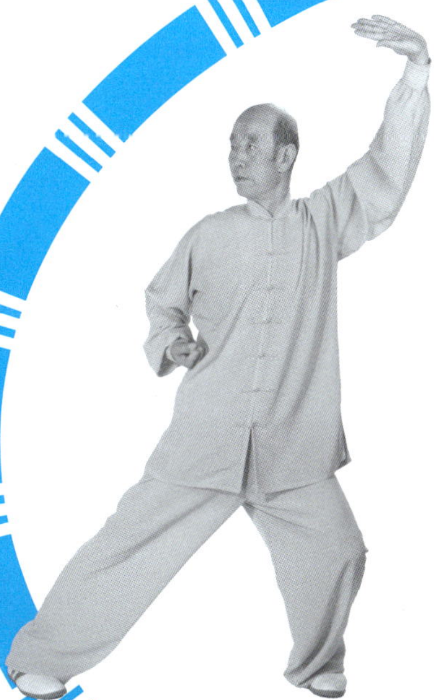

이어서 몸을 왼쪽으로 돌리며 왼쪽 발바닥은 돌려 앞을 향하게 하며 왼쪽 다리는 구부리고 오른쪽 다리는 곧게 펴서 우 횡단보가 된다. 동시에 왼쪽 손바닥은 몸과 함께 왼쪽으로 돌아 머리의 왼쪽 상방에 놓인다. 눈은 오른쪽 앞을 바라본다.

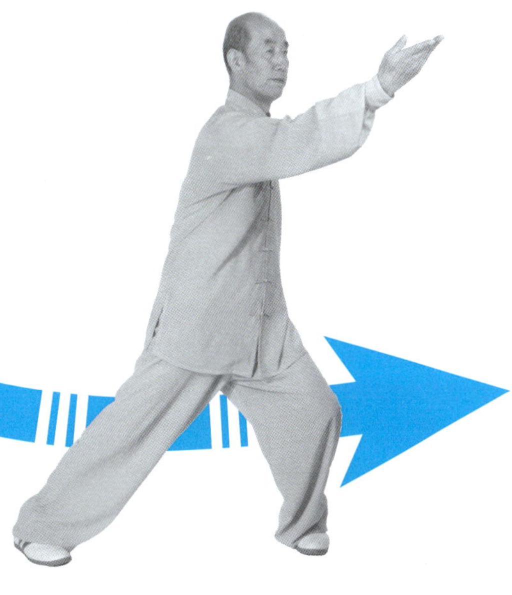

2. 숨을 내쉬며 복부와 항문을 이완하고 몸은 왼쪽으로 돌며 오른쪽 발뒤꿈치를 밖으로 돌려 발끝은 사선 쪽 앞을 향한다. 동시에 왼쪽 손바닥은 밖으로 호형을 그리며 주먹으로 되여 왼쪽 허리 옆에 놓이며 주먹 중심은 위로 향한다. 동시에 오른쪽 주먹은 손바닥으로 변하며 왼쪽 상방으로 올려간다. 손바닥은 위로 향하며 높이는 눈높이와 같으며 눈은 오른쪽 손바닥을 본다.

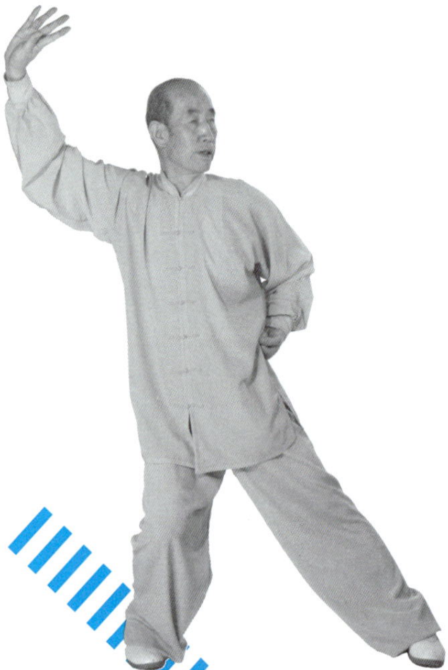

이어서 중심을 오른쪽으로 옮기며 오른쪽 발뒤꿈치를 안으로 돌려 발끝이 앞을 향하게 하고 오른쪽 다리는 구부리고 왼쪽 다리 곧게 펴 좌 횡단보가 된다. 동시에 오른쪽 손바닥은 머리의 오른쪽 상방에 놓이며 눈은 왼쪽 방향을 바라본다.

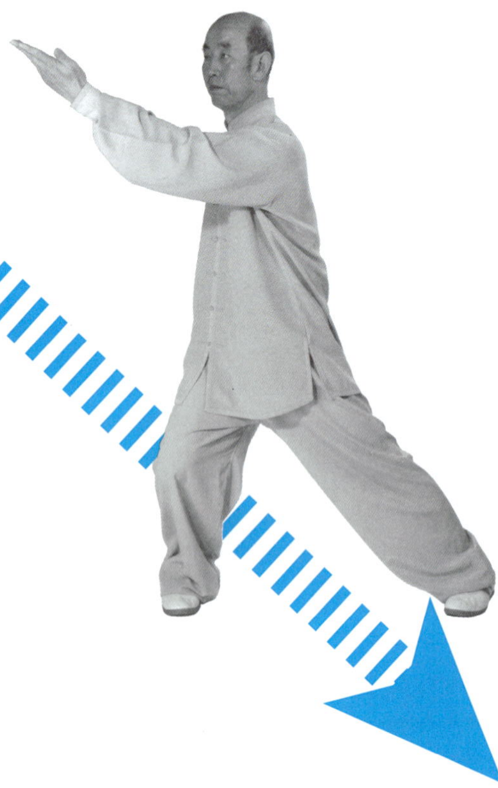

3. 숨을 들이마시며 항문을 위로 조이고 몸은 오른쪽으로 돌며 왼쪽 발뒤꿈치는 밖으로 돌려 발끝이 사선 쪽 앞을 향한다. 오른쪽 다리는 구부리고 왼쪽 다리는 곧게 편다. 동시에 오른쪽 손바닥은 밖으로 호형을 그리며 주먹으로 되어 오른쪽 허리 옆에 놓이며 주먹 중심은 위로 향한다. 왼쪽 주먹은 손바닥으로 변하며 오른쪽 상방으로 올리며 손바닥은 위로 향하고 높이는 눈높이와 같으며 눈은 왼쪽 손바닥을 바라본다.

이어서 몸은 왼쪽으로 돌며 중심을 왼쪽으로 옮기고 왼쪽 발 꿈치를 안으로 돌려 발끝이 앞을 향하게 한다. 왼쪽 다리는 구부리고 오른쪽 다리는 곧게 펴며 동시에 왼쪽 손바닥은 머리의 왼쪽 상방에 놓이고 눈은 오른쪽 상방을 바라본다.

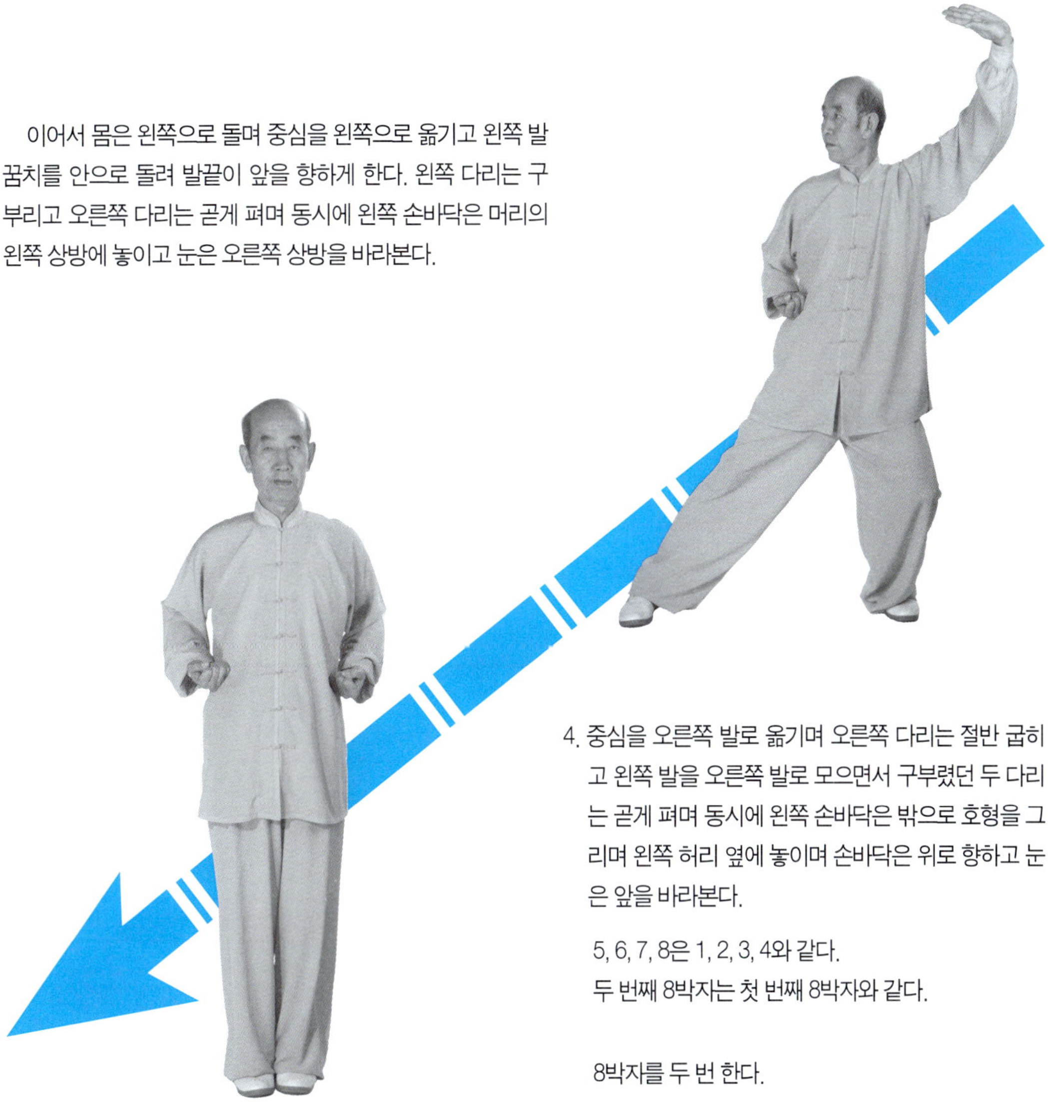

4. 중심을 오른쪽 발로 옮기며 오른쪽 다리는 절반 굽히고 왼쪽 발을 오른쪽 발로 모으면서 구부렸던 두 다리는 곧게 펴며 동시에 왼쪽 손바닥은 밖으로 호형을 그리며 왼쪽 허리 옆에 놓이며 손바닥은 위로 향하고 눈은 앞을 바라본다.

5, 6, 7, 8은 1, 2, 3, 4와 같다.
두 번째 8박자는 첫 번째 8박자와 같다.

8박자를 두 번 한다.

요 점

1. 전체 동작에서 허리로 팔을 이끌며 힘은 축(허리)에서 기원되며 근원은 발에서 찾고 중기(中氣)가 온 몸을 돌며 내력은 힘에서 나온다(力發始于軸(腰), 根基足下求, 中氣貫周身, 內力達于手).
2. 처음 배우는 사람이 동작을 할 때 숨 쉬는 것과 배합이 잘 안되면 자연 호흡을 취한다.
3. 깊이 있게 숨 쉬며 숨을 내쉴 때 가볍게 쓰(si)하는 소리를 낸다.
4. 의념은 단전에 둔다.

제 7 식 섬궁절계(蟾宮折桂 : 달 속에 두꺼비가 계수나무를 꺾는다)

1. 위의 자세에 이어서 숨을 들이마시며 항문을 위로 조이고 두 다리는 곧게 펴고 몸은 오른쪽으로 약간 돌리고 중심은 오른쪽 발에 놓인다. 동시에 왼쪽 주먹은 손바닥으로 변하며 왼쪽 팔과 함께 안으로 돌며 하복부 앞에 놓인다. 눈은 오른쪽 전방을 바라본다.

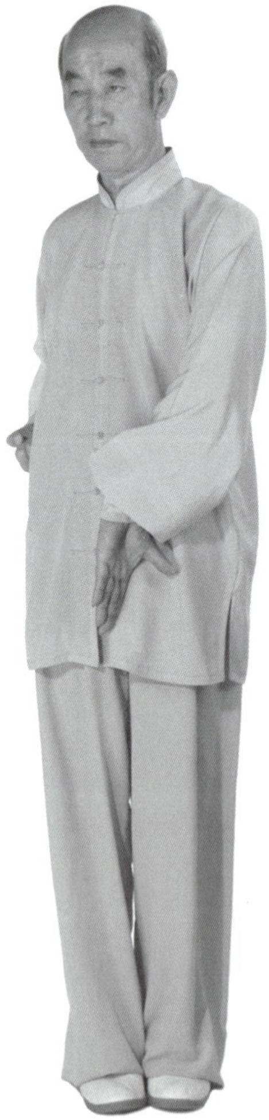

이어서 몸을 왼쪽으로 돌리며 동시에 왼쪽 손바닥은 임맥을 따라 비비면서 올라가 단중혈에 이르며 눈은 왼쪽 전방을 바라본다.

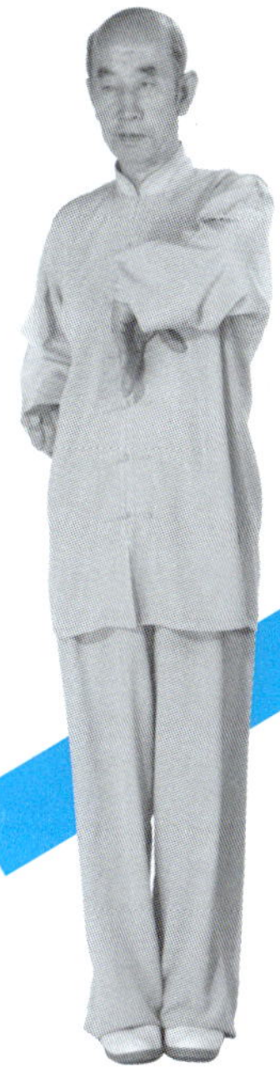

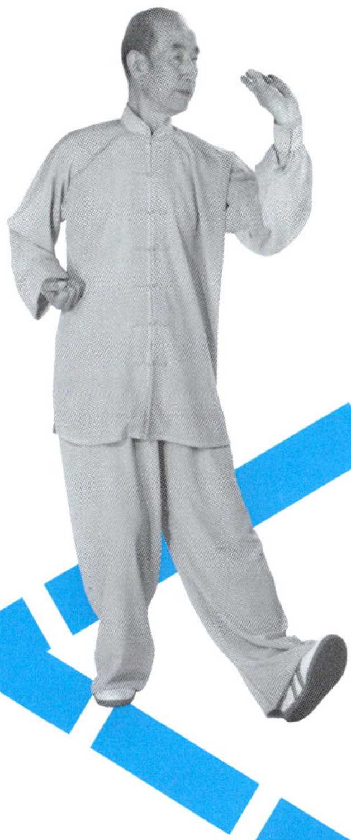

계속 이어서 오른쪽 다리는 구부리며 왼쪽 발은 왼쪽 전방으로 옮겨 좌허보로 되며 발끝은 치켜든다. 동시에 왼쪽 손바닥은 왼쪽팔과 함께 안쪽으로 돌려 얼굴 앞에 놓이며 왼쪽 팔굽은 약간 구부리며 손바닥은 위로 향하고 손가락은 얼굴을 향하며 눈은 왼쪽 손바닥을 바라본다.

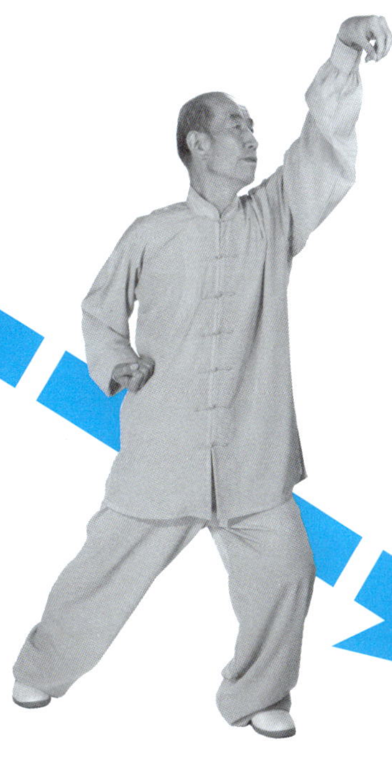

2. 숨을 내쉬며 복부와 항문을 이완하고 중심은 앞으로 옮겨 좌 궁보로 만든다. 동시에 왼쪽 손바닥은 왼쪽 상방에서 손목을 구부린 구수를 만든다.

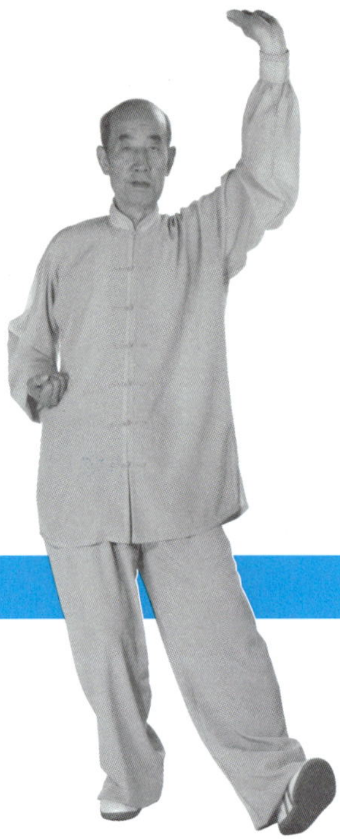

3. 숨을 들이마시며 항문을 위로 조이고 중심을 뒤로 옮기며 몸은 약간 왼쪽으로 돌렸다가 오른쪽으로 돌린다. 동시에 왼쪽 구수는 손바닥으로 변하여 왼쪽 팔과 함께 위로 옮겨 밖으로 돌린다. 밖으로 돌릴 때 손바닥은 위로 향하고 손가락은 뒤로 향한다. 눈은 손을 따라 움직인 후 앞을 바라본다.

4. 숨을 내쉬며 복부와 항문을 이완하고 왼쪽 발은 오른쪽 발쪽으로 모으며 구부렸던 두 다리는 곧게 펴며 동시에 왼쪽 손바닥은 몸 앞으로 내려 주먹을 쥐고 허리 옆에 놓으며 눈은 전방을 바라본다.

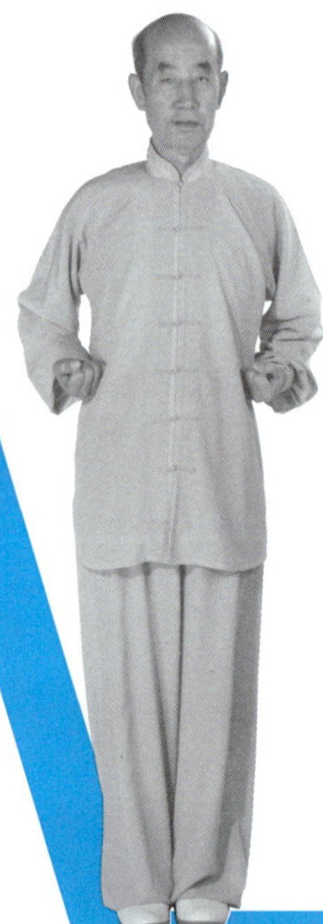

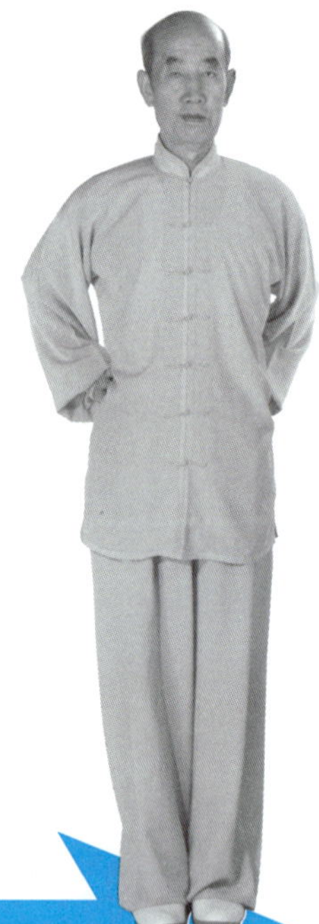

5, 6, 7, 8은 1, 2, 3, 4와 같으며 몸이 오른쪽으로 돌며 오른쪽 발이 앞으로 나가며 동작을 한다.

8박자를 두 번 하며 두 번째 8박자는 두 손으로 허리를 집으며 엄지손가락을 신유혈에 놓는다.

요 점

1. 전체 동작이 허(虛)와 실(實)이 분명하며 허보가 궁보로 변할 때 연관되고 자연스러워야 한다.
2. 팔과 팔목을 돌리는 범위는 충분하고 민첩해야 하며 꾸물거리지 않는다.
3. 동작이 가늘고 깊이 있는 호흡과 결합되어야 하며 숨을 내쉴 때 가볍게 후(hu) 하는 소리를 낸다.
4. 의념은 단전과 태연혈에 둔다.

제8식 주의점두(朱衣点頭 : 빨간 옷을 입은 사람이 머리를 끄덕인다)

첫 번째 8박자

1. 숨을 들이마시며 항문을 위로 조이고 엄지손가락을 신유혈에 가볍게 놓고 머리를 서서히 뒤로 최대한 신전한다.

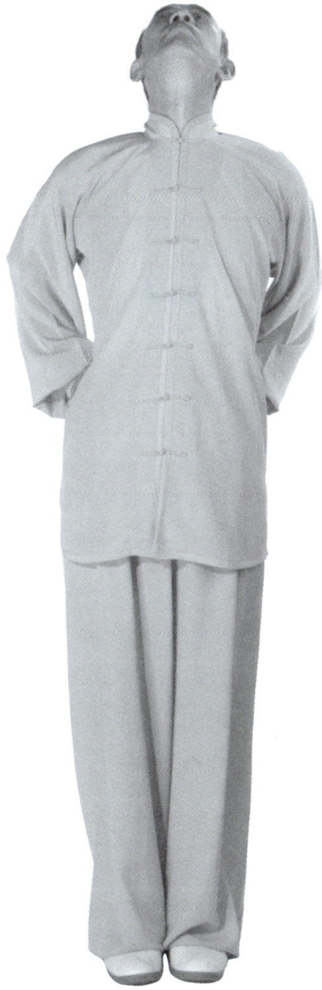

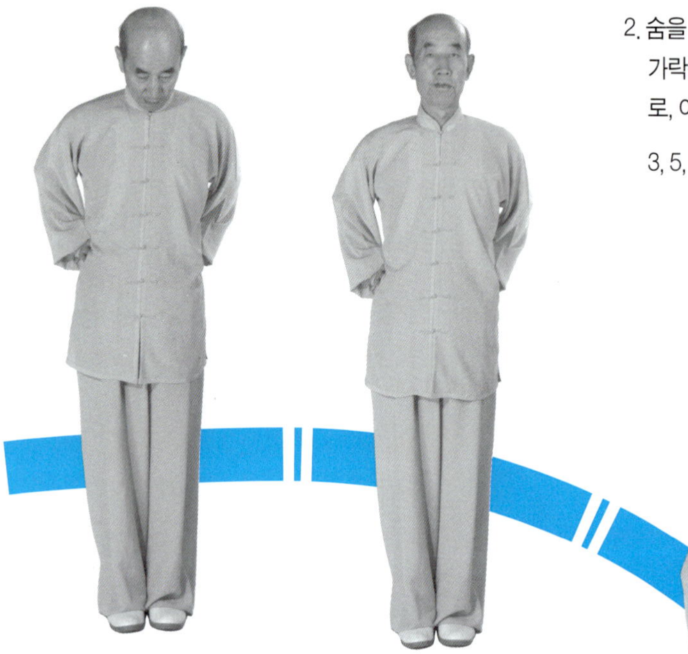

2. 숨을 내쉬며 복부와 항문을 이완하고 엄지 손가락은 신유혈을 누르며 동시에 머리는 앞으로, 아래로 연속 두 번 머리를 끄덕인다.

3, 5, 7은 1과 같으며 4, 6, 8은 2와 같다.

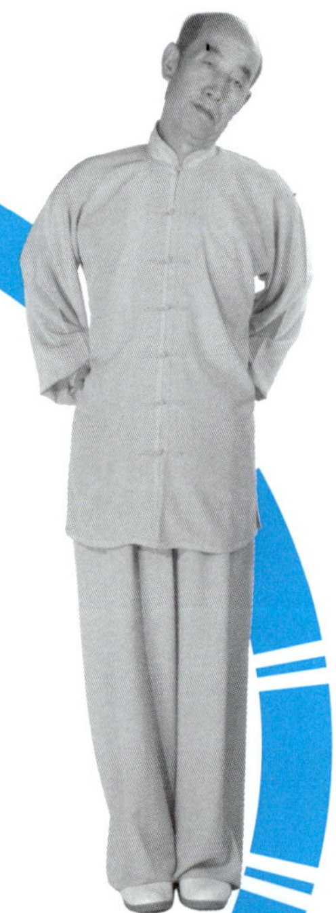

두 번째 8박자

1. 숨을 들이마시며 항문을 위로 조이고 두 손은 허리에 놓고 머리는 서서히 들어 앞을 바라본다.

2. 숨을 내쉬며 복부와 항문을 이완하고 두 엄지손가락은 신유혈을 누르고 동시에 머리를 왼쪽으로 측굴하면서 아래로 회전해서 전방에 이르러 아래를 바라본다.

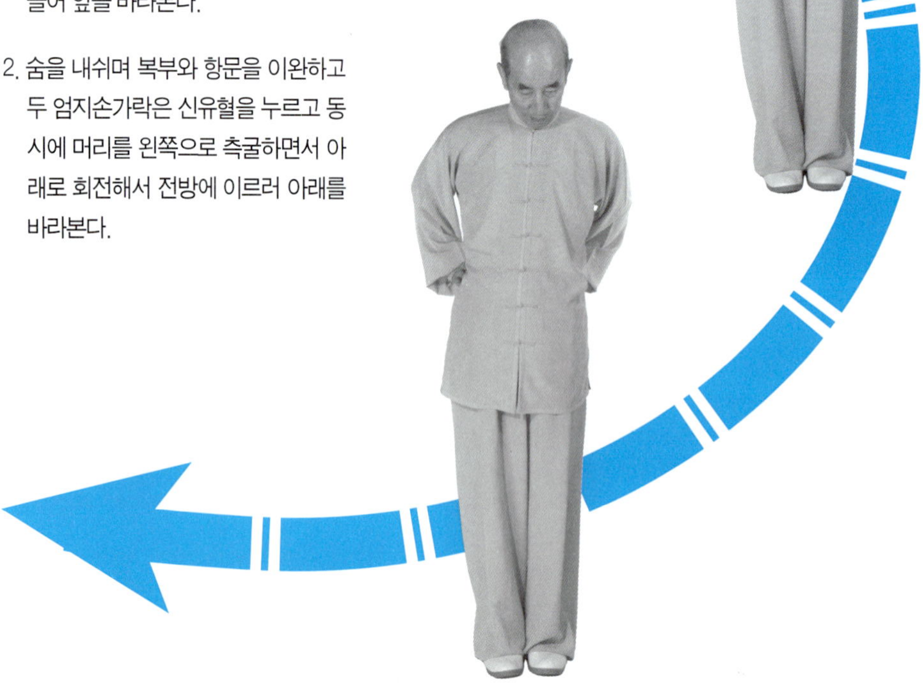

3. 숨을 들이마시며 항문을 위로 조이고 두 손을 느슨히 하고 동시에 머리를 서서히 들어 눈은 앞을 바라본다.

4. 숨을 내쉬며 복부와 항문을 이완하며 두 엄지손가락은 신유혈을 누르고 동시에 머리는 오른쪽으로 측굴하면서 아래로 회전해서 전방에 이르러 아래를 바라본다.

5, 6, 7, 8은 1, 2, 3, 4와 같다.
8박자를 2번 한다.

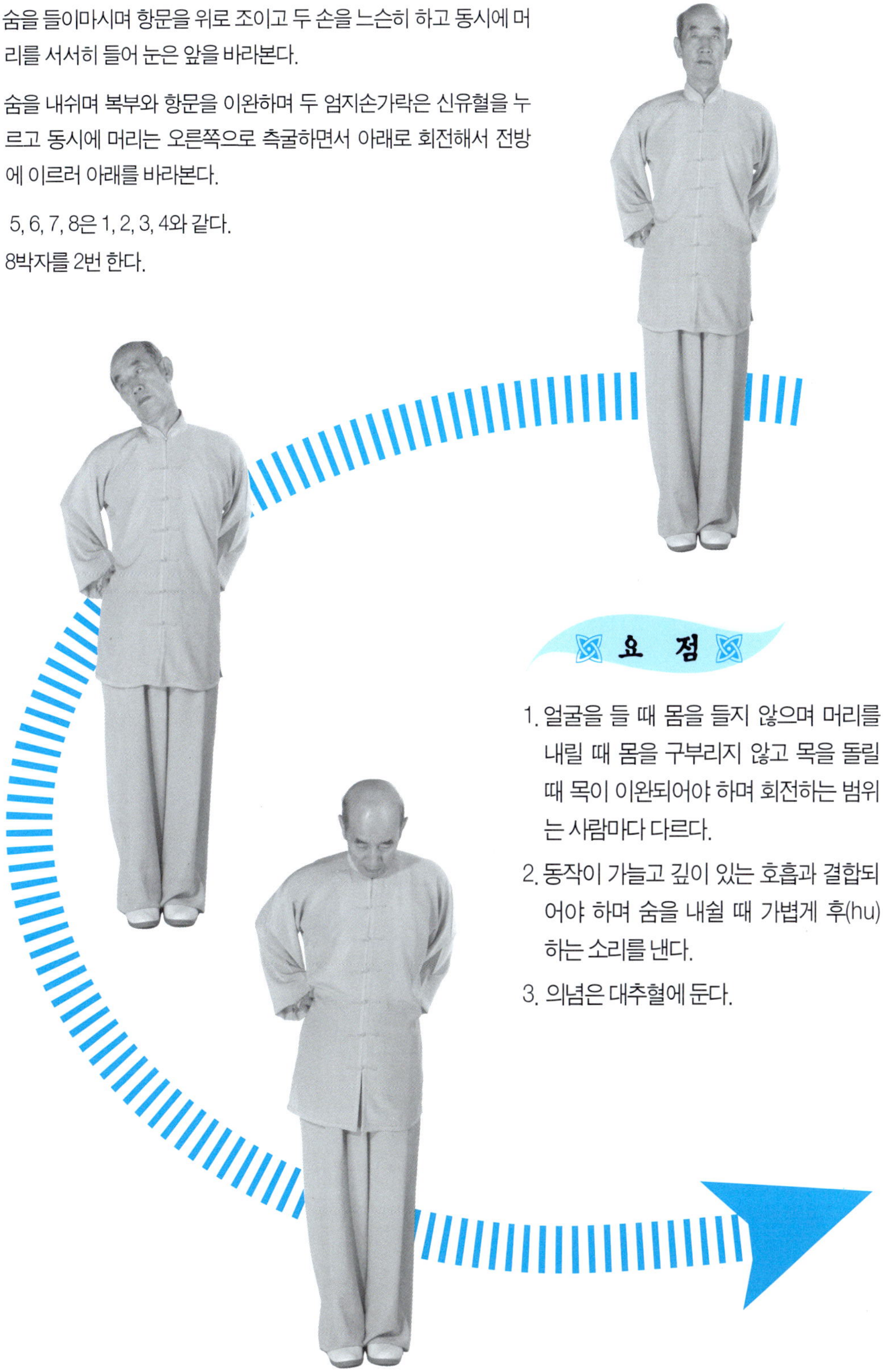

요 점

1. 얼굴을 들 때 몸을 들지 않으며 머리를 내릴 때 몸을 구부리지 않고 목을 돌릴 때 목이 이완되어야 하며 회전하는 범위는 사람마다 다르다.
2. 동작이 가늘고 깊이 있는 호흡과 결합되어야 하며 숨을 내쉴 때 가볍게 후(hu)하는 소리를 낸다.
3. 의념은 대추혈에 둔다.

마무리 자세(收勢)

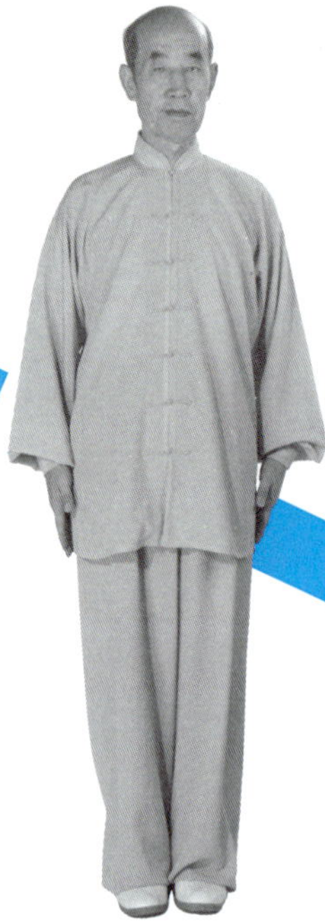

1. 머리와 목을 곧게 하며 두 손은 몸의 양측에 놓고 서있는 자세를 취하며 눈은 앞을 본다.

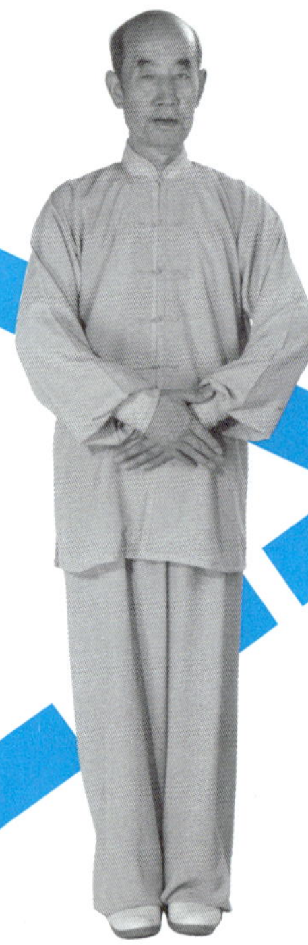

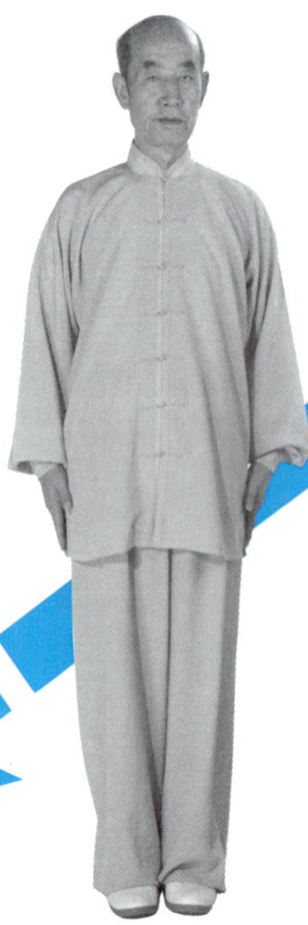

2. 두 손을 기해에 포갠다. 남자는 왼손이 안에 있고 여자는 오른손이 안에 있다. 잠시 후 두 손을 몸에 양측에 놓는다. 눈은 전방을 정면으로 바라본다.

4부

구구환동공
(九九還童功)

종합적인 건강 효과와 노쇠를 방지하는 기공

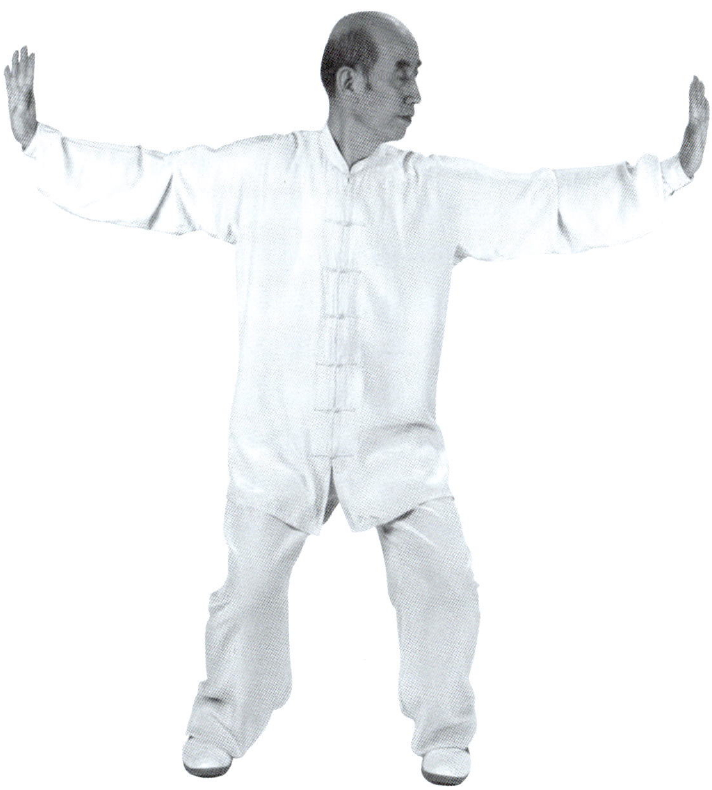

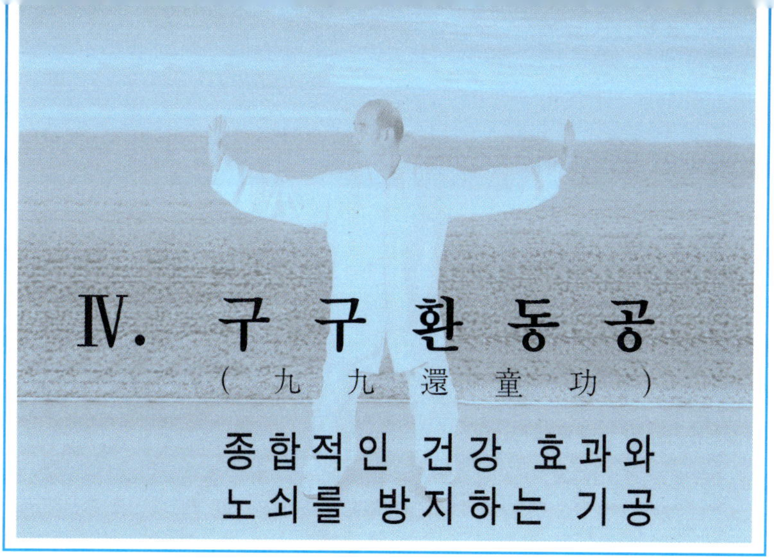

Ⅳ. 구구환동공
(九九還童功)

종합적인 건강 효과와 노쇠를 방지하는 기공

1. 구구환동공(九九還童功)의 특징

1) 구구환동공(九九還童功)의 간단한 소개

구구환동공은 병이 있으면 병을 치료하고 병이 없으면 몸을 건강하게 하는 종합적인 효과와 노쇠를 방지하는 작용이 있는 경락도인동공이다.

(1) 소도주신 종두도족(疏導周身 從頭到足: 머리부터 발까지 온 몸을 통하게 한다)

구구환동공은 전신의 각 부분을 모두 운동시키며 머리부터 발까지 통하게 하여 전신에 기혈(氣血)을 잘 통하게 하고 병이 있으면 병을 치료하고 병이 없으면 몸을 건강하게 한다.

그 이름은 아래와 같다.

(1)명심폐목점(冥心閉目站: 눈을 감고 잡념을 없앤다)
(2)조식귀균완(調息貴勻緩: 호흡을 가늘고 심도 깊게 한다)
(3)개비통청기(揩鼻通淸氣: 코를 열어 신선한 공기를 마신다)
(4)운정제목환(運睛除目患: 눈을 돌려 눈의 질병을 제거한다)
(5)말미치안질(抹眉治眼疾: 눈썹을 안마하여 눈의 질병을 치료한다)
(6)납이청각환(拉耳聽覺還: 귀를 당겨 청각을 되찾는다)
(7)고치견아치(叩齒堅牙齒: 치아를 두드려 견고하게 한다)
(8)교해옥액만(攪海玉液滿: 혀를 돌려 타액이 가득 차게 한다)
(9)고수재생진(鼓漱再生津: 양치질 하듯 두드려 타액이 생기게 한다)

(10)탄진입단전(呑津入丹田: 타액을 삼켜 단전으로 가게 한다)
(11)마면제면병(摩面除面病: 얼굴을 문질러 병을 제거한다)
(12)소두신자안(梳頭神自安: 머리를 빗어 정신을 안정시킨다)
(13)제항성뇌해(擠項醒腦海: 목을 밀어 머리를 깨운다)
(14)탁함치탄환(托頷治癱瘓: 턱을 들어 마비를 치료한다)
(15)전경강신체(轉頸强身體: 목을 돌려 신체를 건강하게 한다)
(16)요견지통염(繞肩止痛炎: 어깨를 돌려 아픔을 없앤다)
(17)활주창심폐(活肘暢心肺: 팔꿈치를 돌려 심장과 폐를 통하게 한다)
(18)충권향신전(冲拳向身前: 주먹으로 앞을 친다)
(19)추장조체측(推掌朝體側: 손바닥을 밀어 몸의 양측에 놓는다)
(20)거완완현천(擧腕腕懸天: 손을 들어 하늘에 매달린다)
(21)세수유차장(洗手揉搓掌: 손을 씻으며 손바닥을 문지른다)
(22)결지수배번(抉指手背翻: 손가락을 밀어 뒤로 넘긴다)
(23)유복의적사(揉腹醫積邪: 복부를 문질러 나쁜 기를 치료한다)
(24)찰협서간담(擦脇舒肝膽: 옆구리를 문질러 간과 담을 편안하게 한다)
(25)추배통방광(捶背通膀胱: 등을 두드려 방광을 소통하게 한다)
(26)차요보신원(搓腰補腎元: 허리를 문질러 신장의 기를 보충한다)
(27)전관체후앙(展髖體后仰: 골반을 벌려 몸을 뒤로 넘긴다)
(28)전체체불만(轉體體不彎: 몸을 돌리지만 구부리지 않는다)
(29)궁신권촉각(躬身拳觸脚: 몸을 구부려 주먹이 발에 닿는다)
(30)선척사응반(旋脊似鷹盤: 허리를 돌려 매가 하늘 나는 자세를 한다)
(31)고당수정슬(靠檔須頂膝: 사타구니를 붙이고 무릎으로 민다)
(32)박고환도간(拍股環跳間: 엉덩이의 환조혈을 친다)
(33)안마족삼양(按摩足三陽: 족삼양을 안마한다)
(34)반근신과전(盤根身踝轉: 반근보를 하며 손목과 발목을 돌린다)
(35)양장정보참(亮掌丁步站: 정보자세를 취하며 손바닥을 편다)
(36)둔슬학정념(蹲膝鶴頂捻: 무릎을 굽혀 학정혈을 자극한다)
(37)전족역적도(顚足力適度: 적당한 힘으로 발꿈치를 든다)

(38)채기법자연(采氣法自然: 자연스럽게 기를 채집한다)

(39)관심득대환(寬心得大還: 마음이 넓으면 많은 것을 갖는다)

이와 같이 구구환동공은 마음의 조정과 호흡을 중요시할 뿐만 아니라 몸의 단련도 중시한다.

(2) 동기초절 완과도원(動其梢節 腕踝導原: 발목과 손목을 움직여 원기를 돌게 한다)

인체의 발목과 손목에 12경락의 원혈이 있는데 다음과 같다.

폐-태연, 대장-합곡, 위-충양, 비장-태백, 심장-신문, 소장-완골 방광-경골, 신장-태계, 심포-대릉, 삼초-양지, 담-구허, 간-태충이다.

구구환동공은 발목과 손목의 운동이 많으며 경락의 기혈(氣血)을 순행시키고 음양의 조화로 정기를 유지하고 오장을 안정시켜 신체를 건강하게 한다.

(3) 내외겸수 이의당선(內外兼修 以意當先: 내외를 함께 수련하며 의념이 우선이다)

여기서 말하는 내(內)는 의념과 호흡을 말하며 외(外)는 관절, 근육 등 외부부위를 말한다. 구구환동공을 수련할 때는 마음의 편안함과 호흡의 균일함을 요구할 뿐만 아니라 몸의 자세도 요구한다. 이것이 바로 내외겸수(內外兼修)이다. 하지만 의(意), 기(氣), 형(形)중에서 의(意)를 우선으로 하기 때문에 구구환동공을 수련할 때 내외겸수(內外兼修)를 중요시 하는 동시에 의(意)를 중점에 둔다.

(4) 형신공양 수중양신(形神共養 首重養神: 몸과 마음을 같이 수련하며 마음의 수련을 중요시 한다)

몸을 수련한다는 것은 유산소운동을 말하며 운동 강도나 자세에서 작은 범위에서 큰 범위로, 큰 범위로부터 작은 범위로 한다. 몸은 인체의 오장육부, 피부와 근육, 그곳에 가득 찬 정혈(精血)까지 말하며 운동과정에서 피곤하지 않고 적당하게 수련한다.

마음을 수련한다는 것은 정신을 가다듬고 의식으로 동작을 유도하며 잡념을 제거하는 것을 말한다. 하지만 생활이 순탄하기만 한 것이 아니기에 자기 스스로 억제할 수 있는 능력을 키우고 긴장 상태에서 이완된 상태를 가지기 위한 것이다.

몸과 마음은 분리 할 수 없으며 마음이 편안하여야 수련을 잘 할 수 있다.

2)하이양형(何以養形: 자세를 어떻게 기르는가)

구구환동공은 《운동》이라는 두 글자를 표출하며 유산소 운동의 특징을 잘 나타낸다. 수련하는 시간으로 볼 때 십 여분 정도 밖에 걸리지 않고 운동의 강도의 세기는 작게 시작하여 크게, 크게 시작하여 작게 하는 규율을 가지며 자세는 천천히 유연하게 하여 편안하고 자연스러운 풍격을 지닌다. 이것은 운동과정이 피곤하지 않고 적절하게 하는 것이다.

3)하이양신(何以養神: 정신을 어떻게 수양하는가)

구구환동공은 정양(靜養)이라는 두 글자를 강조하며 몸과 마음을 휴양하면 생기가 있고 조급하면 소망(消亡)한다는 중의학의 원칙을 잘 표현한다. 묵념은 수련 중에 정신을 집중하여 의념을 추구하는데 두며 의념으로 동작을 유도하여 잡념을 제거하는 작용을 한다. 수련 후에는 사람과 자연, 사람과 사회, 사람과 마음의 화합을 강조하며 《4락8호》라는 도인양생공 정신을 준수하며 대뇌를 정화하여 신기(神氣)의 낭비를 적게 하는데 목적을 둔다.

그러나 생활이 순조로운 것만은 아니기 때문에 정서의 파동은 사람의 정상적인 일이고 자기를 다스리는 능력을 키워야 한다. 칠정(七情)을 잘 다스리고 긴장감을 빠른 시간 내에 감소시켜 정서의 파동이 몸에 주는 영향을 최소화하여 몸의 건강을 지킨다. 중국 명대의 유명한 의학가인 공연현(龔延賢)이 펴낸 《수세보원(壽世保元)》에서는 선양(善養)하는 사람은 내부를 양(養)하고 불선양(不善養)하는 사람은 외부를 양(養)한다고 말했다. 현대 의학의 연구에서 증명된 바와 같이 50%~80%의 질병이 정신과 매우 밀접한 관계가 있기 때문에 건강장수 하기 위해서는 양신(養神)을 수위(首位)에 두어야 한다.

2. 구구환동공 도해(九九還童功 圖解)

▣ 시작 전 준비(功前准備)

두 다리는 모았던 자세에서 어깨 넓이만큼 벌리고 온 몸을 이완하고 연공할 준비를 한다.

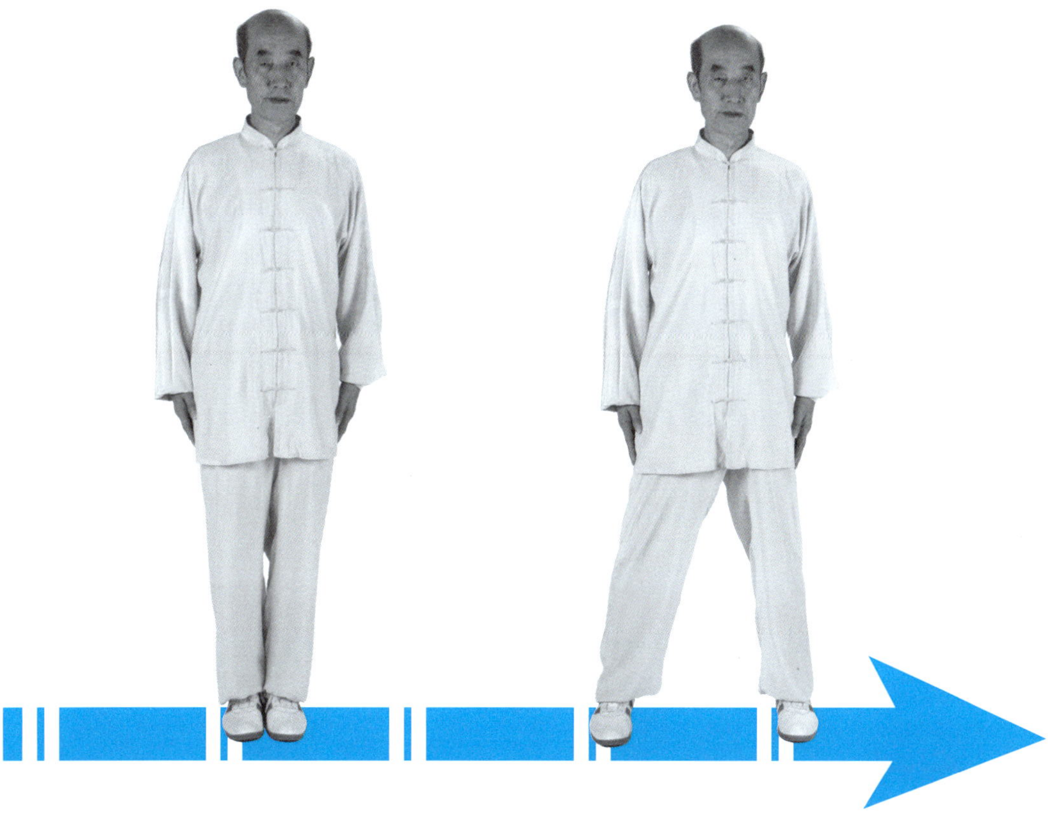

묵념연공구결(默念練功口決)

⊙ **야란인정만려포**(夜蘭人靜萬慮抛)

고요한 상태에서 모든 잡념 버리고 마음을 편안하게

⊙ **의수단전봉칠규**(意守丹田封七竅)

의념은 단전에 두고 환경에 영향을 받지 않고 잡념을 버리며

⊙ **호흡서완탑작교**(呼吸徐緩搭鵲橋)

호흡은 천천히 균일하게 하고 혀 끝은 말아서 입 천장에 붙이며

⊙ **신경여연표운소**(身經如飄雲宵)

제비같이 날 수 있게 몸을 이완한다

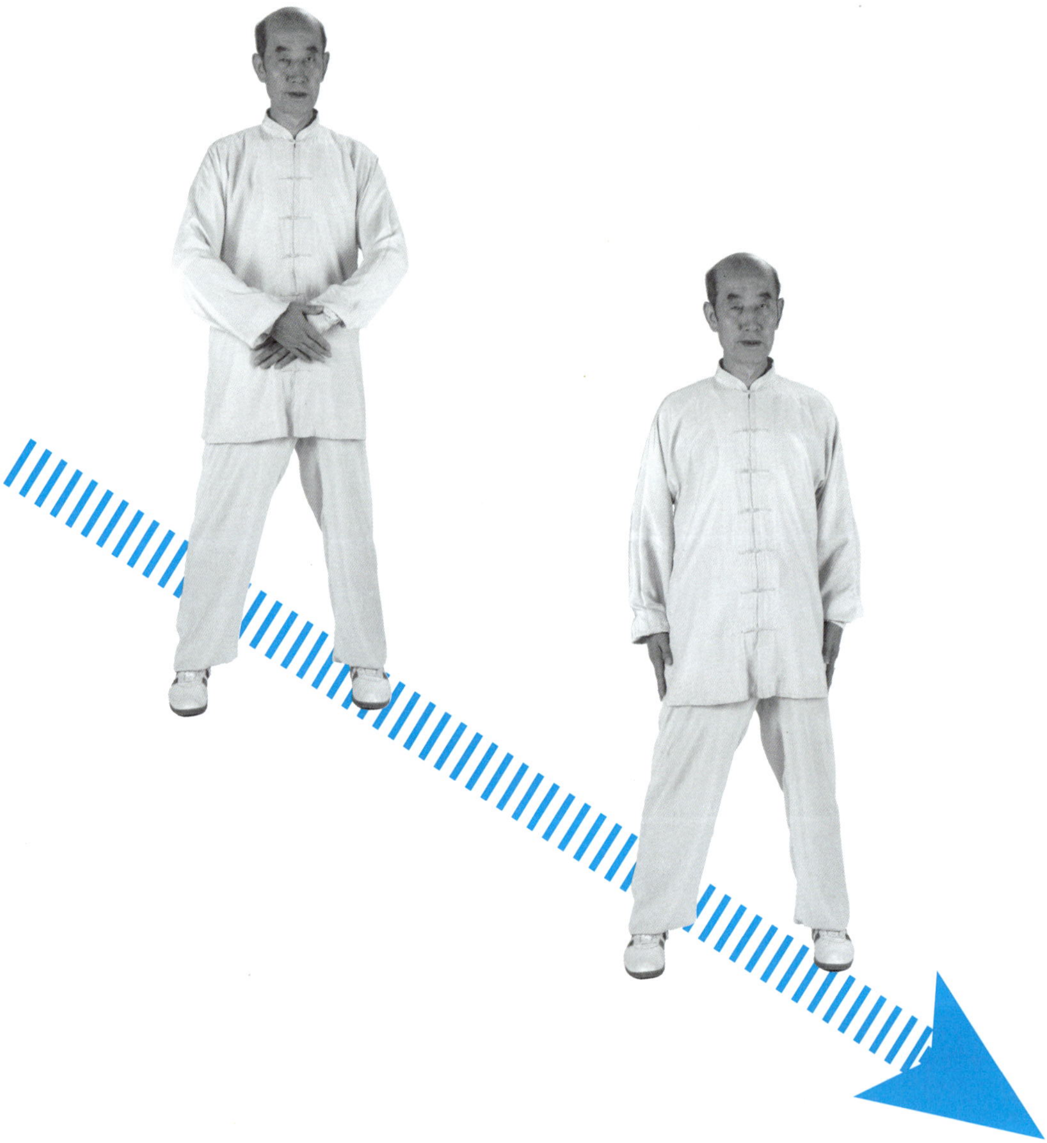

요 구

1. 두 눈은 살며시 감거나 앞을 바라보며 혀를 입 천장에 붙이고 아래와 위의 치아는 서로 붙인다.
2. 묵념을 시작할 때 두 손은 포개어 단전에 놓고 남녀가 다 왼손이 안에 있다.
3. 묵념이 끝나면 두 손은 몸의 양측에 놓는다.

(1) 명심폐목점(冥心閉目站: 눈을 감고 잡념을 없앤다)

두 다리는 약간 굽히고 두 손은 포개어 관원혈에 놓으며 남자는 왼손이 안에 있고 여자는 오른손이 안에 있다. 두 눈은 살며시 감고 의념은 관원혈에 둔다. 마음속의 모든 잡념을 버린다.

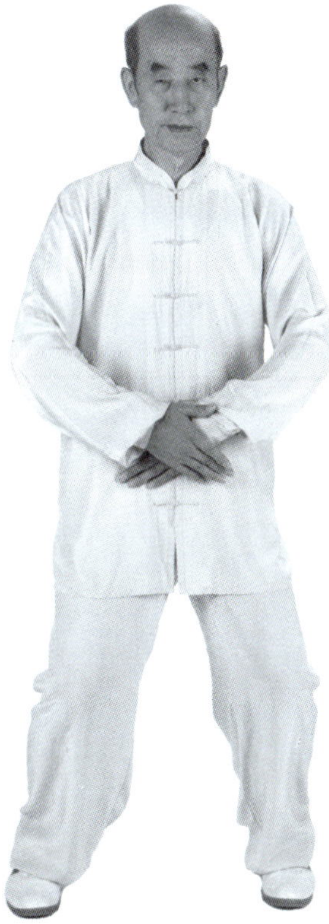

요 구

1. 의념은 관원혈에 두며 일념(一念)으로 만념(万念)을 배제한다.
2. 몸은 곧게 펴고 이완하며 너무 이완되거나 경직되면 안 된다.
3. 호흡은 가늘고 균일하며 깊이 있고 길게 한다.

(2) 조식귀균완(調息貴勻緩: 호흡을 가늘고 심도 깊게 한다)

두 손바닥과 두 발은 움직이지 않고 가늘고 균일하며 깊이 있고 긴 복식호흡을 3번한다.

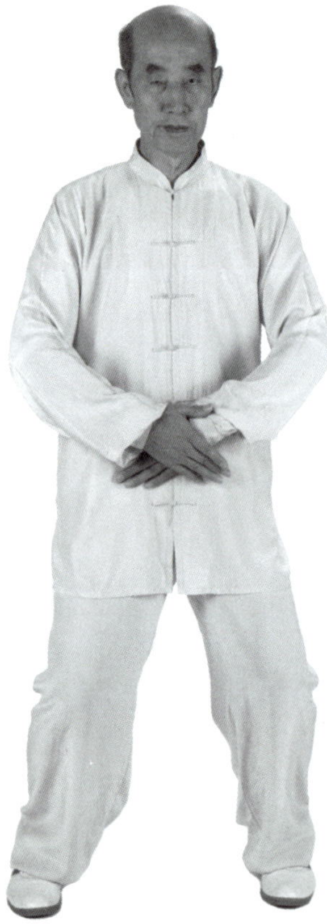

요 구

1. 정신을 집중하고 의념은 관원혈에 둔다.
2. 호흡은 가늘고 균일하며 깊이 있고 길게 하며 숨을 참지 않는다.
3. 온 몸을 이완하고 마음을 편안하게 하며 조급해 하지 않는다.

(3) 개비통청기(揩鼻通淸氣: 코를 열어 신선한 공기를 마신다)

두 다리는 곧게 펴고 두 손바닥은 몸의 양측에 놓고 두 엄지손가락은 영향(迎香)으로부터 정명(睛明)까지 아래위로 안마를 3번한다.

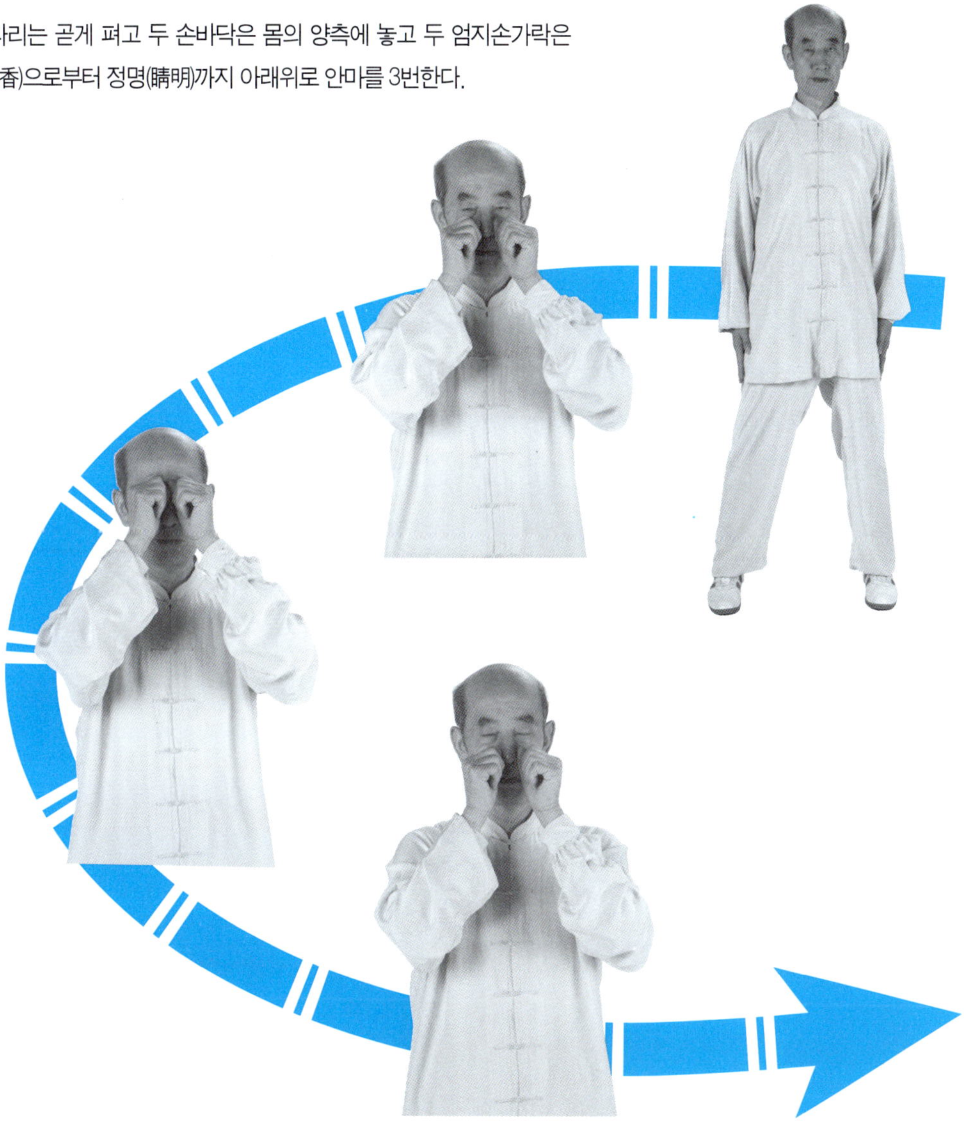

요 구

1. 정신을 집중하고 의념을 상양(商陽)에 두며 쓰(si)하는 소리를 낸다.
2. 동작은 가늘고 균일하며 깊이 있고 긴 복식호흡과 결합하며 숨을 들어 마실 때 상체를 조금 뒤로 넘기며 숨을 내쉴 때는 상체를 좀 앞으로 내민다.
3. 안마하는 힘은 조금 크면 좋다.

(4) 운정제목환(運睛除目患: 눈을 돌려 눈의 질병을 제거한다)

두 엄지손가락의 등이 정명(睛明)으로 옮겨 왼쪽은 역시침 방향으로 오른쪽은 순시침 방향으로 3번 돌리며 안마하고 왼쪽을 순시침 방향으로 오른쪽은 역시침 방향으로 3번 안마한다.

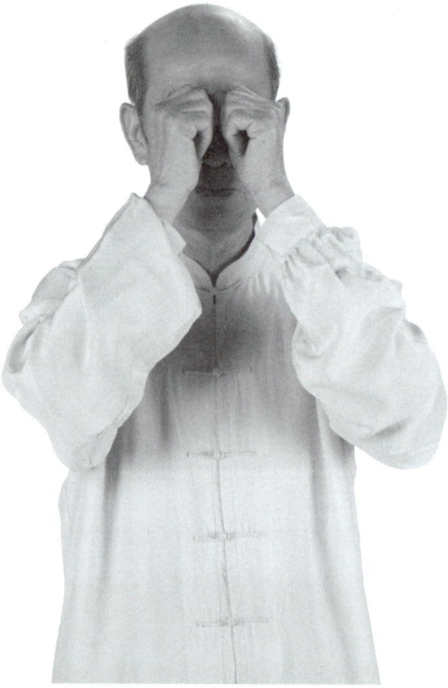

요 구

1. 정신을 집중하고 의념을 쉬(shi)하는 소리를 내는데 둔다.
2. 온몸을 이완하고 특히 얼굴을 이완해야 한다.
3. 혈(穴)의 위치를 제대로 찾아야 하며 안마하는 세기는 작게 하다가 점점 커진다.
4. 안마할 때 숨을 한번 내 쉬고 들어 마실 때 한 바퀴 돌면 된다.

(5) 말미치안질(抹眉治眼疾: 눈썹을 안마하여 눈의 질병을 치료한다)

엄지손가락을 태양혈에 놓고 시지손가락을 구부려 눈썹에 올려놓고 찬죽(攢竹)으로부터 사죽공(絲竹空)까지 안마한다. 모두 3번한다.

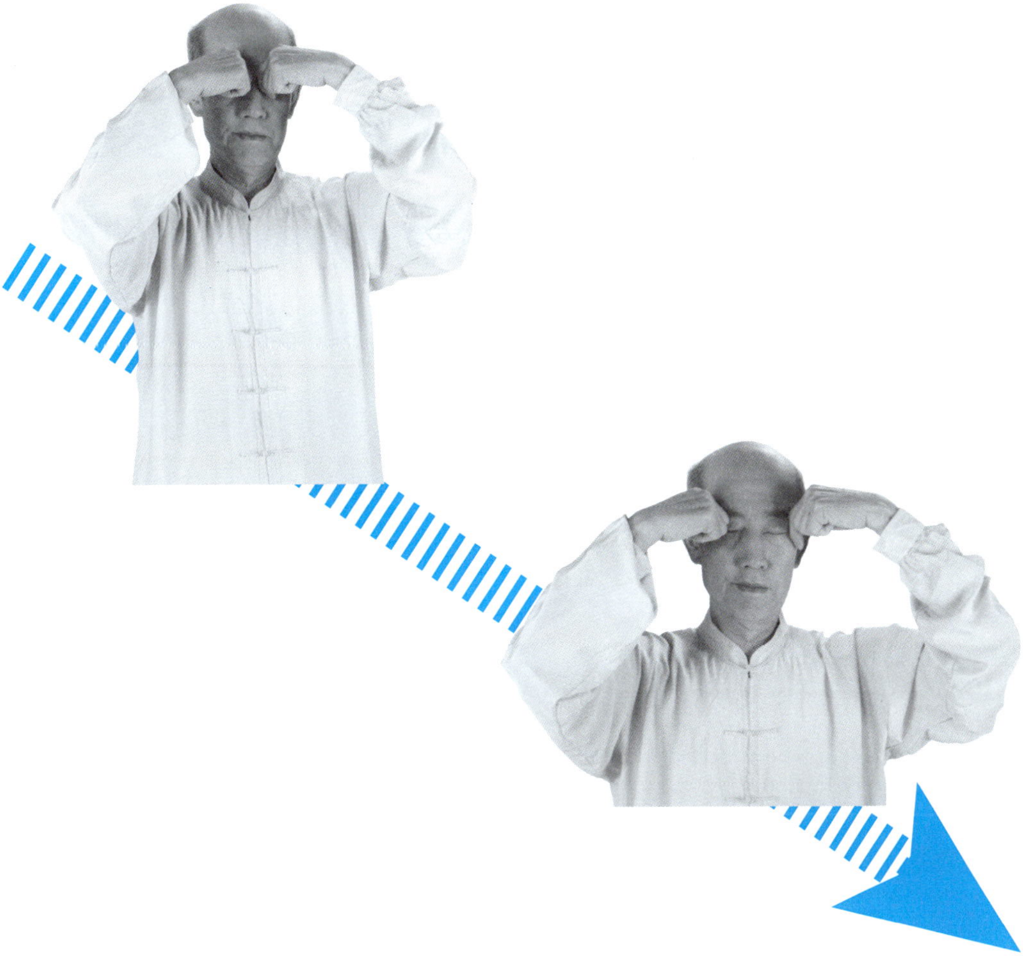

요 구

1.정신을 집중하고 의념은 쉬(shi)하는 소리를 내는데 둔다.

2.혈(穴)의 위치를 제대로 찾아야 하며 힘은 약간 세게 주어도 된다.

3.온 몸을 이완하고 특히 얼굴을 이완해야 한다.

(6) 납이청각환(拉耳聽覺還: 귀를 당겨 청각을 되찾다)

숨을 들이마시며 두 손을 귀를 들고 숨을 내쉬며 귀를 잡고 아래로 당긴다. 의념은 추이(chui)하는 소리를 내는데 두며 숨을 한번 들어 마시고 내쉬는 것이 한번이다. 모두 3번한다.

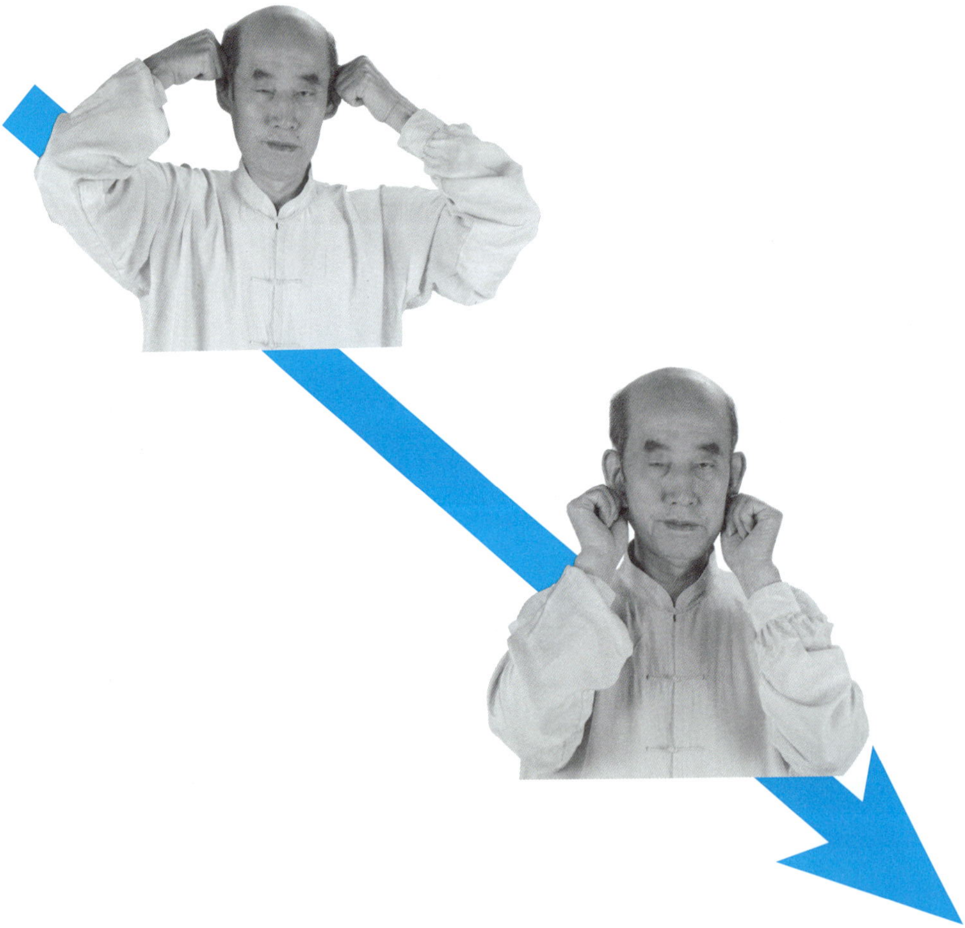

요 구

1. 정신을 집중하고 의념은 추이(chui)하는 소리를 내는데 둔다.
2. 귀를 잡아당기는 힘이 적당해야 하며 어깨를 내리고 팔을 드리운다.
3. 숨을 들어 마실 때 항문을 위로 조이고 숨을 내 쉴 때 복부와 항문을 이완한다.

(7) 고치견아치(叩齒堅牙齒: 치아를 두드려 견고하게 한다)

두 손은 포개어 관원에 놓고 두 다리는 약간 굽히며 아래 위 치아를 36번 두드린다.

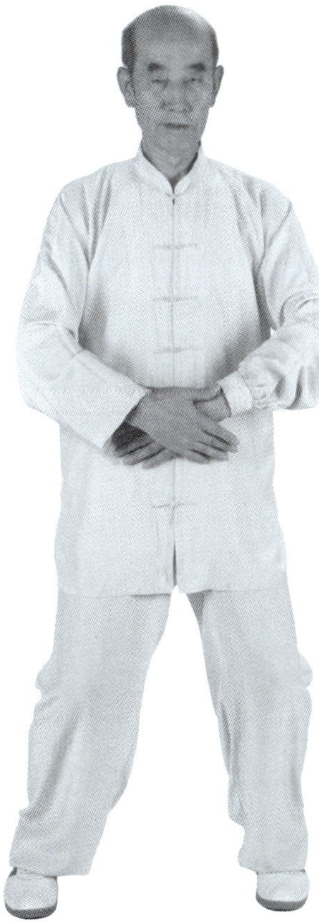

요 구

1. 의념은 금진(金津), 옥액(玉液)이나 숫자를 세는데 놓는다.
2. 호흡은 자연스럽게 하며 동작과 호흡을 배합하지 않는다.
3. 치아를 두드릴 때 동작을 가능한 빨리하며 탄성 있게 한다.

(8) 교해옥액만(攪海玉液滿: 혀를 돌려 타액이 가득 차게 한다)

위의 동작에 이어 두 손과 두 발은 움직이지 않고 혀를 왼쪽에서 오른쪽으로, 오른쪽으로부터 왼쪽으로 각각 3번씩 돌린다.

요 구

1. 의념은 금진(金津), 옥액(玉液)이나 숫자를 세는데 놓는다.
2. 호흡은 자연스럽게 하며 동작과 호흡을 배합하지 않는다.
3. 위로 돌릴 때 혀는 천장에 닿고 아래로 돌릴 때 혀는 혓바닥 밑에 닿아야 하며 속도는 균일하고 절도가 있어야 한다.

(9) 고수재생진(鼓漱再生津: 양치질 하듯 두드려 타액이 생기게 한다)

위의 동작에 이어 두 손과 두 다리는 움직이지 않고 양치질 하는 동작을 36번 한다.

요 구

1. 의념은 금진(金津), 옥액(玉液)이나 숫자를 세는데 놓는다.
2. 호흡은 자연스럽게 하며 동작과 호흡을 배합하지 않는다.
3. 뺨을 들여보내고 내오는 동작을 충분히 해야 한다.

(10) 탄진입단전(呑津入丹田: 타액을 삼켜 단전으로 가게 한다)

위의 동작에 이어 두 손과 두 발은 움직이지 않고 입안에 생성된 타액을 3번에 나누어 넘긴다.

요 구

의념은 타액을 넘기는데 두며 넘긴 타액은 단전에 간다고 생각한다. 삼킬 때 꾸꾸(gugu: 汩汩) 하는 소리를 낸다.

(11) 마면제면병(摩面除面病: 얼굴을 문질러 병을 제거한다)

두 다리는 곧게 펴고 두 손바닥은 승장(承漿)에서 지창(地倉)을 돌아 신정(神庭)을 지나 두유(頭維)에 이르며 귀 앞을 거쳐 아래로 안마 한다. 힘은 균일하고 부드럽게 쓰며 모두 3번한다.

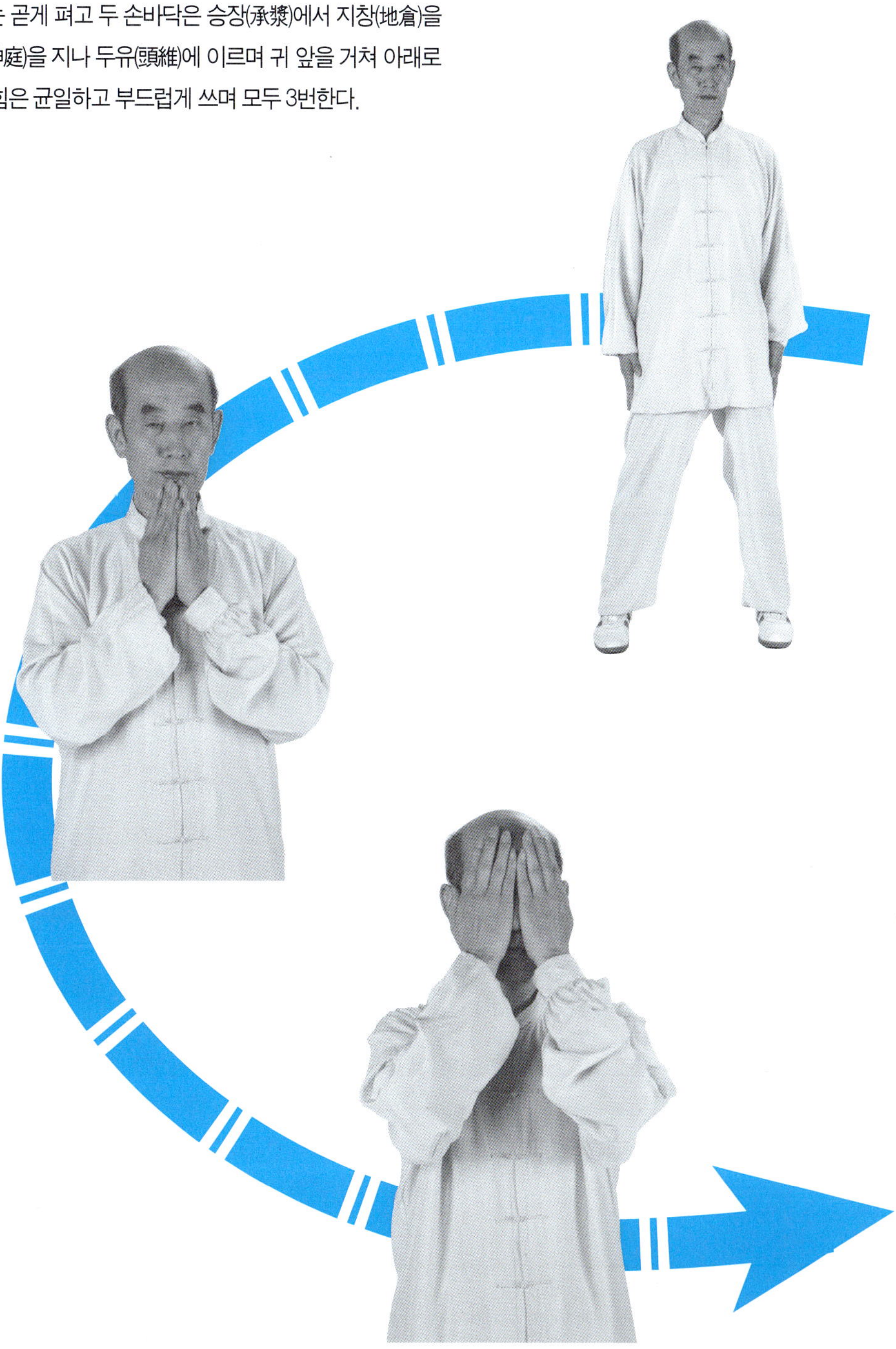

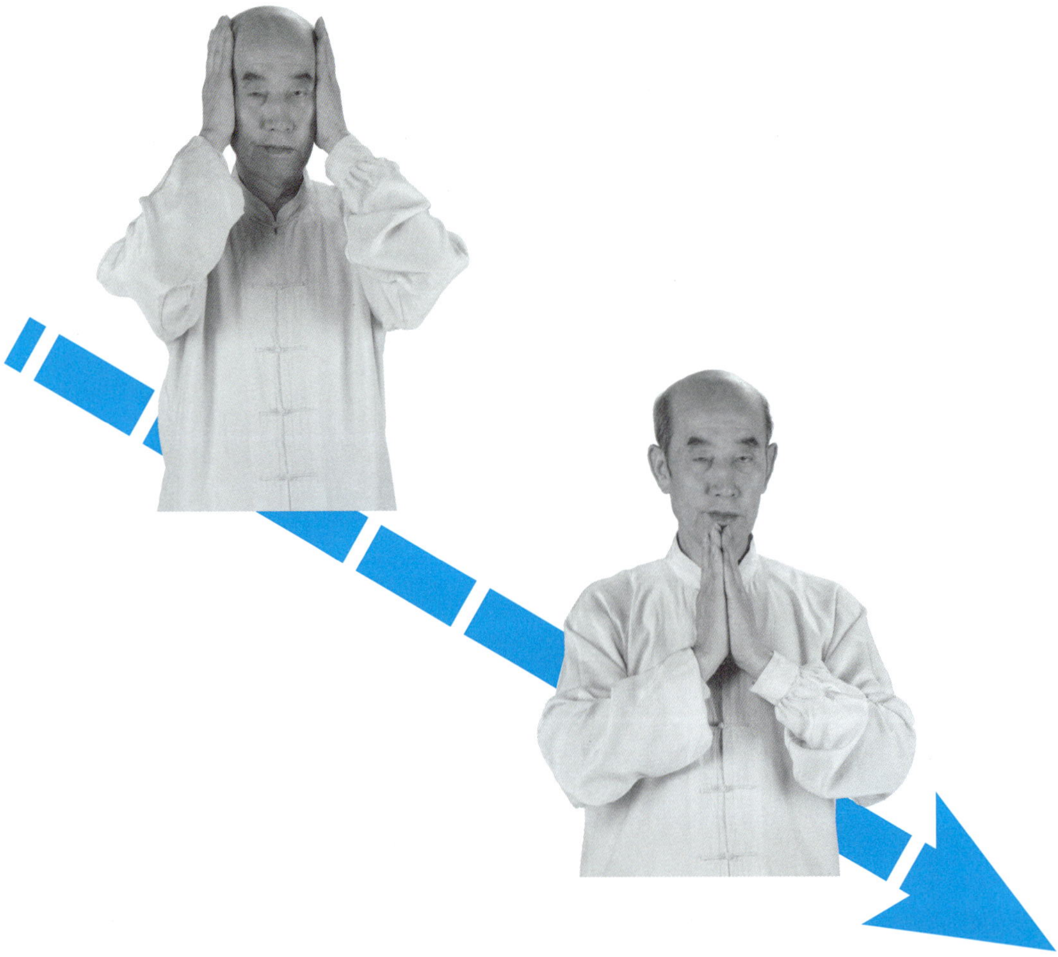

요 구

1. 정신을 집중하고 의념은 얼굴을 안마하는데 둔다.
2. 동작은 가늘고 균일하며 깊고 긴 복식호흡과 배합하며 숨을 참지 않는다.
3. 얼굴을 이완한다.

(12) 소두신자안(梳頭神自安: 머리를 빗어 정신을 안정시킨다)

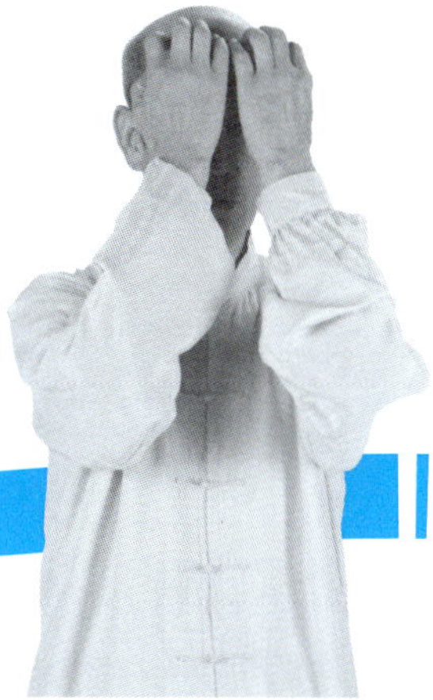

손가락을 벌리고 머리 앞부분으로부터 뒷부분까지 빗는다. 동작은 모두 3번한다.

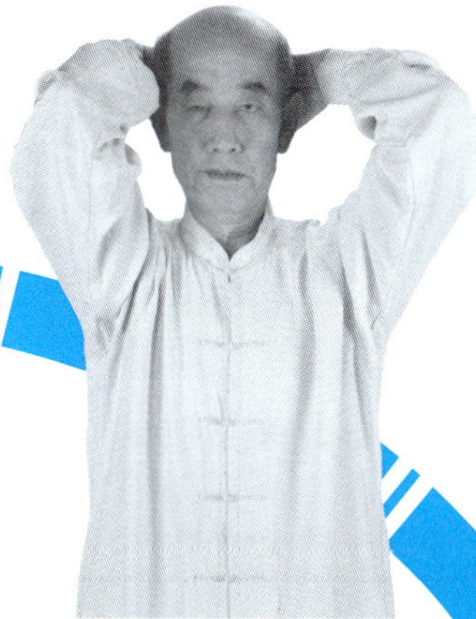

요 구

1. 머리를 빗을 때 열 손가락을 벌리고 손바닥은 오므리고 머리 위를 문지르며 몸은 곧게 펴고 이완한다.
2. 힘은 손가락 끝으로 주며 될수록 머리를 뒤로 전부 빗어 넘긴다.
3. 머리를 빗을 때 목은 곧게 펴고 머리는 숙이지 않는다.

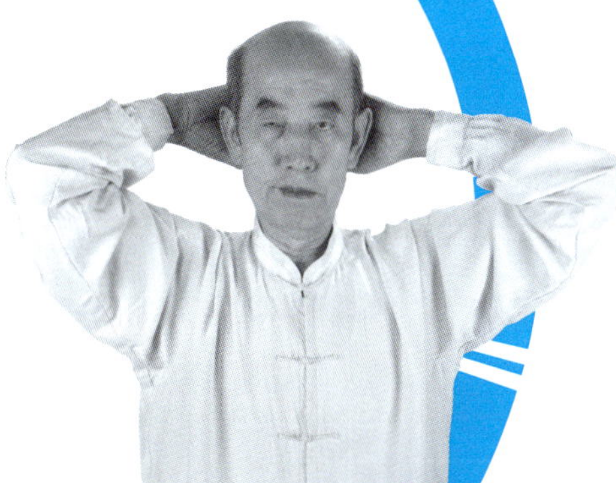

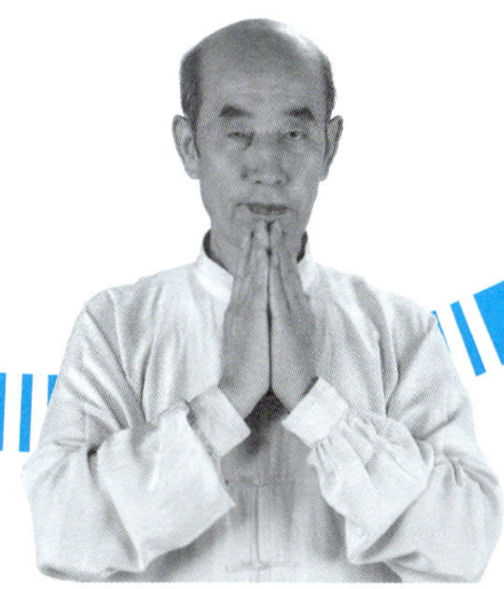

(13) 제항성뇌해(擠項醒腦海: 목을 밀어 머리를 깨운다)

두 손바닥에 조금 힘을 주며 목의 뒤 근육을 잡아당긴다. 의념은 대추에 두며 머리는 곧게 하며 동작은 3번한다.

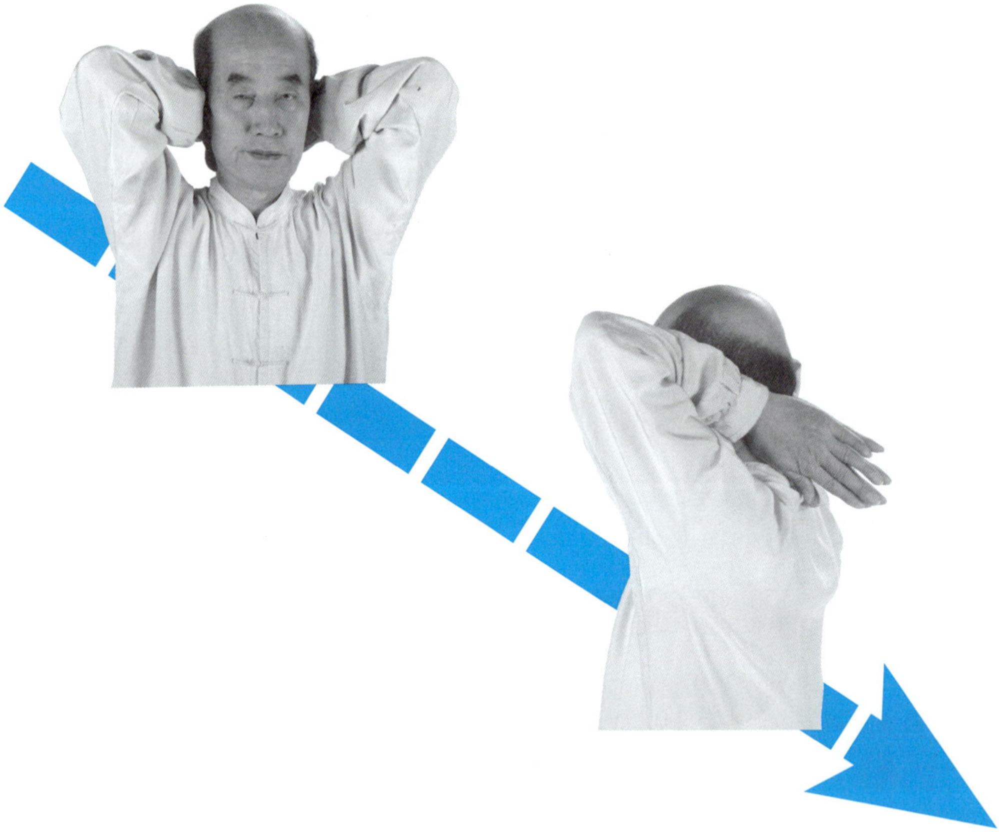

요 구

1. 정신을 집중하고 의념은 대추에 둔다.
2. 머리는 곧게 하며 머리를 숙이지 않는다.
3. 잡아당기는 힘은 적게 주다가 서서히 힘이 세지며 목 앞부분에서는 힘을 적게 준다.

(14) 탁함치탄환(托頷治癱瘓 : 턱을 들어 마비를 치료한다)

두 손바닥은 얼굴에 붙이고 손목으로 턱을 올리면서 민다. 동작은 3번한다.

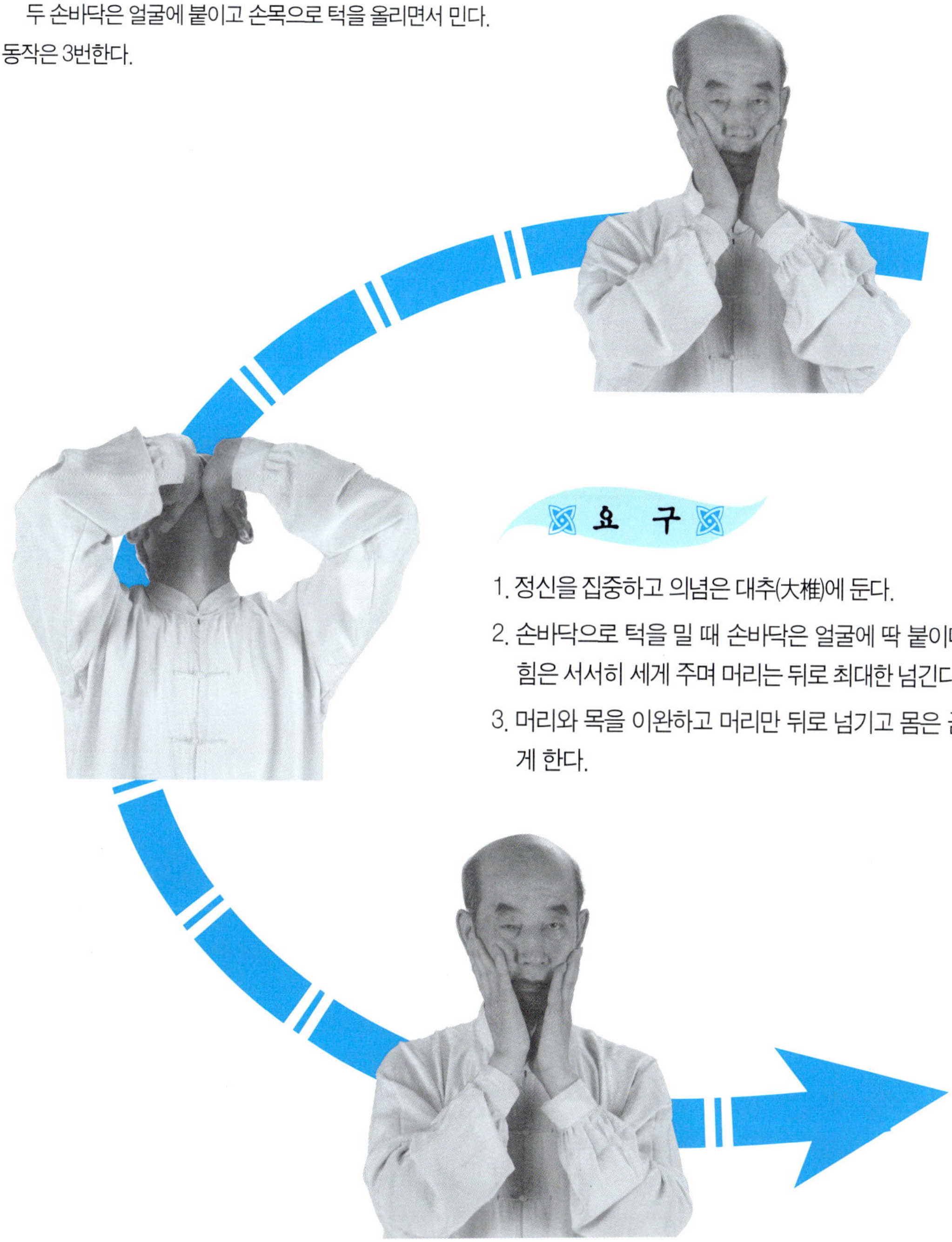

요 구

1. 정신을 집중하고 의념은 대추(大椎)에 둔다.
2. 손바닥으로 턱을 밀 때 손바닥은 얼굴에 딱 붙이며 힘은 서서히 세게 주며 머리는 뒤로 최대한 넘긴다.
3. 머리와 목을 이완하고 머리만 뒤로 넘기고 몸은 곧게 한다.

(15) 전경강신체(轉頸强身體 : 목을 돌려 신체를 건강하게 한다)

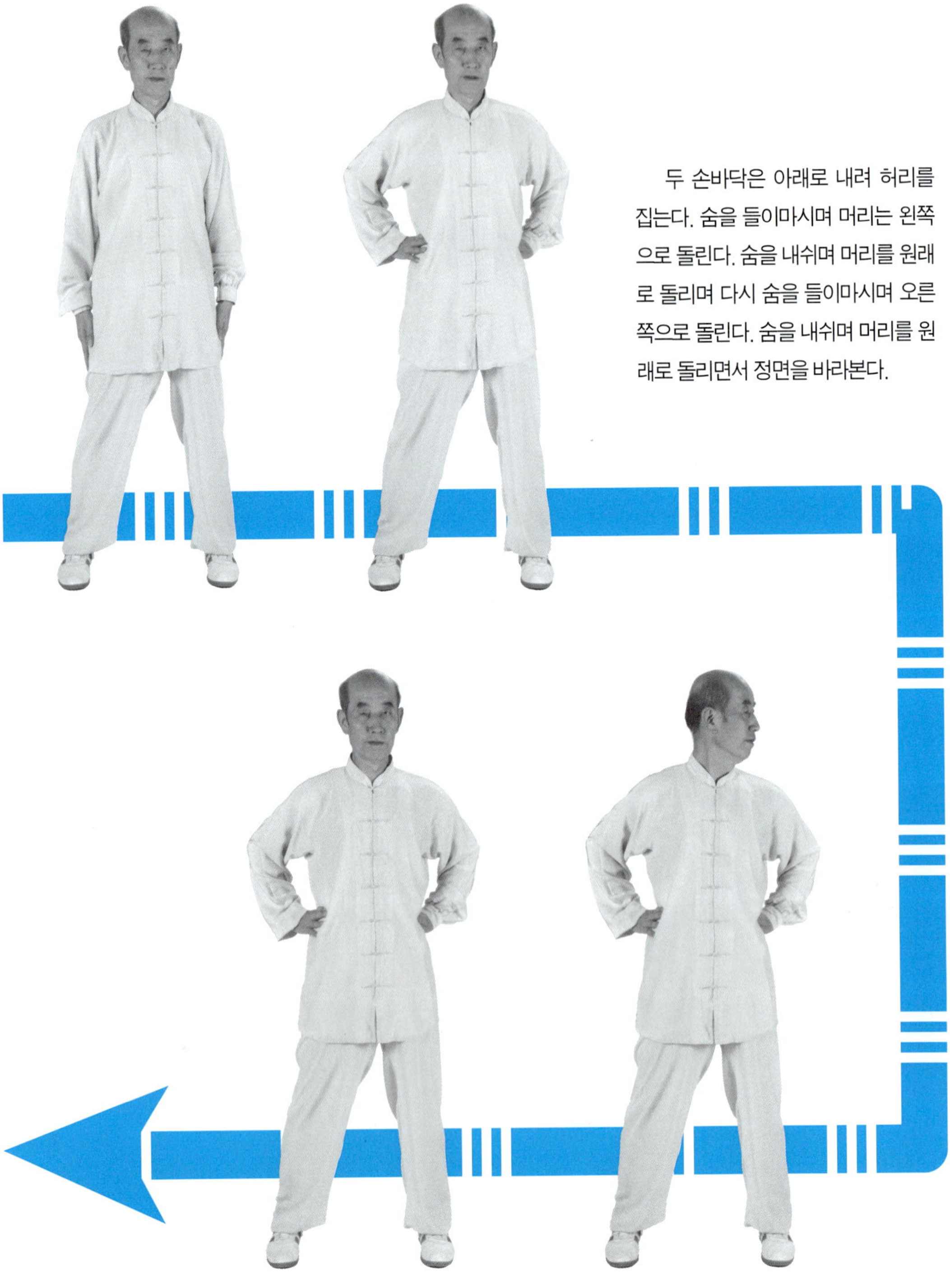

두 손바닥은 아래로 내려 허리를 집는다. 숨을 들이마시며 머리는 왼쪽으로 돌린다. 숨을 내쉬며 머리를 원래로 돌리며 다시 숨을 들이마시며 오른쪽으로 돌린다. 숨을 내쉬며 머리를 원래로 돌리면서 정면을 바라본다.

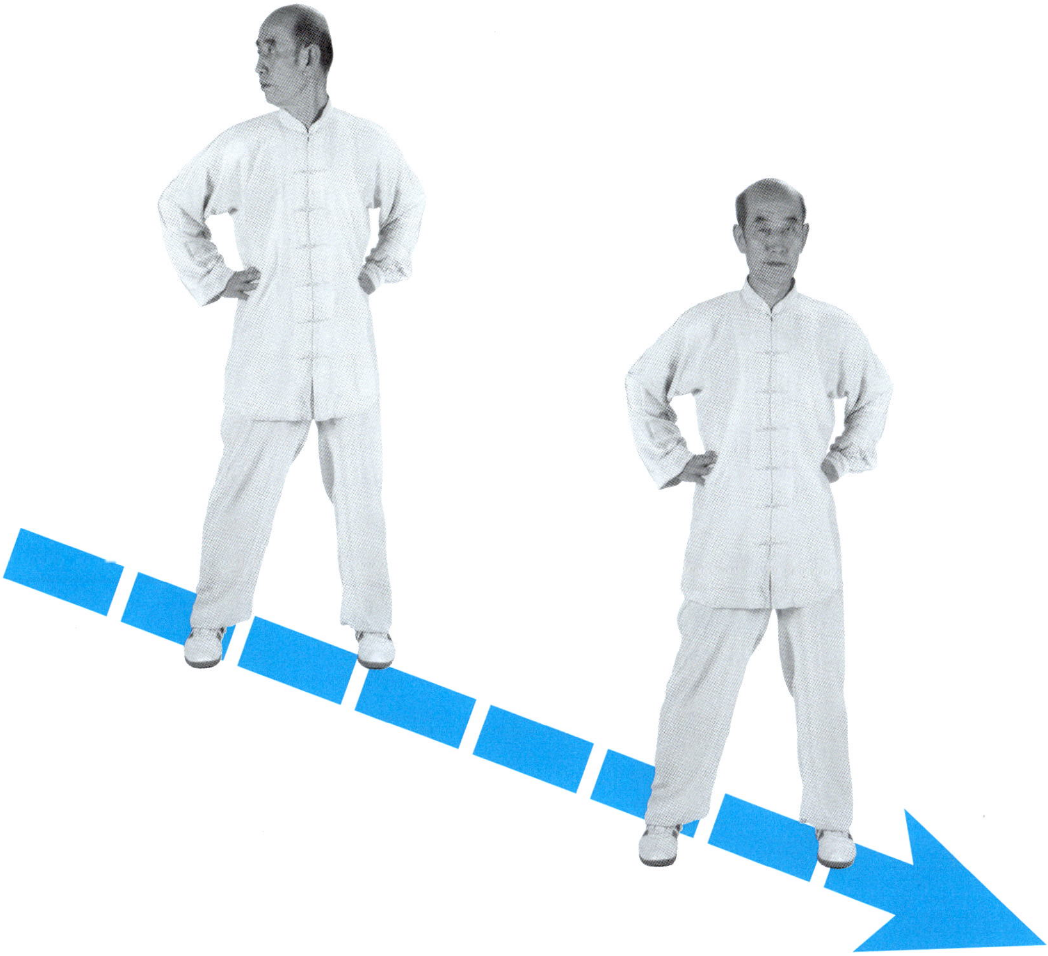

요 구

1. 정신을 집중하고 의념은 대추(大椎)에 둔다.
2. 머리를 돌리는 범위는 크게 하며 머리만 돌리고 몸은 곧게 한다.
3. 머리와 목은 충분히 이완하고 몸은 곧게 편다.
4. 동작은 가늘고 균일하며 깊고 긴 복식호흡과 배합하며 숨을 참지 않는다.

(16) 요견지통염(繞肩止痛炎: 어깨를 돌려 아픔을 없앤다)

두 손은 몸의 양측에 놓고 어깨는 앞으로부터 뒤로 3바퀴 돌리고 뒤로부터 앞으로 3바퀴 돌린다.

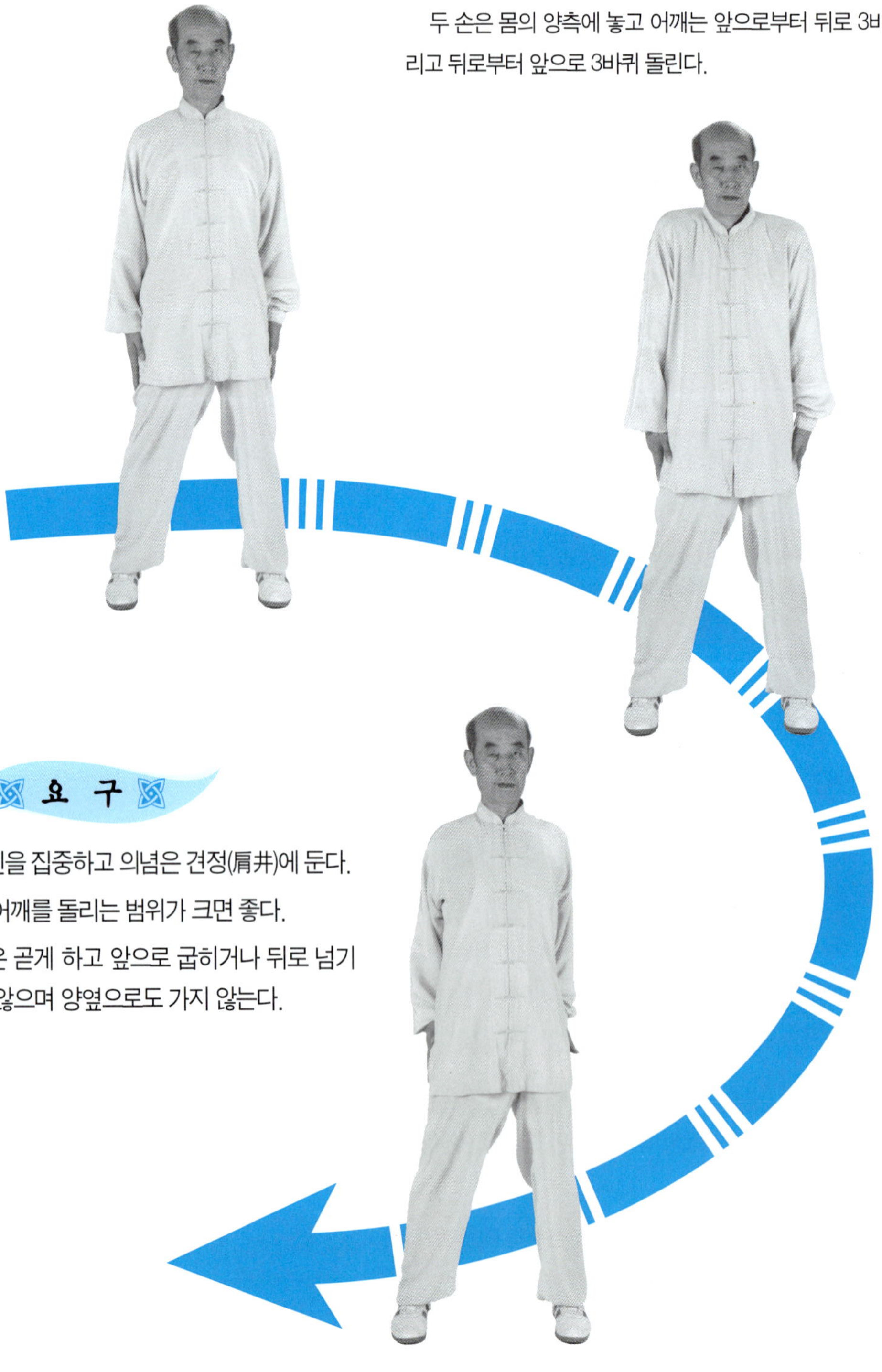

요 구

1. 정신을 집중하고 의념은 견정(肩井)에 둔다.
2. 두 어깨를 돌리는 범위가 크면 좋다.
3. 몸은 곧게 하고 앞으로 굽히거나 뒤로 넘기지 않으며 양옆으로도 가지 않는다.

(17) 활주창심폐(活肘暢心肺: 팔꿈치를 돌려 심장과 폐를 통하게 한다)

숨을 들이마시며 머리를 왼쪽으로 돌리면서 양팔을 옆으로 벌려 어깨 높이까지 들어 올리면서 팔을 돌린다. 숨을 내쉬며 손은 구수(勾手)로 하여 견우(肩髃)에 놓는다. 숨을 들이마시면서 손바닥으로 변하여 앞으로 밀며 숨을 내쉬면서 손바닥을 아래로 내린다. 계속하여 오른쪽으로 머리를 돌리며 동작을 한다.

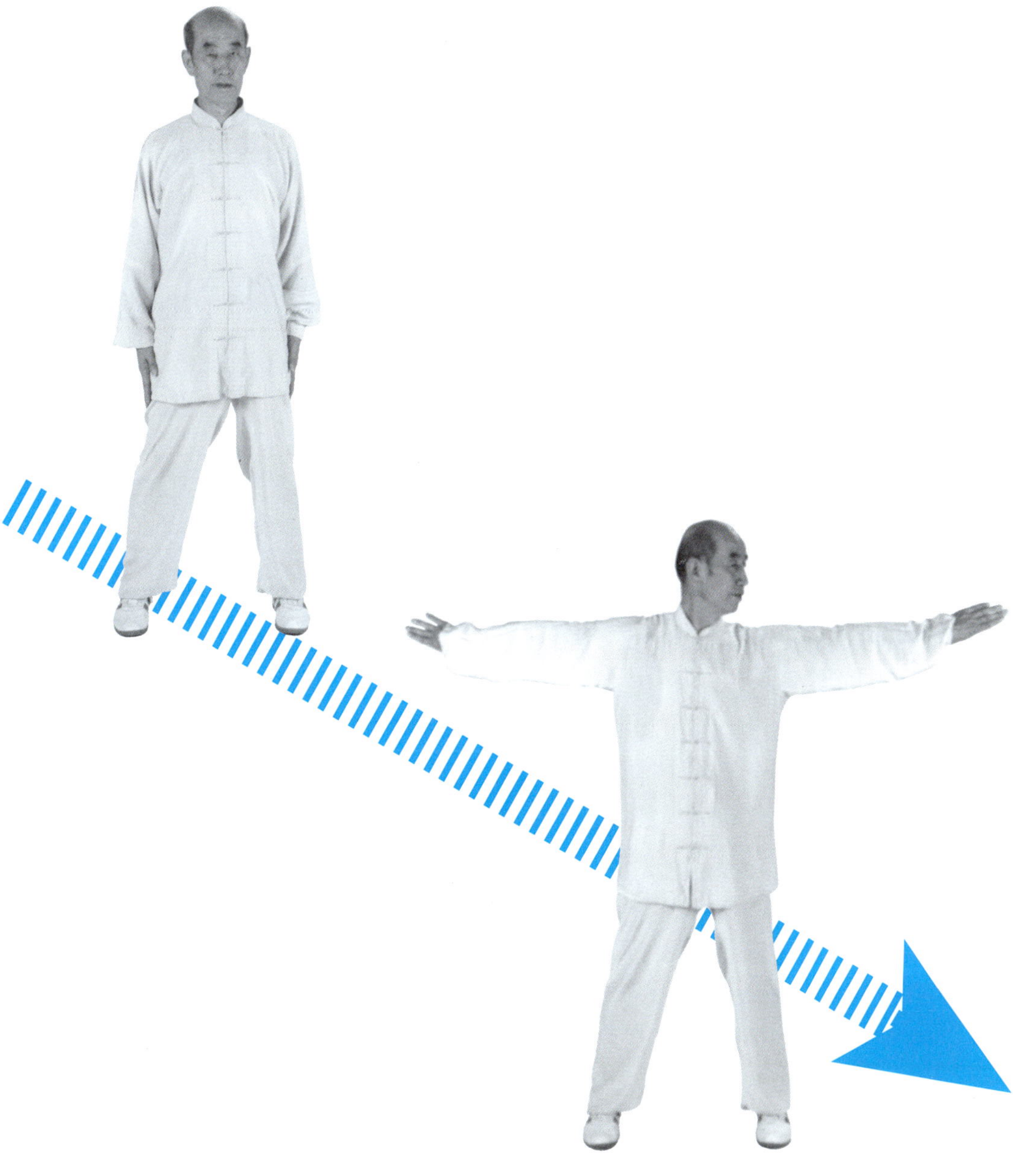

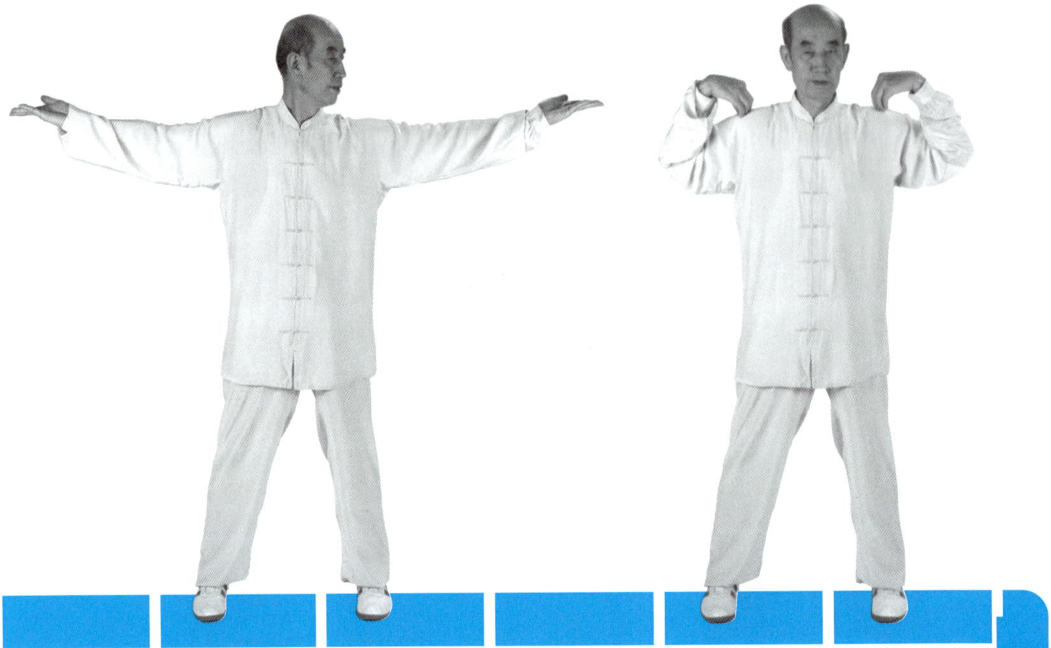

요 구

1. 정신을 집중하고 의념은 척택(尺澤)에 둔다.
2. 동작은 편안하게 한다.
3. 동작과 호흡을 잘 결합 시킨다.

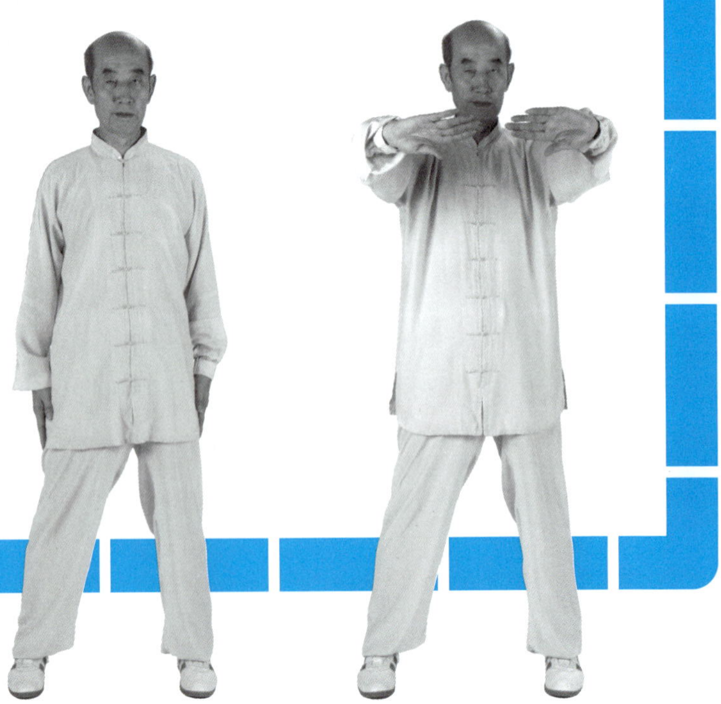

(18) 충권향신전(冲拳向身前: 주먹으로 앞을 친다)

두 손은 주먹을 쥐고 허리 옆에 놓는다. 숨을 내쉬며 두 다리는 굽히며 주먹은 앞으로 힘을 주면서 뻗는다. 숨을 들이쉬며 두 다리는 곧게 펴고 두 주먹은 허리 옆에 놓는다. 동작을 3번한다.

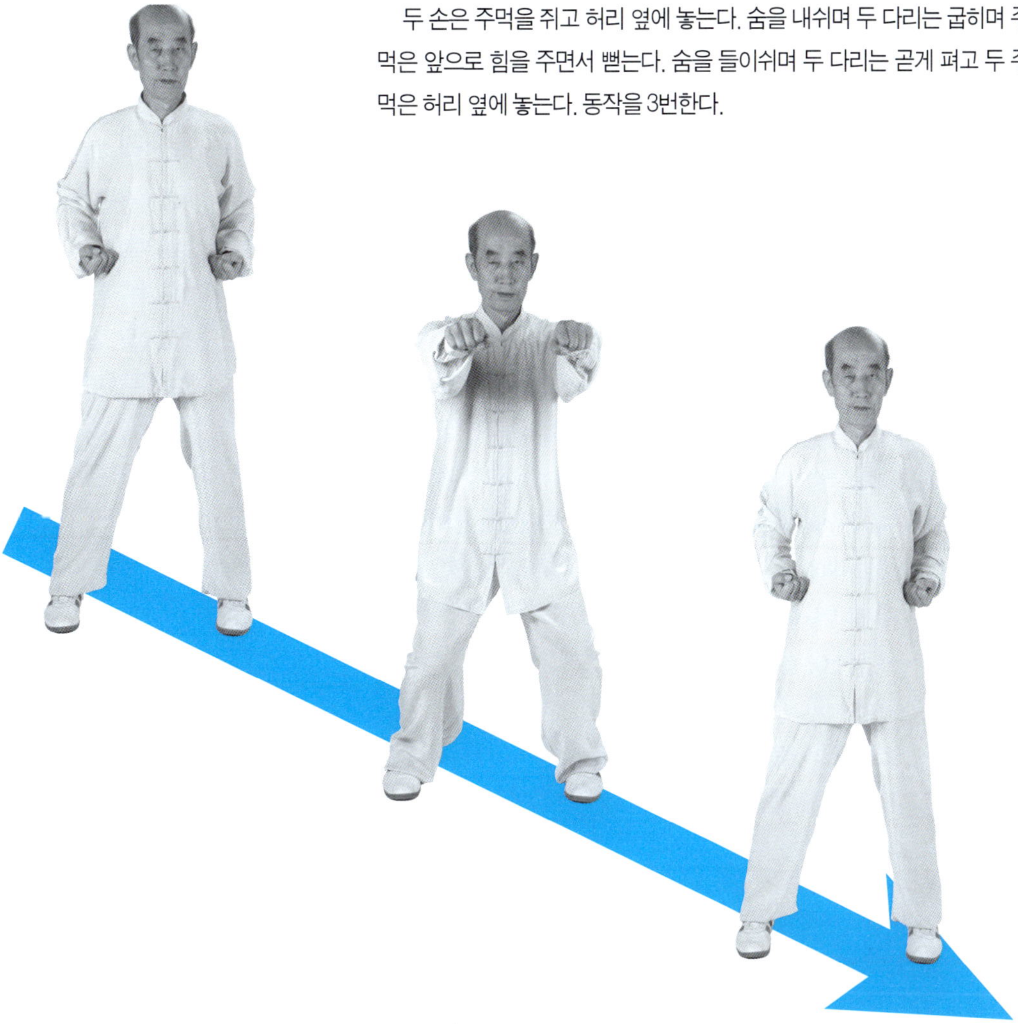

요 구

1. 정신을 집중하고 의념은 노궁(勞宮)에 둔다.
2. 주먹을 뻗는 속도는 빠르게 하며 뻗은 후 잠시 상태를 유지하며 힘을 주는 순서는 어깨로부터 팔꿈치, 손목에 이른다.
3. 몸이 경직된 상태에서 힘을 주는 것을 방지한다.
4. 주먹을 뻗을 때 상체는 곧게 한다.

(19) 추장조체측(推掌朝體側: 손바닥을 밀어 몸의 양측에 놓는다)

숨을 들이마시며 머리는 왼쪽으로 돌리고 다리를 굽히면서 손바닥을 양옆으로 민다. 숨을 내쉬며 머리를 원래로 돌리고 다리를 펴며 주먹을 쥐고 허리 옆에 놓는다.

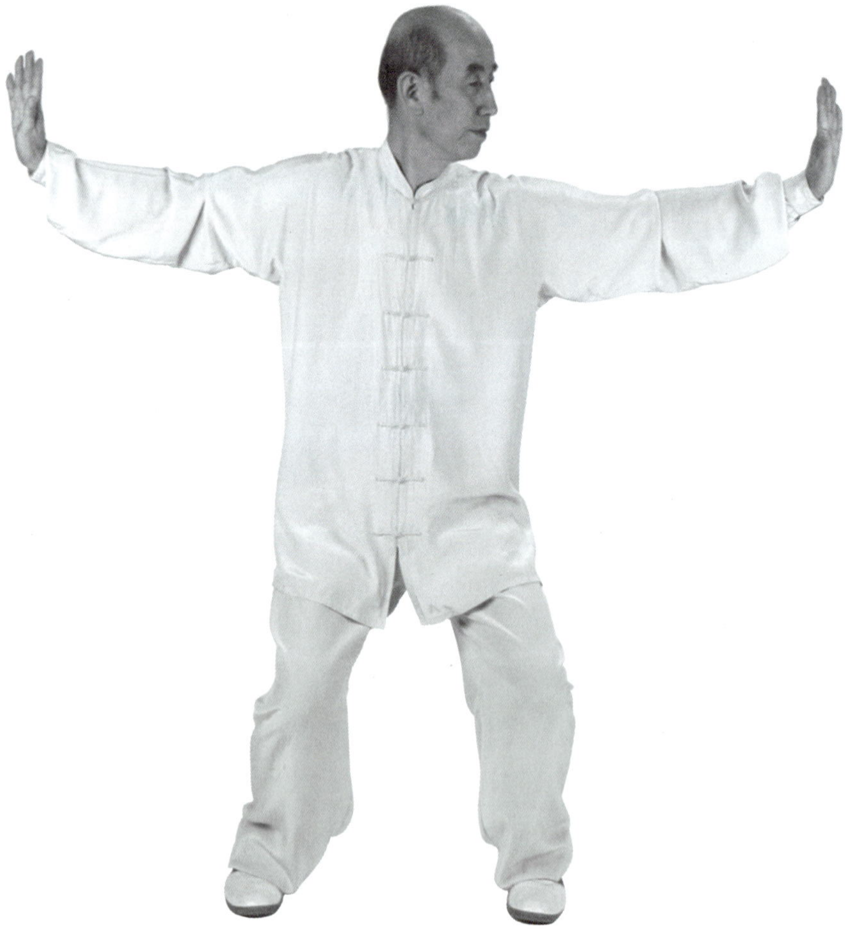

숨을 들이마시며 머리를 오른쪽으로 돌리고 다리를 굽히면서 손바닥을 양옆으로 민다. 숨을 내쉬며 머리를 원래로 돌리고 다리를 펴며 주먹을 쥐고 허리 옆에 놓는다.

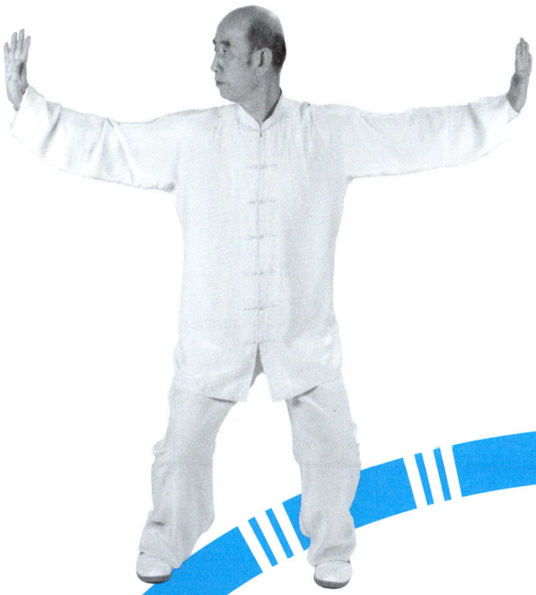

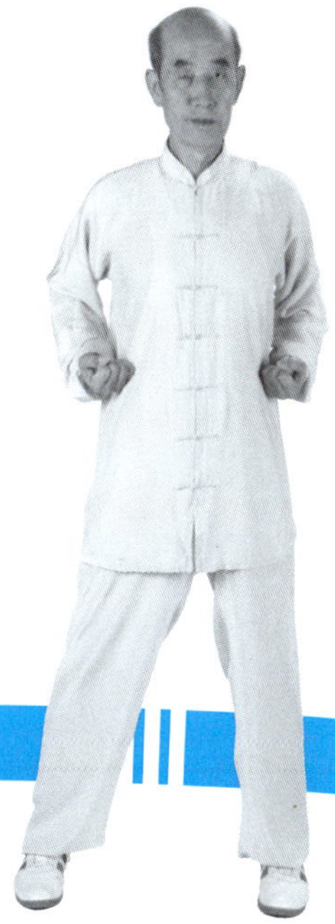

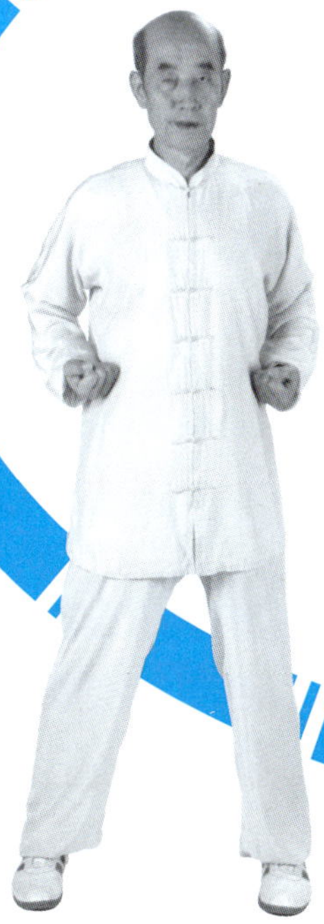

요 구

1. 정신을 집중하고 의념은 노궁에 둔다.
2. 손바닥을 미는 속도는 천천히 균일하게 하며 힘은 서서히 크게 준다. 양팔 아래에 기(氣)가 도는 감각을 갖으며 손바닥을 거둘 때 팔을 이완한다.

(20) 거완완현천(擧腕腕懸天: 손을 들어 하늘에 매달린다)

숨을 들이마시며 손바닥을 구수(勾手)를 만들어 머리위로 곧게 든다. 숨을 내쉬며 구수는 손바닥으로 변하며 몸의 양측에 놓는다. 동작은 3번한다.

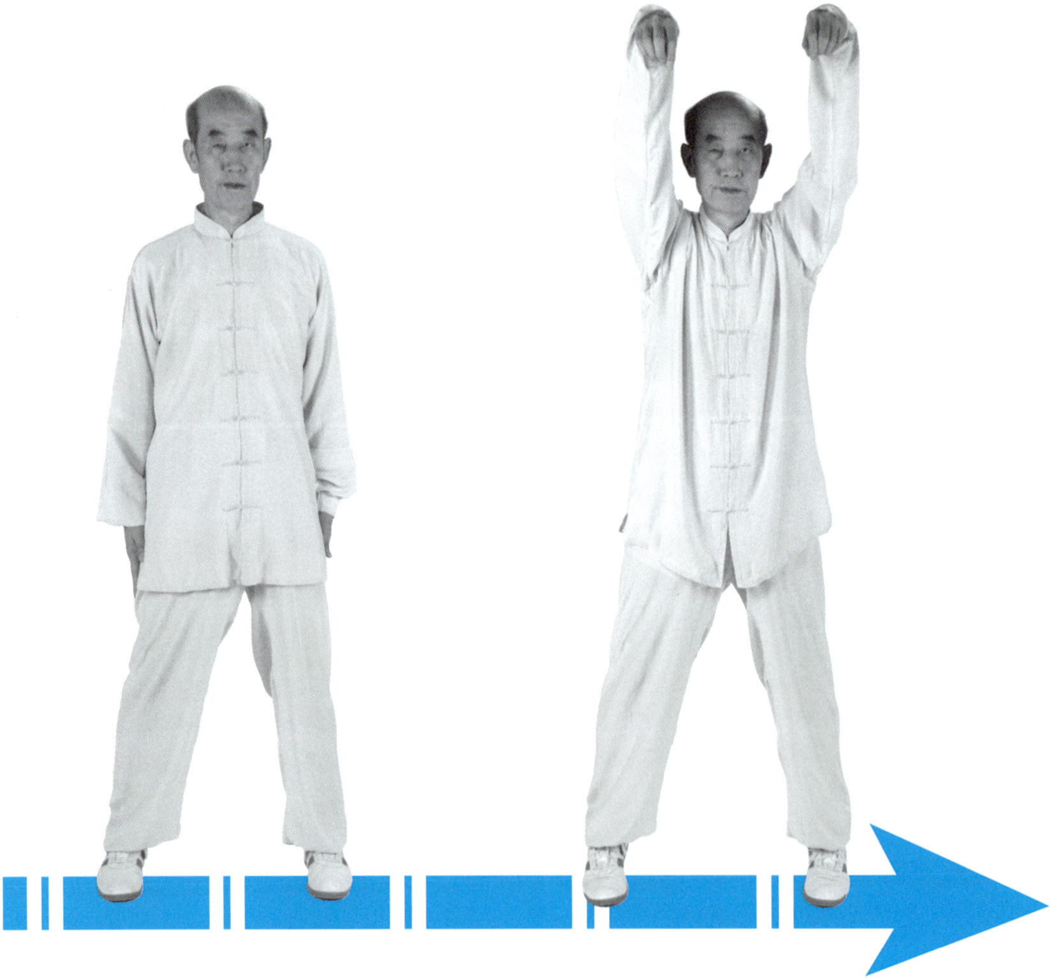

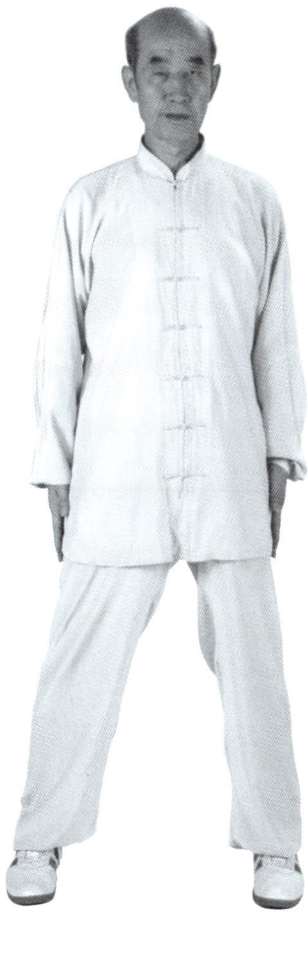

요 구

1.정신을 집중하고 의념은 단전(丹田)에 둔다.

2.전신을 이완하고 마음은 편안하게 갖는다.

3.동작과 호흡을 잘 결합하며 손을 들어 구수를 만들 때 팔목을 충분히 굽혀야 한다.

(21) 세수유차장(洗手揉搓掌 : 손을 씻으며 손바닥을 문지른다)

먼저 오른손에 왼손의 엄지손가락을 쥐고 씻으며 그다음 왼손으로 오른쪽 엄지손가락을 쥐고 씻는다. 동작을 모두 3 번한다.

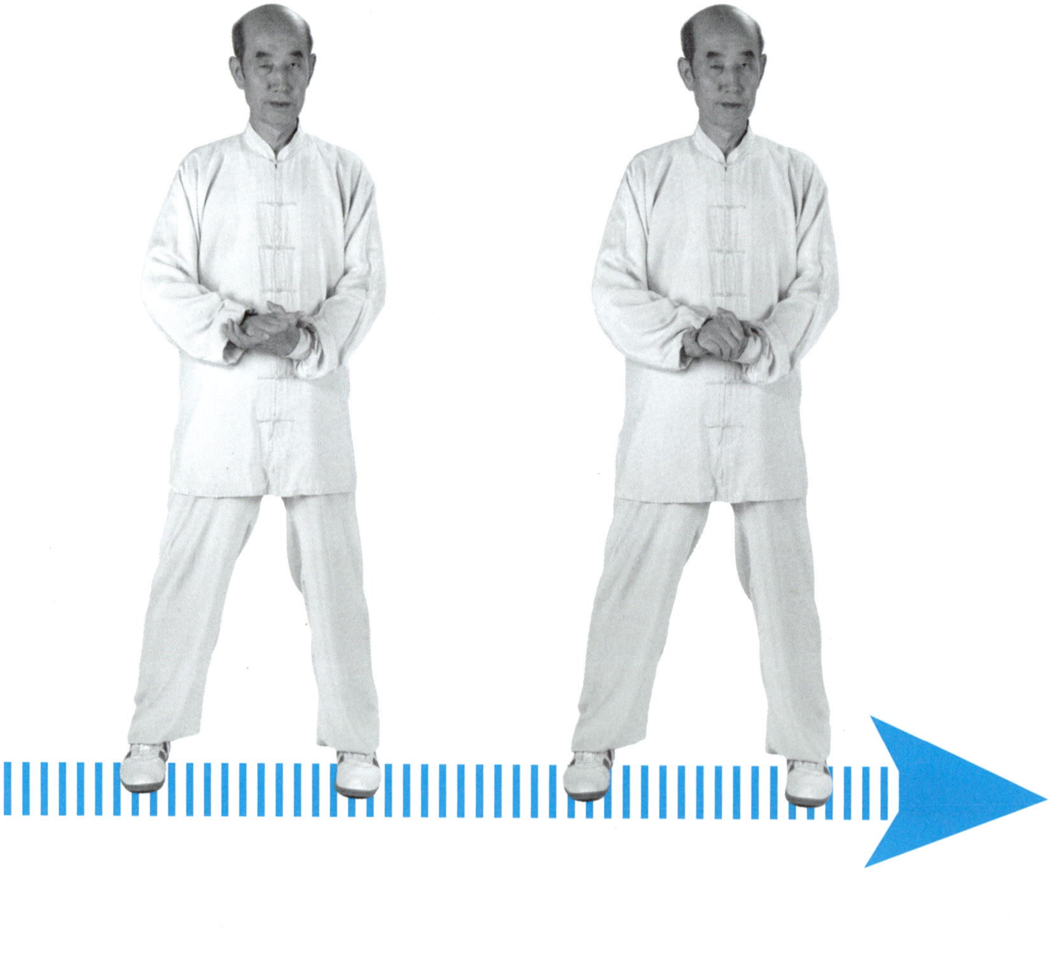

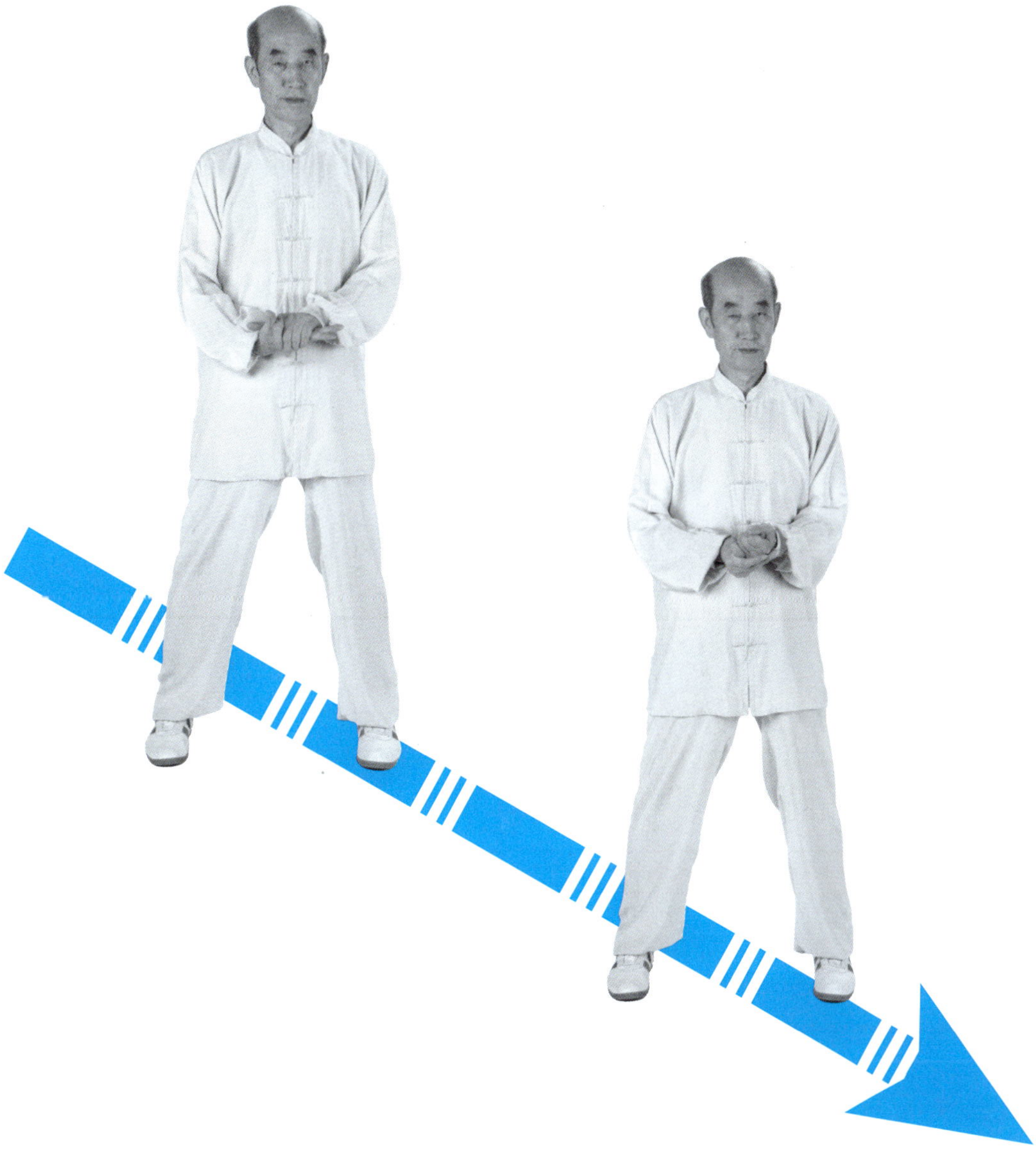

요 구

1. 정신을 집중하고 의념은 노궁(勞宮)에 둔다.
2. 손을 씻을 때 조금 힘을 준다.
3. 동작과 호흡을 잘 결합시킨다.

(22) 결지수배번(抉指手背翻 : 손가락을 밀어 뒤로 넘긴다)

왼손으로 오른쪽 손가락을 쥐고 뒤로 3번 민다. 그 다음 오른손으로 왼쪽 손가락을 쥐고 뒤로 3번 민다.

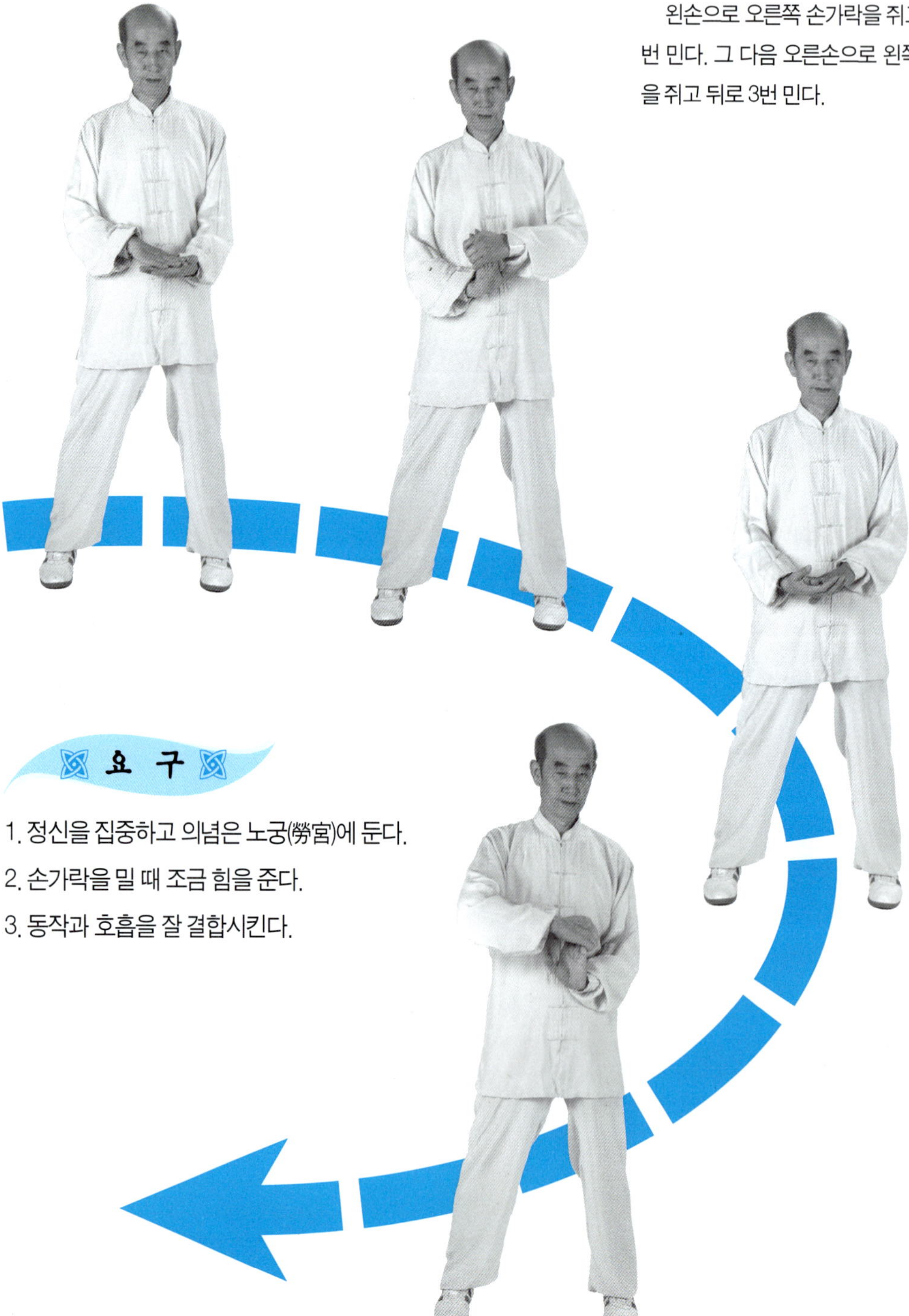

요 구

1. 정신을 집중하고 의념은 노궁(勞宮)에 둔다.
2. 손가락을 밀 때 조금 힘을 준다.
3. 동작과 호흡을 잘 결합시킨다.

(23) 유복의적사(揉腹醫積邪 : 복부를 문질러 나쁜 기를 치료한다)

두 손을 포개어 배꼽 중앙에 놓고 순시침 방향으로 3번 돌리고 역시침 방향으로 3번 돌린다. 동작이 끝난 후 두 손을 몸의 양측에 놓는다.

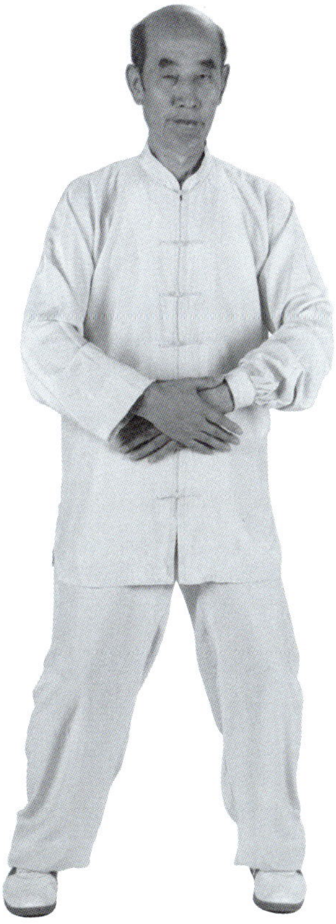

요 구

1. 정신을 집중하고 의념을 단전(丹田)에 둔다.
2. 돌릴 때 조금 힘을 준다.
3. 몸은 곧게 하며 앞 또는 뒤로 구부리면 안 되며 양옆으로도 구부리지 않는다.

(24) 찰협서간담(擦脇舒肝膽: 옆구리를 문질러 간과 담을 편안하게 한다)

두 손바닥은 몸의 옆구리를 올라 갔다 내려왔다 3번 안마한다.

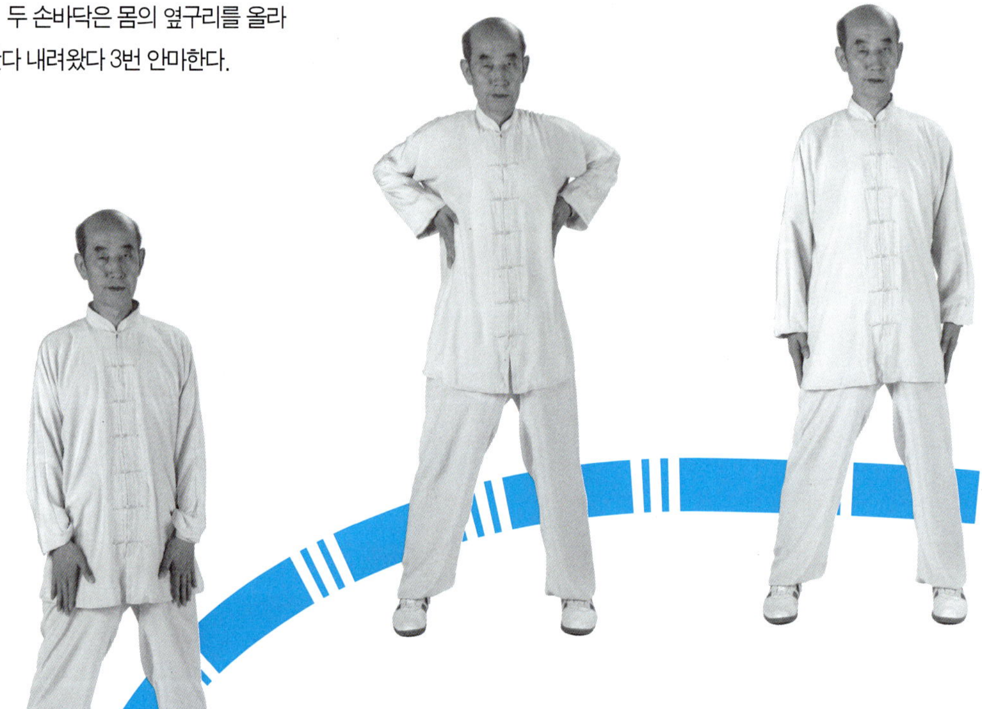

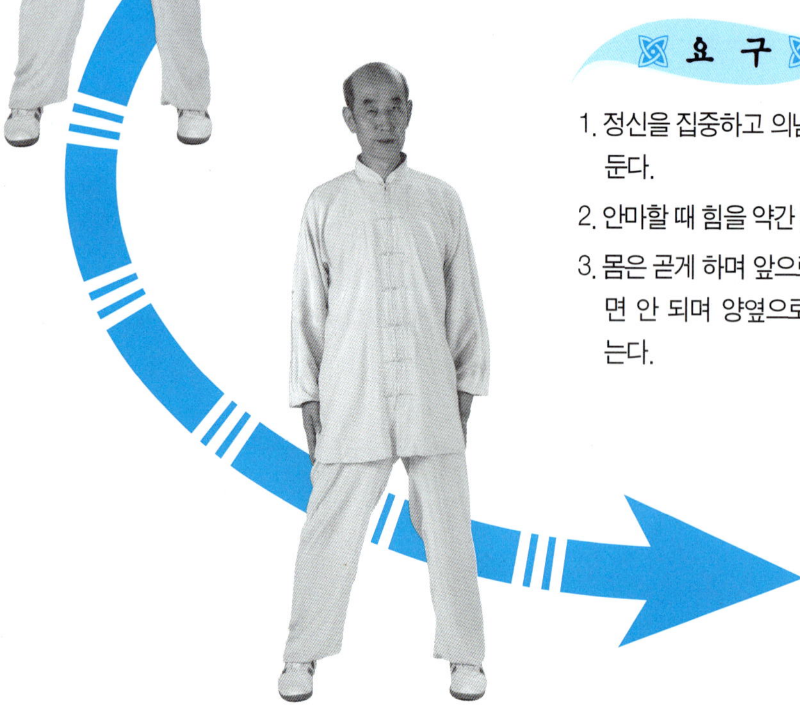

요 구

1. 정신을 집중하고 의념은 장문(章門)에 둔다.
2. 안마할 때 힘을 약간 준다.
3. 몸은 곧게 하며 앞으로나 뒤로 구부리면 안 되며 양옆으로도 구부리지 않는다.

(25) 추배통방광(捶背通膀胱 : 등을 두드려 방광을 소통하게 한다)

두 손은 주먹을 쥐고 등 뒤로 가져가 위유(胃兪)를 3번 두드린다.

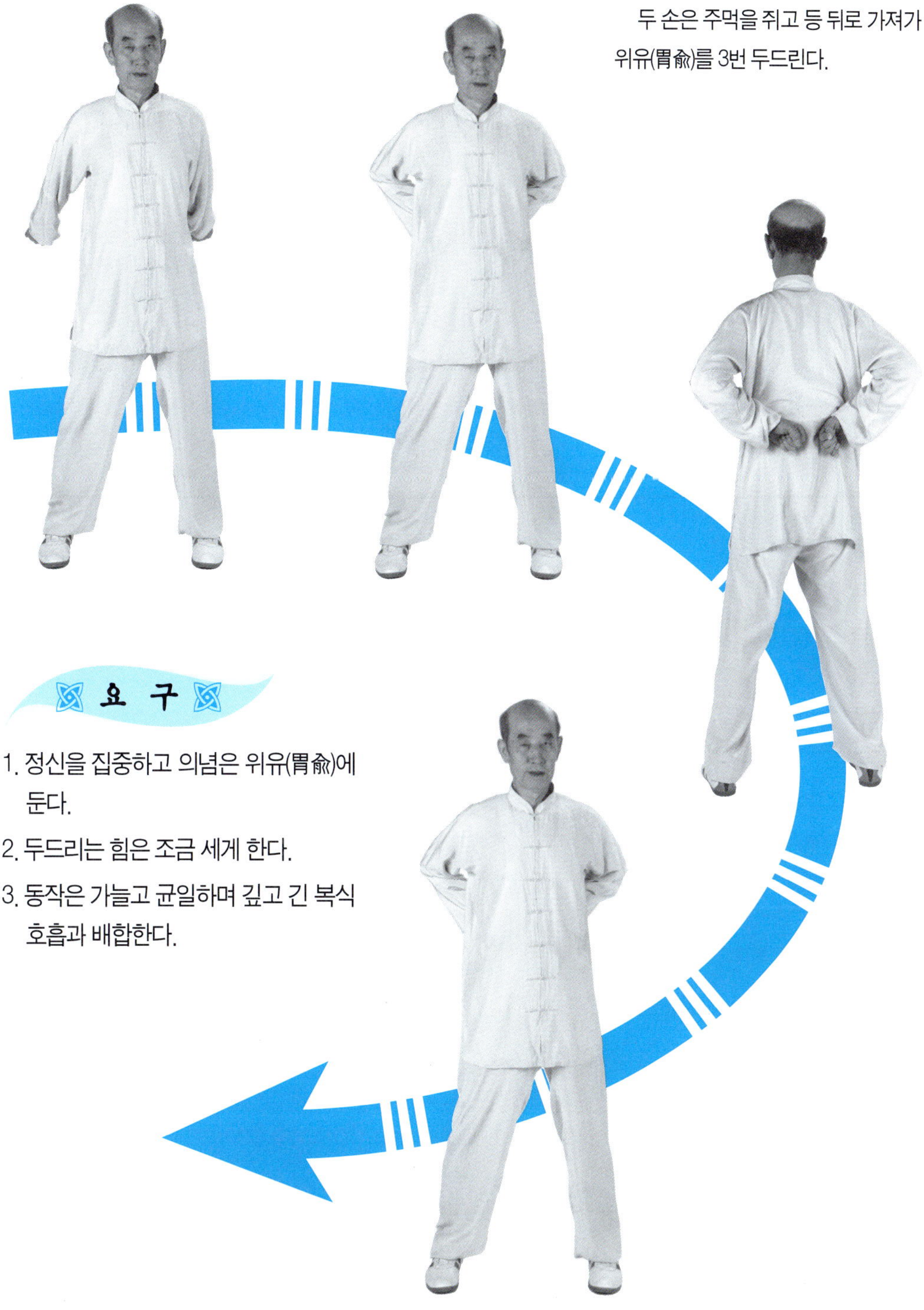

요 구

1. 정신을 집중하고 의념은 위유(胃兪)에 둔다.
2. 두드리는 힘은 조금 세게 한다.
3. 동작은 가늘고 균일하며 깊고 긴 복식 호흡과 배합한다.

(26) 차요보신원(搓腰補腎元 : 허리를 문질러 신장의 기를 보충한다)

두 주먹은 손바닥으로 변하며 노궁을 신유(腎兪)에 놓고 왼손과 오른손이 서로 교차하면서 3번 문지른다.

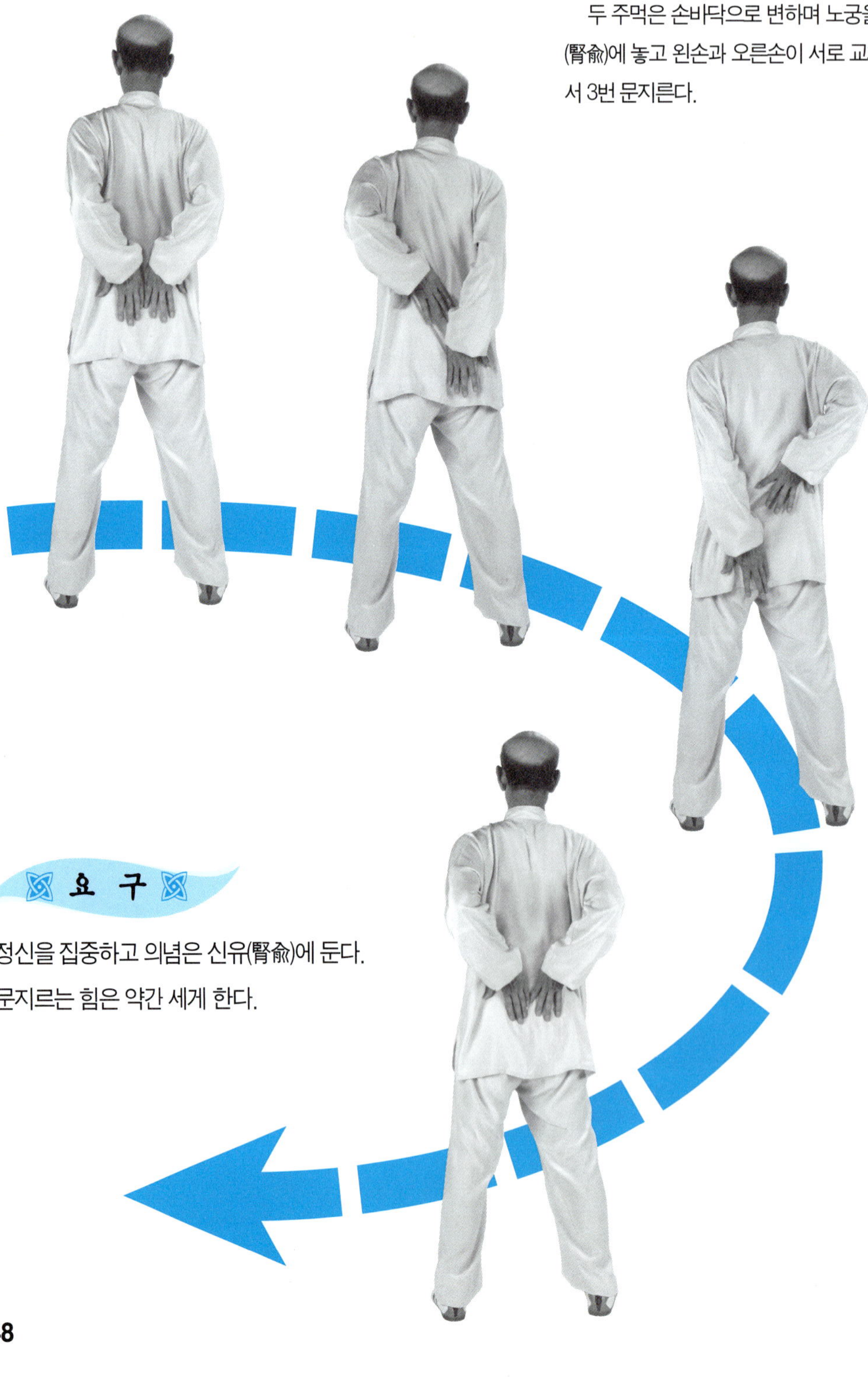

요 구

1. 정신을 집중하고 의념은 신유(腎兪)에 둔다.
2. 문지르는 힘은 약간 세게 한다.

(27) 전관체후앙(展髖體后仰 : 골반을 벌려 몸을 뒤로 넘긴다)

두 손바닥을 신유(腎兪)에 대고 숨을 들이마시며 몸을 뒤로 넘긴다. 숨을 내쉬며 몸을 원래 상태로 가져오며 동작을 모두 3번 한다.

상체를 뒤로 넘기고 두 손바닥은 신유(腎兪)를 민다. 뒤로 넘기는 범위를 조금 크게 한다.

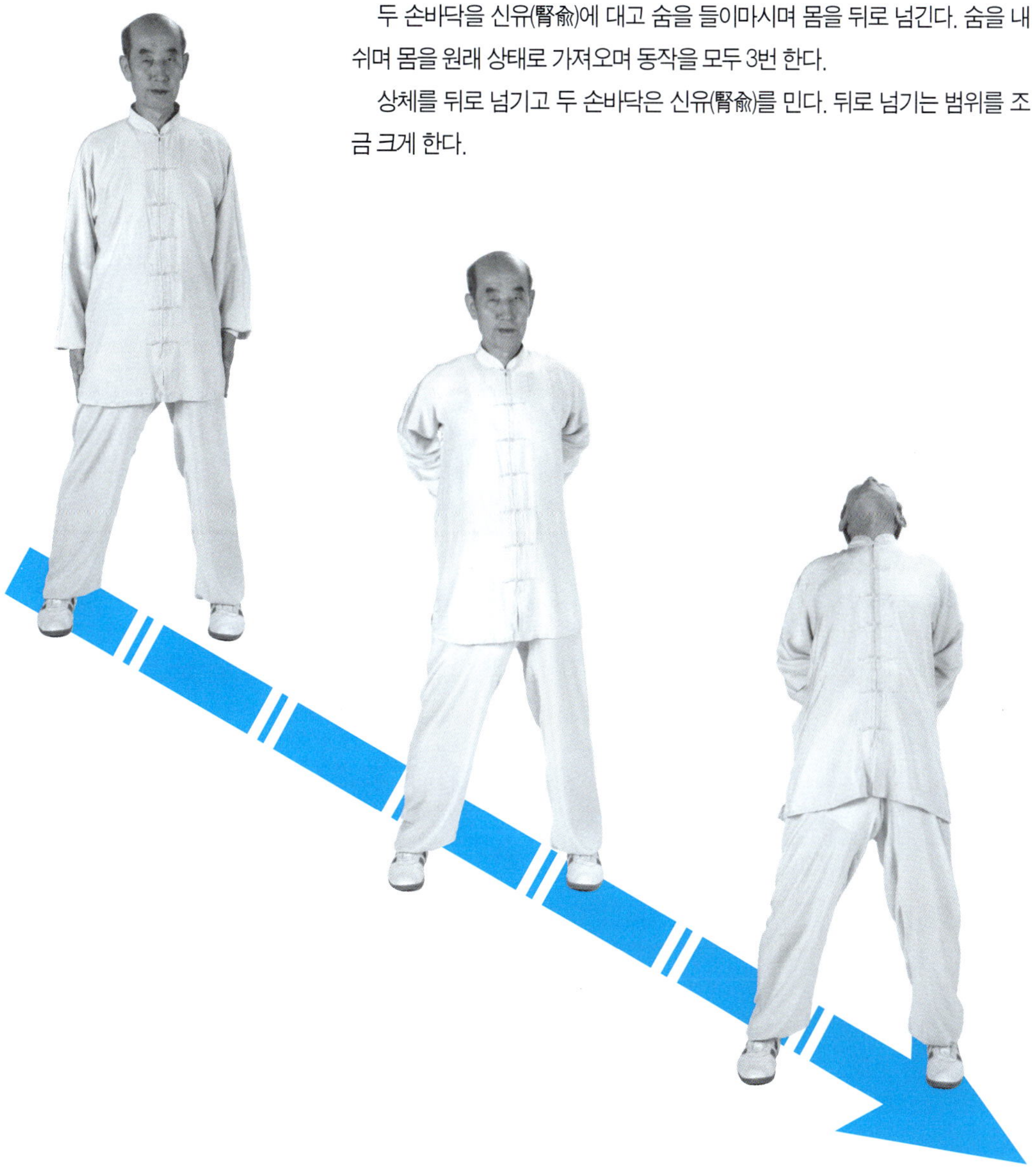

요 구

1. 정신을 집중하고 의념은 신유(腎兪)에 둔다.
2. 몸을 뒤로 넘길 때 발가락은 땅을 잡고 중심을 잘 잡으며 뒤로 넘기는 범위는 사람마다 다르다.

(28) 전체체불만(轉體體不彎 : 몸을 돌리지만 구부리지 않는다)

두 손은 주먹을 쥐고 허리 옆에 놓으며 상체를 왼쪽으로 돌리고 두 주먹은 위로 힘 있게 뻗는다. 몸을 원래 상태로 돌린 후 두 주먹을 허리에 놓는다. 계속 오른쪽으로 몸을 돌리며 동작을 한다.

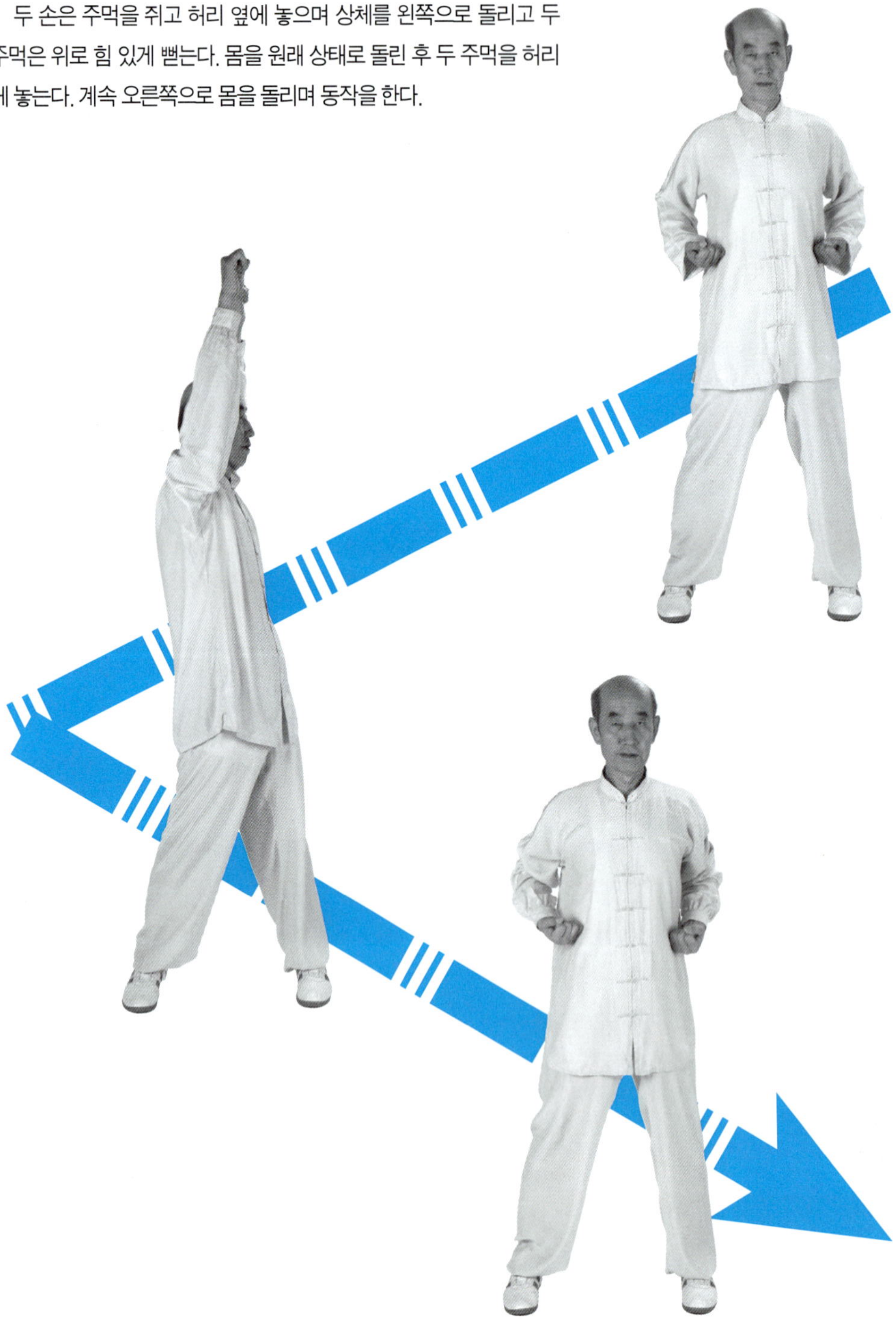

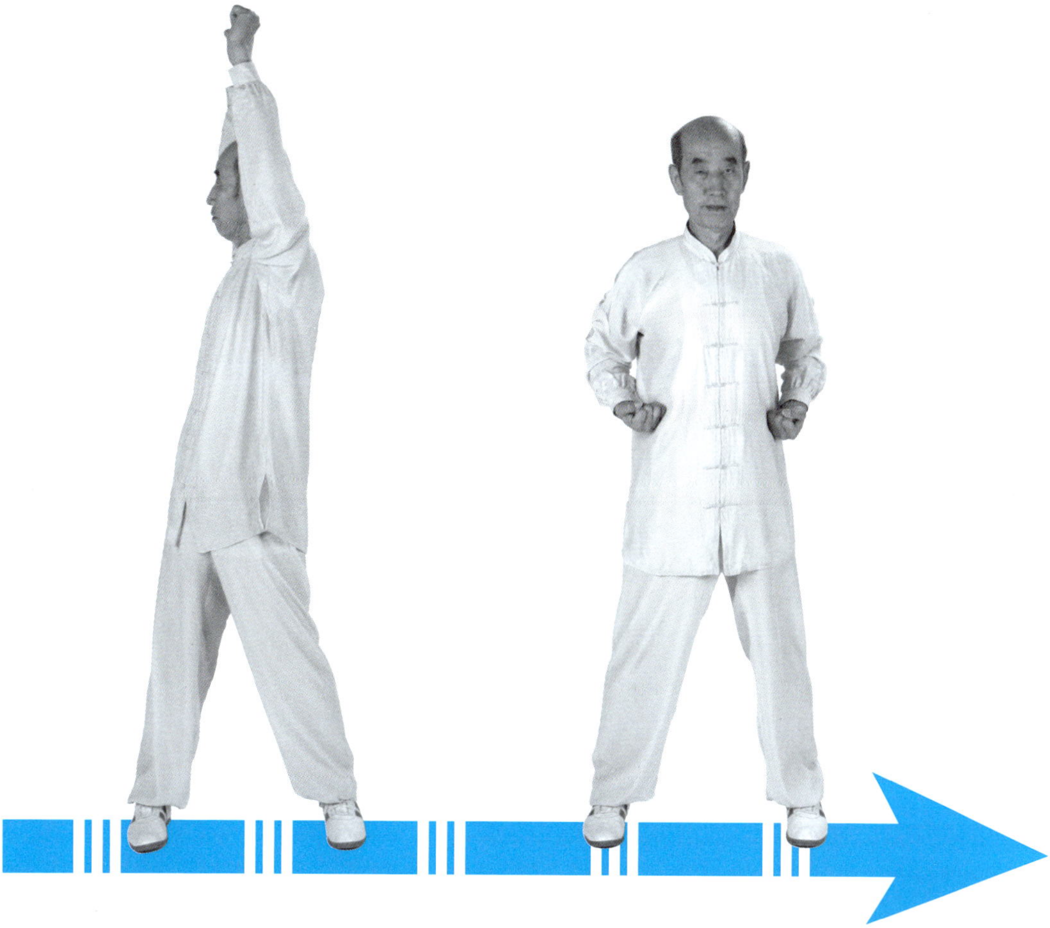

요 구

1. 정신을 집중하고 의념은 명문(命門)에 둔다.
2. 몸을 충분히 돌리며 앞 또는 뒤로 구부리면 안 되며 양옆으로도 구부리지 않는다.
3. 동작은 가늘고 균일하며 깊고 긴 복식호흡과 잘 배합한다.
4. 주먹을 뻗는 속도는 힘 있고 민첩하게 하며 뻗은 후 잠시 상태를 유지한다.

(29) 궁신권촉각(躬身拳觸脚 : 몸을 구부려 주먹이 발에 닿는다)

숨을 내쉬며 상체를 구부리고 다리는 곧게 펴며 주먹을 발등에 닿는다. 숨을 들이마시며 손바닥으로 변하여 다리의 앞부분을 쓰다듬으며 일어나 주먹을 쥐며 허리에 놓는다. 동작은 3번한다.

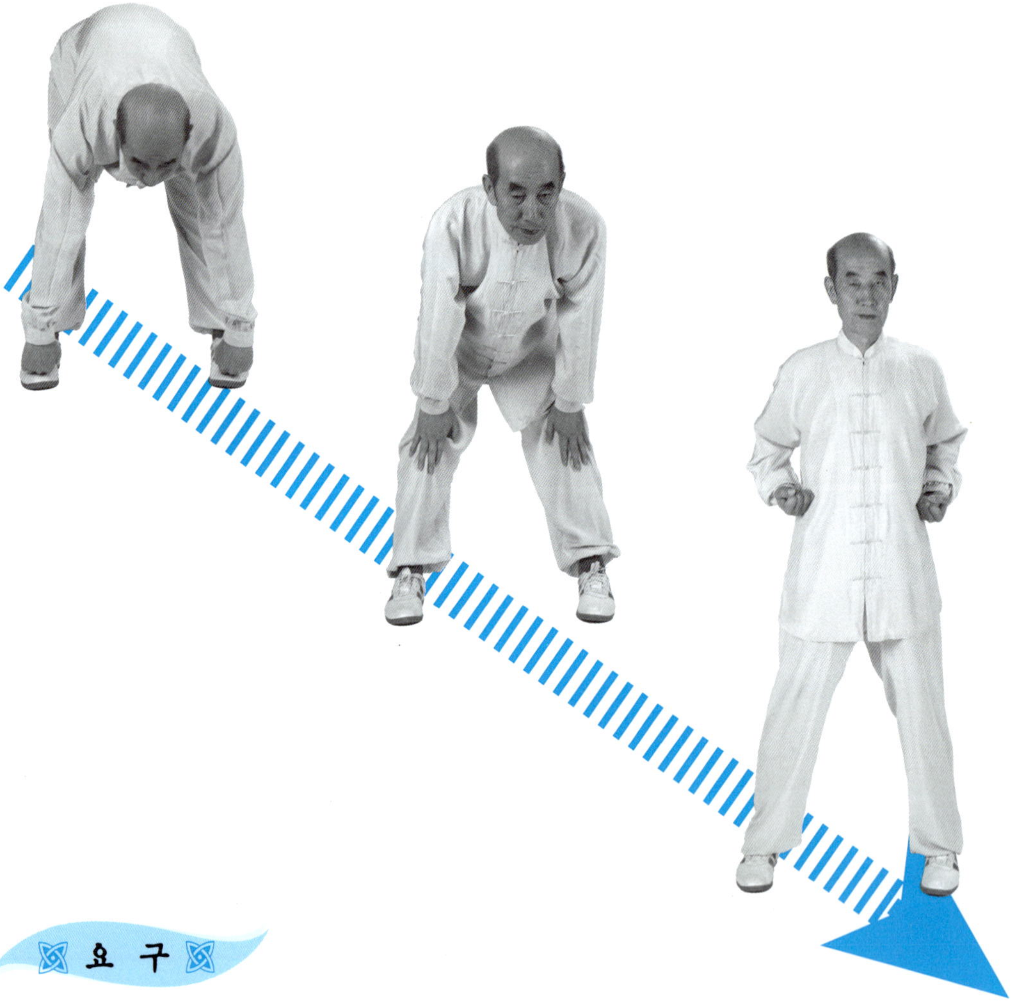

요 구

1. 정신을 집중하고 의념은 명문(命門)에 둔다.
2. 몸을 앞으로 구부리고 몸을 일으킬 때 속도를 천천히 한다.
3. 몸을 편안하게 동작을 하며 두 다리는 곧게 편다.

(30) 선척사응반(旋脊似鷹盤 : 허리를 돌려 매가 하늘 나는 자세를 한다)

두 주먹은 손바닥으로 변하며 신유(腎兪)에 놓고 순시침 방향으로 허리를 3바퀴 돌리고 역시침 방향으로 허리를 3바퀴 돌린다.

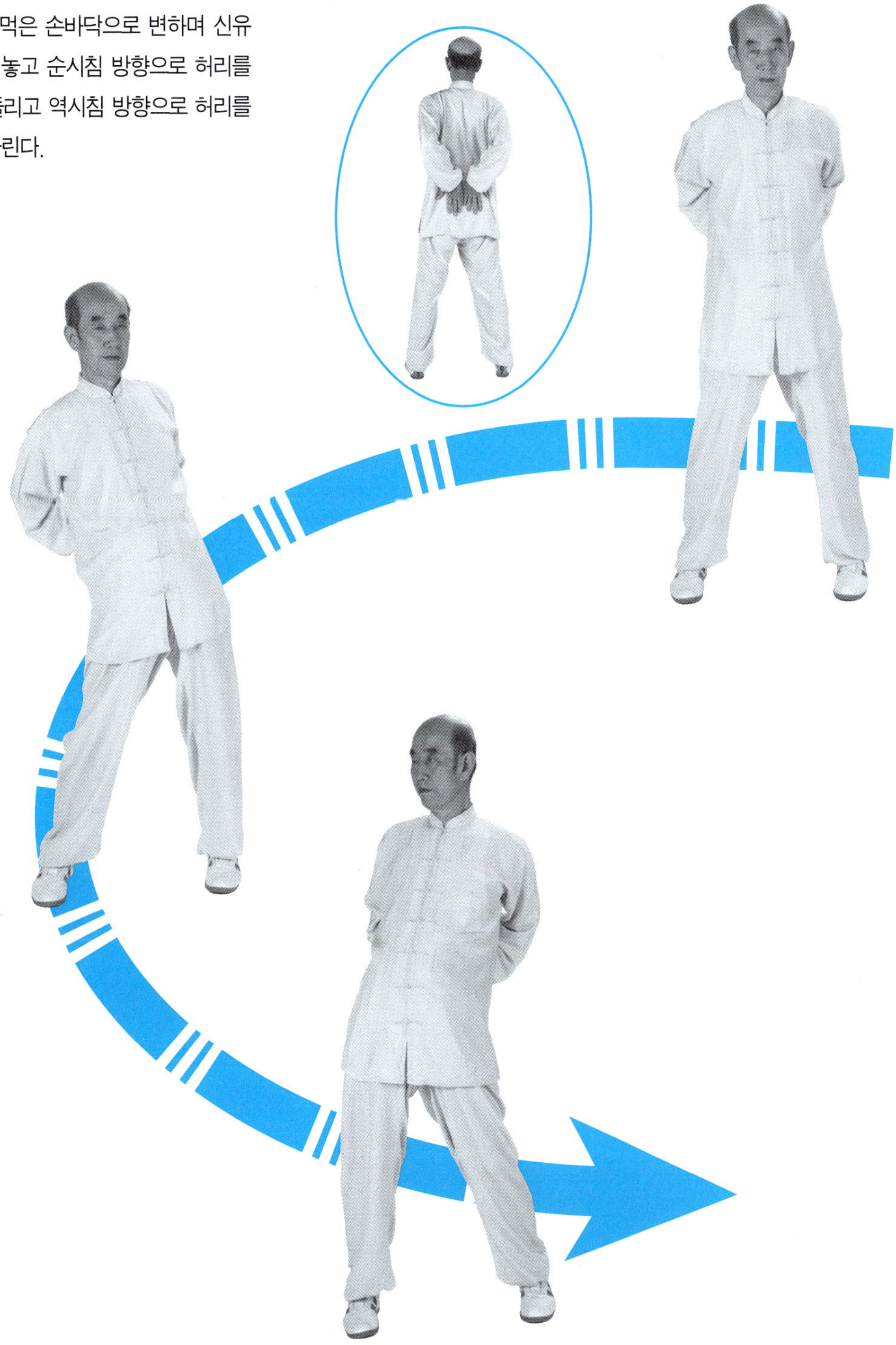

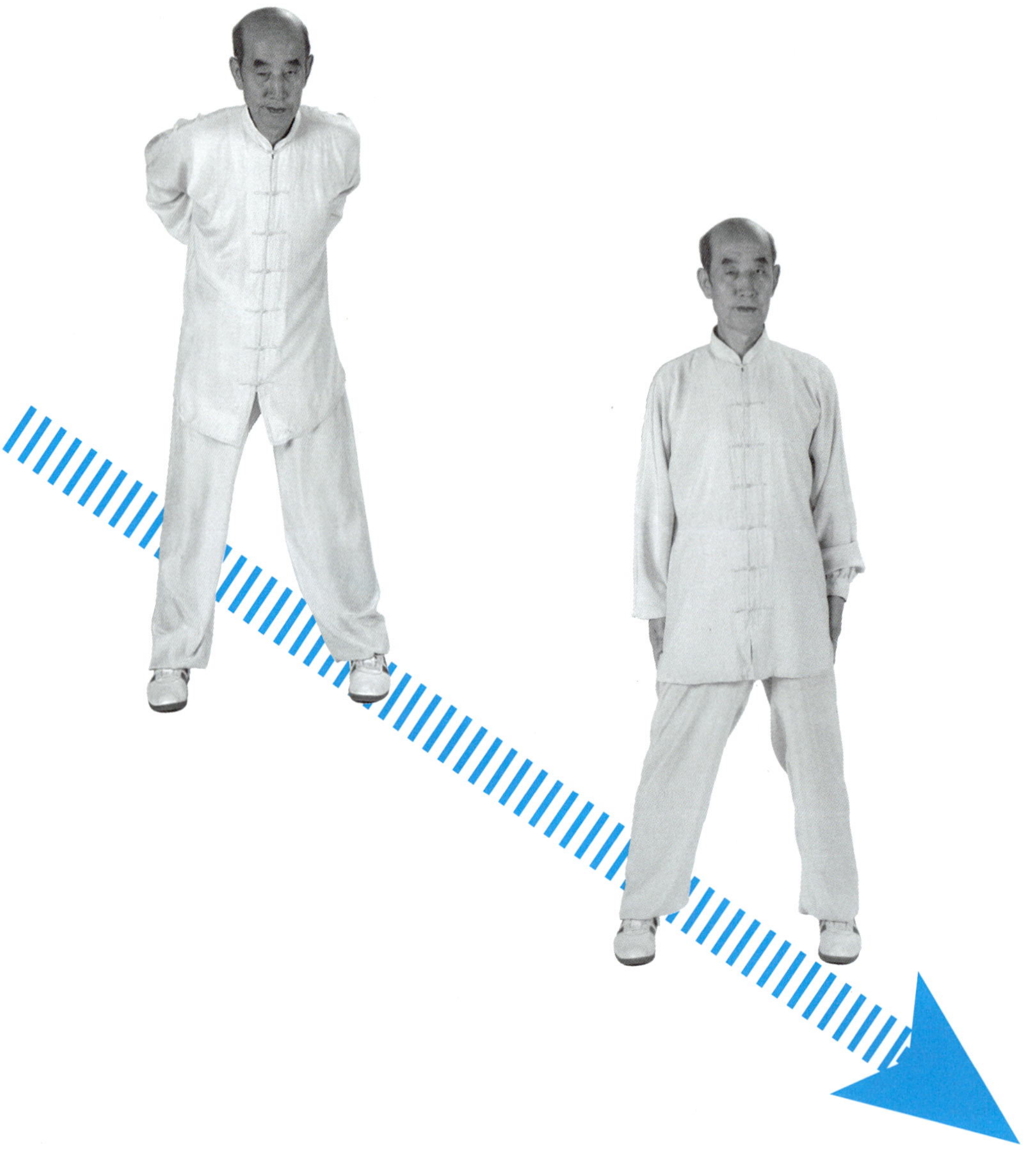

요 구

1. 정신을 집중하고 의념은 명문(命門)에 둔다.
2. 온 몸은 이완하며 호흡은 자연스럽게 한다.
3. 허리가 도는 범위는 크게 하며 두 다리는 곧게 펴고 두 손바닥은 순서에 따라 허리를 밀며 상체는 적당하게 앞으로나 뒤로 구부릴 수 있다. 하지만 머리의 그림자는 꼭 두발 사이에 있어야 한다.

(31) 고당수정슬(靠須頂膝 : 대퇴부 안쪽을 붙이고 무릎으로 민다)

두 손은 허리를 잡고 몸은 왼쪽으로 돌며 대퇴부 안쪽을 붙이고 오른쪽 무릎으로 왼쪽다리의 곡천(曲泉)혈을 민다. 몸은 곧게 하며 두 다리는 곧게 편다. 계속 오른쪽으로 돌려 동작을 하며 끝나면 서있는 자세를 취한다.

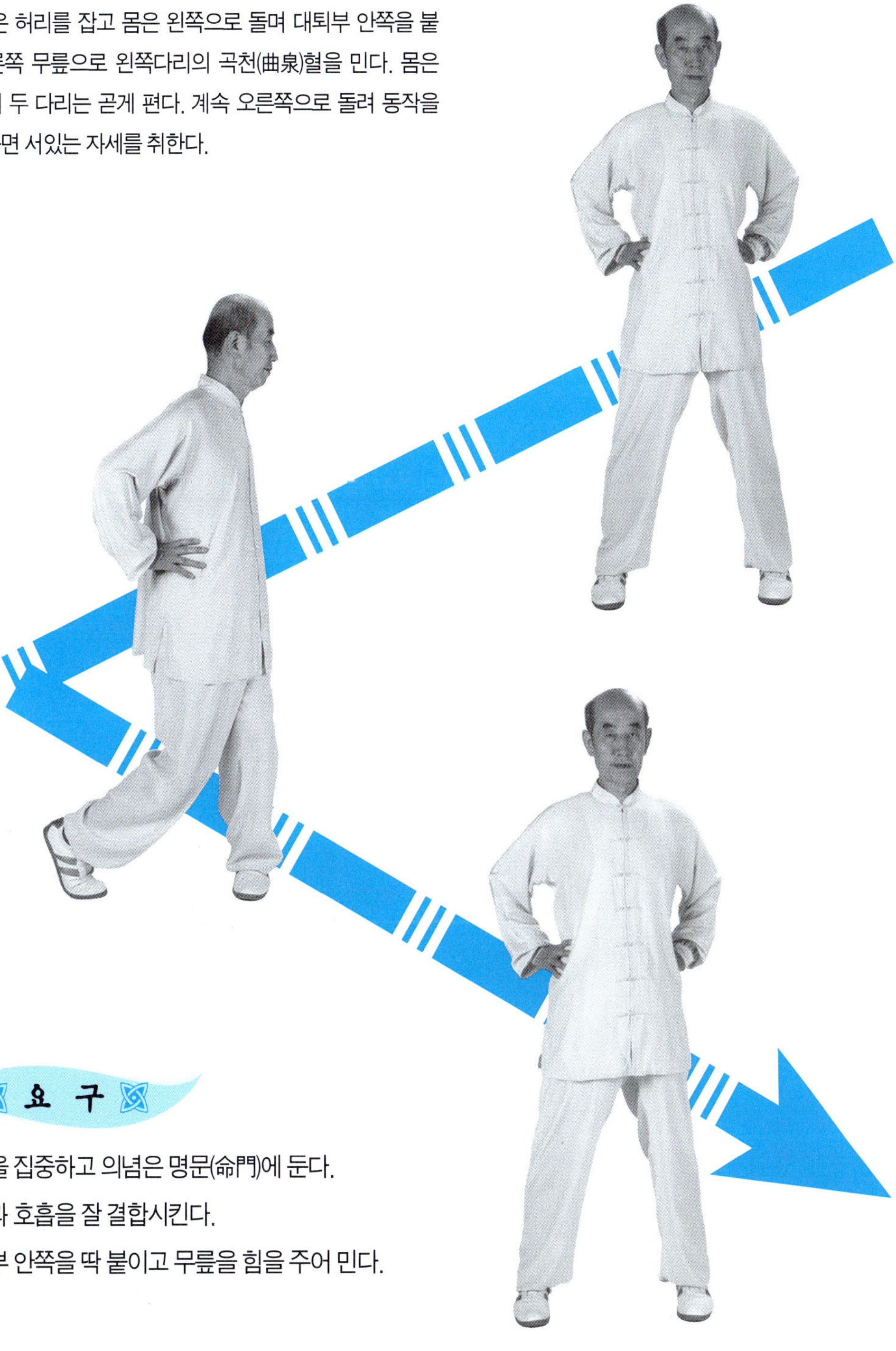

요 구

1. 정신을 집중하고 의념은 명문(命門)에 둔다.
2. 동작과 호흡을 잘 결합시킨다.
3. 대퇴부 안쪽을 딱 붙이고 무릎을 힘을 주어 민다.

(32) 박고환도간(拍股環跳間 : 엉덩이의 환조혈을 친다)

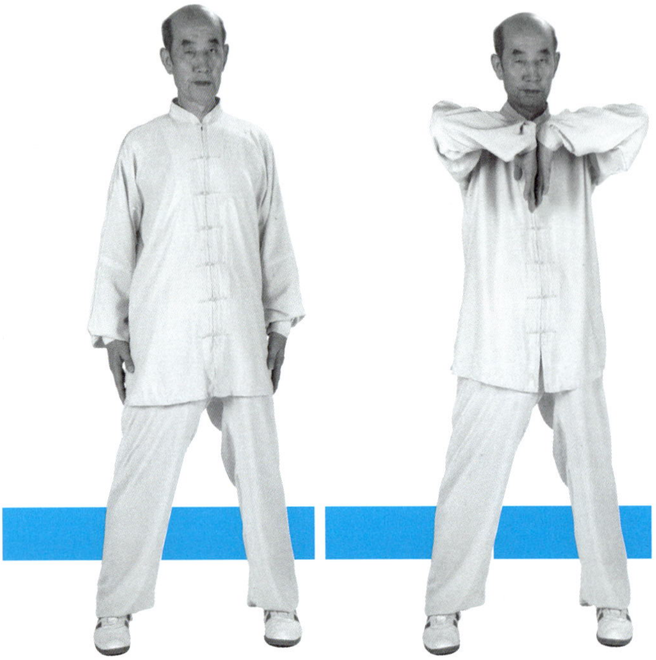

숨을 들이마시며 손등을 붙이고 몸 앞으로 올리며 어깨 높이에서 손가락을 튕기며 돌려 숨을 내쉬면서 엉덩이의 환조혈(環跳穴)을 힘을 주어 친다. 동작은 3번한다.

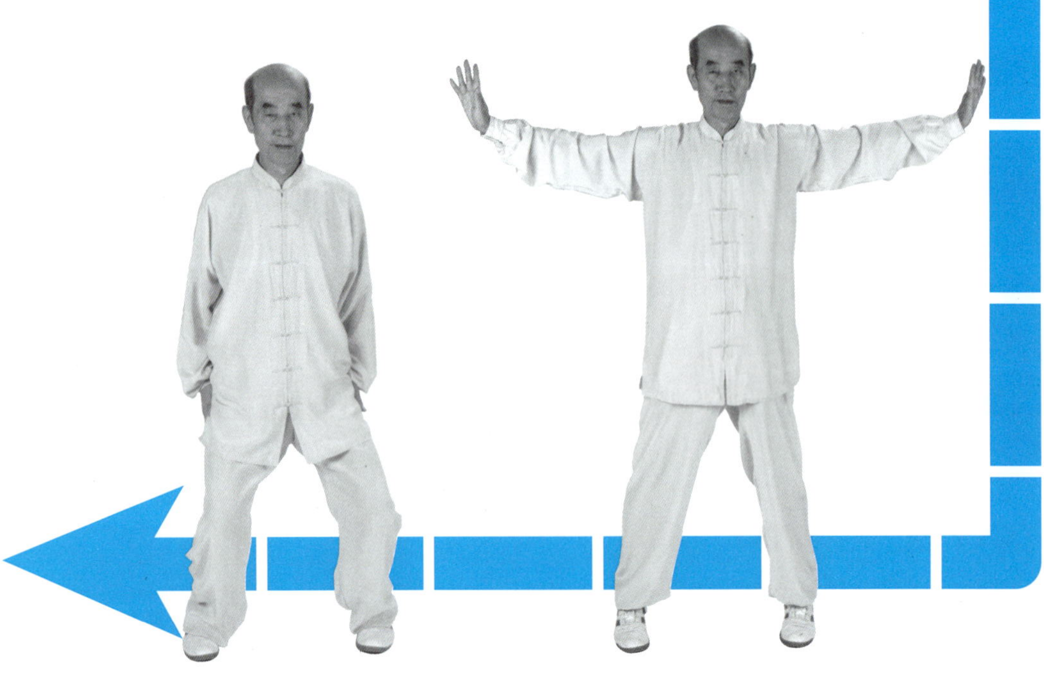

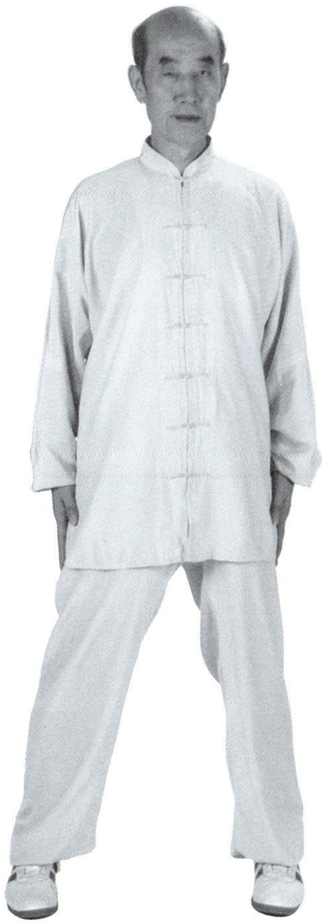

요 구

1. 정신을 집중하고 의념은 환조혈(環跳穴)에 둔다.
2. 동작은 가늘고 균일하며 깊고 긴 복식호흡과 잘 배합한다.
3. 몸은 곧게 하며 치는 힘은 조금 세게 한다.

(33) 안마족삼양(按摩足三陽 : 족삼양을 안마한다)

두 손은 주먹을 쥐고 허리 옆에 놓으며 숨을 내쉬며 허리를 굽혀 왼쪽 손바닥으로 족삼양(足三陽)을 안마하며 발목에 이르러 중지로 태계(太溪)혈을 누른다. 숨을 들이마시며 상체를 일으키며 두 손은 주먹을 쥐고 허리에 놓는다. 계속하여 오른쪽 손으로 동작을 하며 좌우를 합하여 한 번으로 동작을 3번한다.

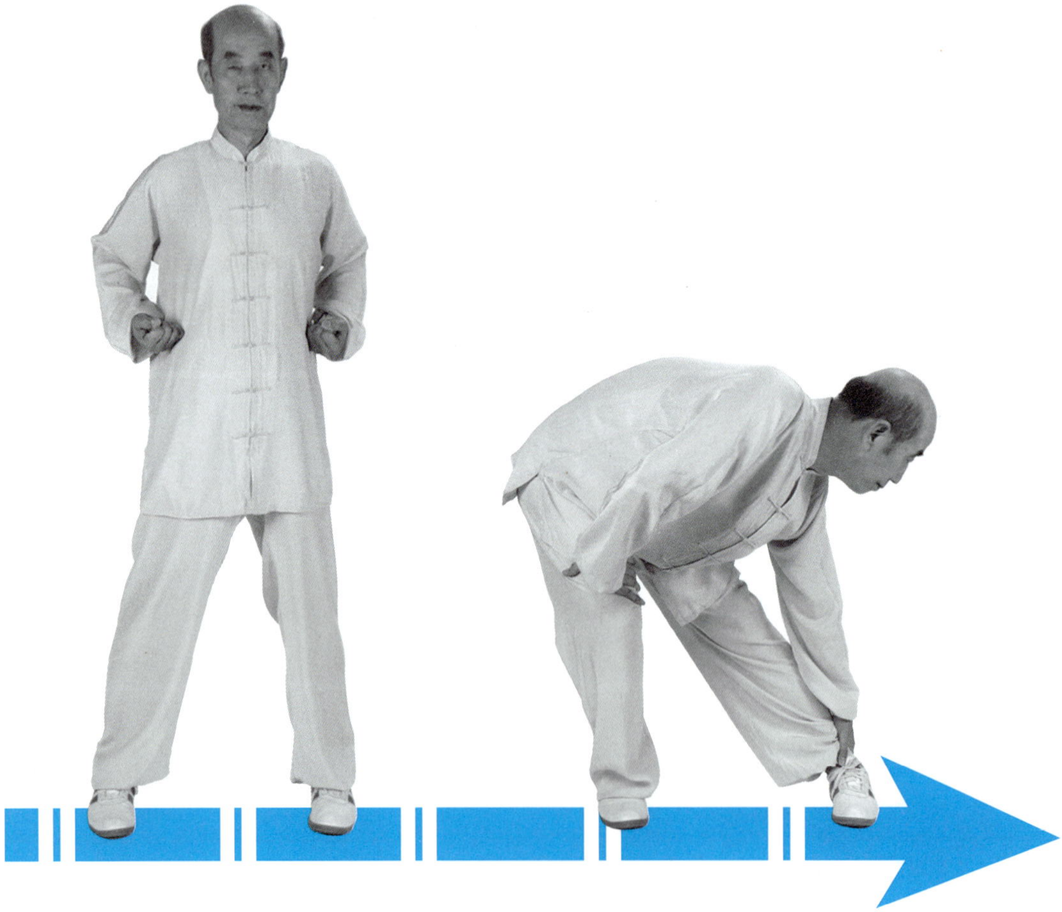

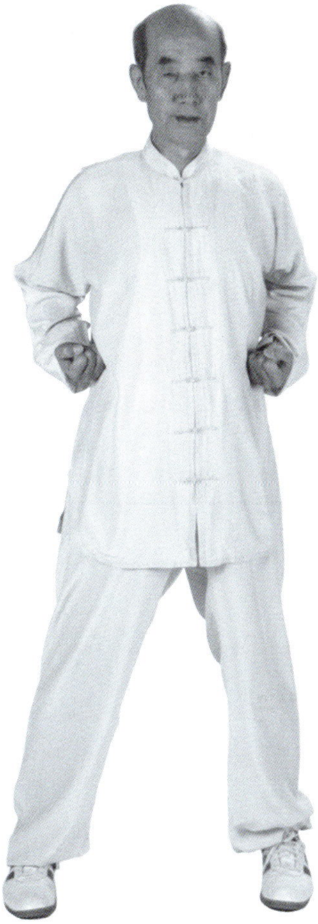

요 구

1. 정신을 집중하고 의념은 기(氣)를 인도하는데 둔다.
2. 아래로 내려가며 족삼양경맥을 안마할 때 힘을 조금 세게 한다.
3. 몸을 옆으로 구부릴 때 머리는 든다.

(34) 반근신과전(盤根身踝轉 : 반근보를 하며 손목과 발목을 돌린다)

숨을 들이마시며 다리는 반근보(盤根步)를 하며 손목과 발목은 돌려 삽장(插掌)을 한다. 몸을 원래로 돌리며 두 손은 주먹을 쥐고 허리 옆에 놓으며 계속하여 오른쪽으로 동작을 한다. 좌우를 합하여 한 번으로 동작을 3번한다.

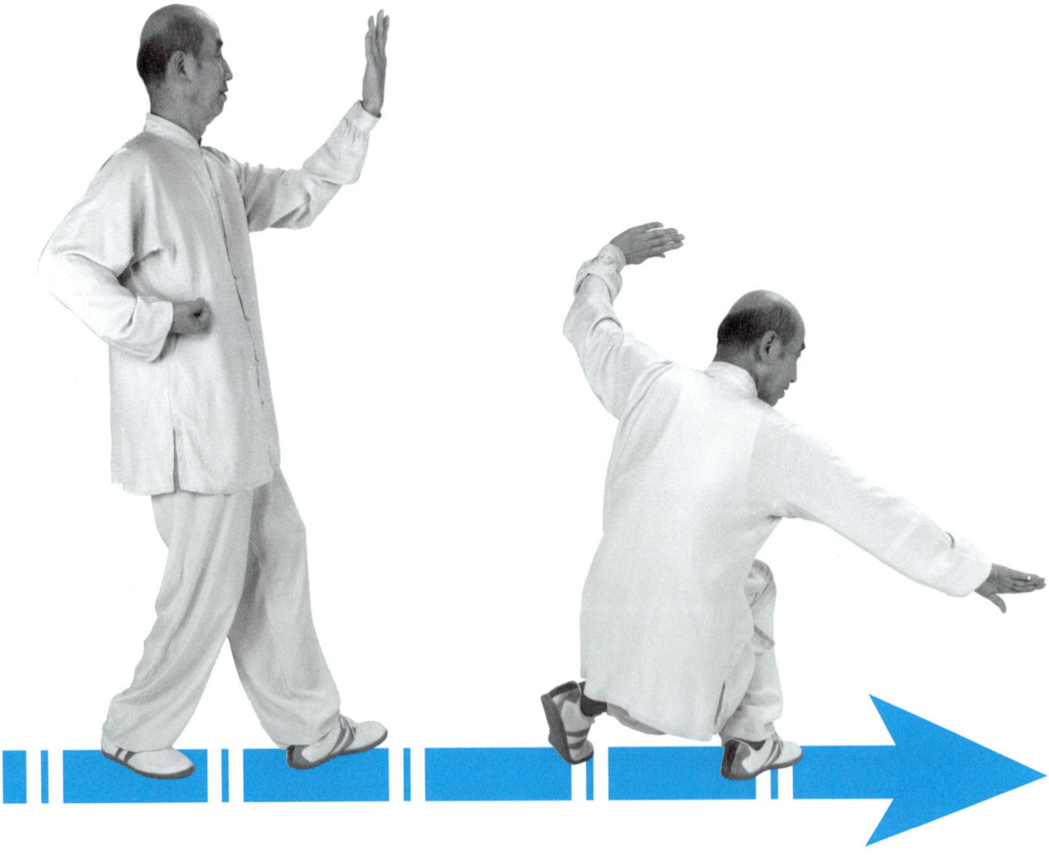

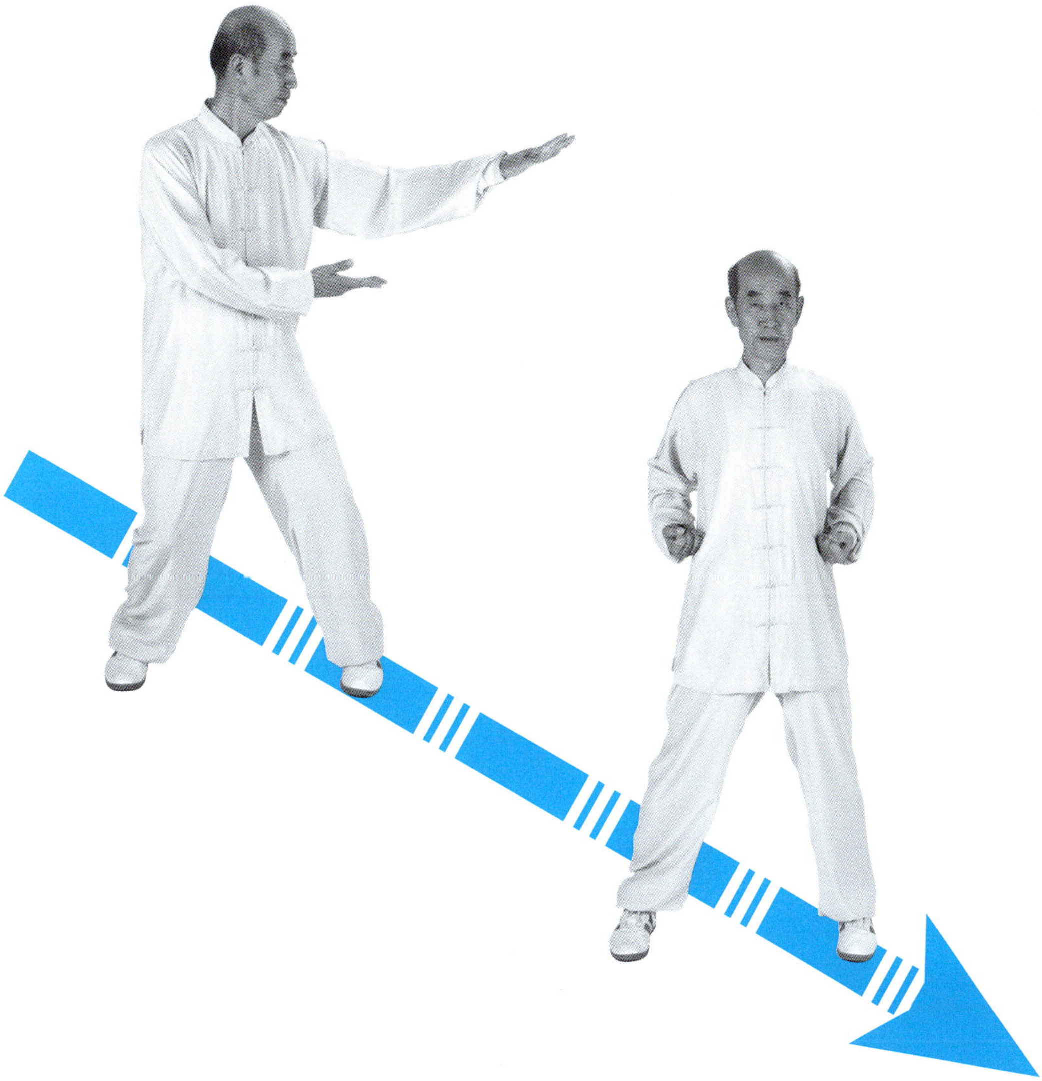

요 구

1. 정신을 집중하고 의념은 노궁(勞宮)에 둔다.
2. 상체와 하체를 잘 조화시켜 동작을 하며 동작과 호흡을 잘 협조한다.
3. 몸을 돌릴 때 발목과 손목을 충분히 돌린다.

(35) 양장정보참(亮掌丁步站 : 정보자세를 취하며 손바닥을 편다)

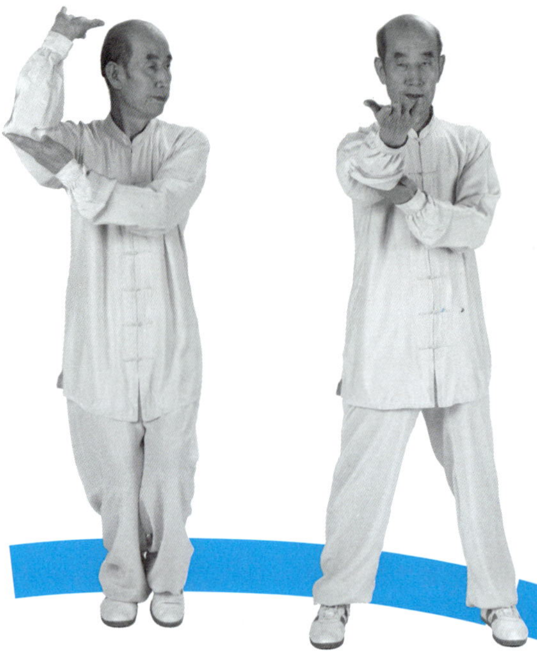

숨을 들이마시며 왼쪽 발을 정보(丁步)자세를 하고 오른손은 들어 손바닥을 오므리며 하늘을 드는 자세를 취하고 왼손은 오른쪽 팔굽을 받쳐 든다. 숨을 내쉬면서 왼발을 옮겨 원래 자세를 취하며 두 손은 주먹을 쥐고 허리 옆에 놓는다. 계속하여 방향을 바꾸어 동작을 하며 동작이 끝나면 두 발은 모으고 두 손은 손바닥으로 변하며 몸의 양 옆에 놓는다.

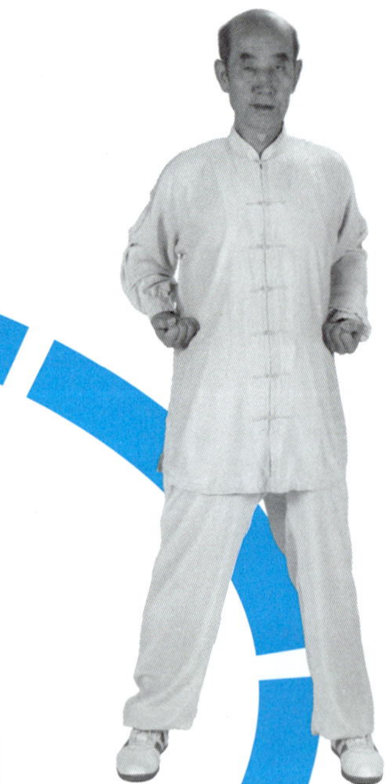

요 구

1. 정신을 집중하고 의념은 양기(陽氣)를 채집하는데 둔다.
2. 정보(丁步)자세를 할 때 상체를 곧게 하며 허리를 이완하고 엉덩이를 올린다.
3. 동작과 호흡을 잘 결합시킨다.

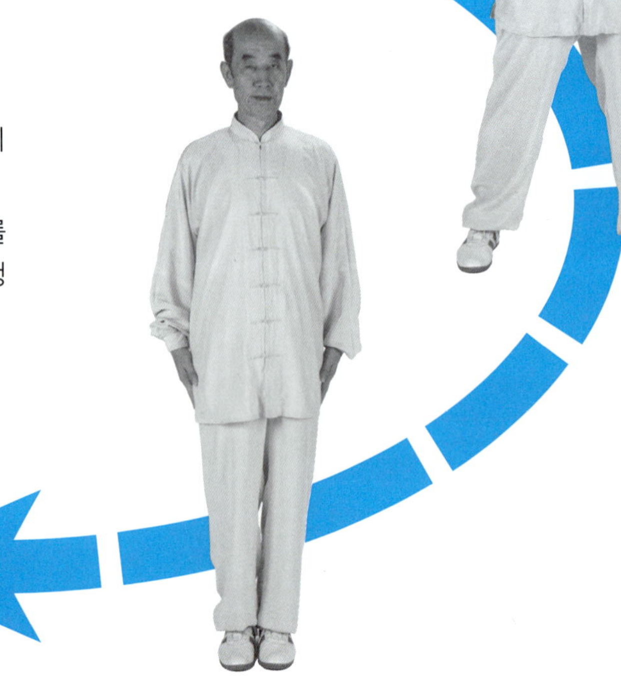

(36) 둔슬학정념(蹲膝鶴頂捻 : 무릎을 굽혀 학정혈을 자극한다)

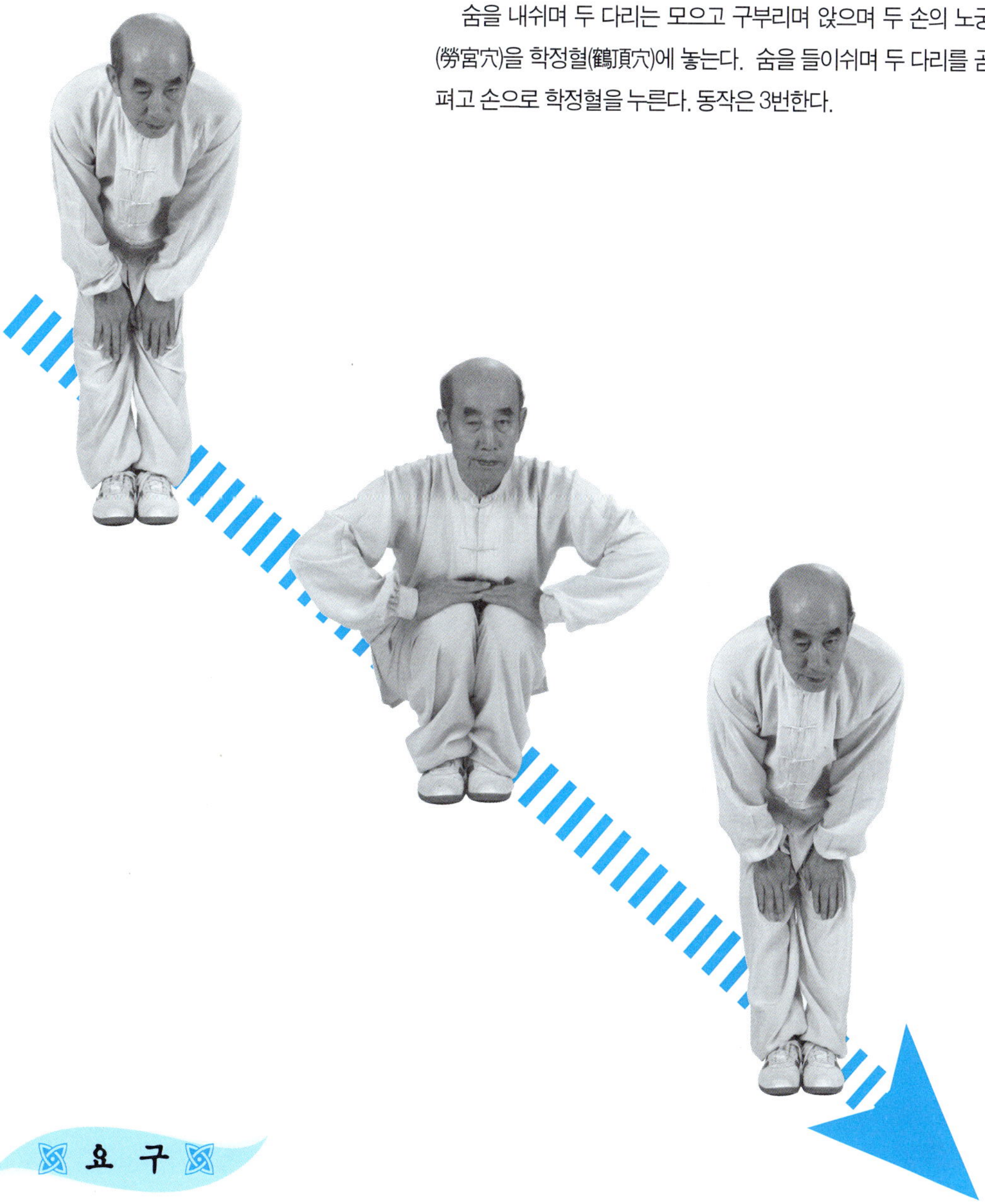

숨을 내쉬며 두 다리는 모으고 구부리며 앉으며 두 손의 노궁혈(勞宮穴)을 학정혈(鶴頂穴)에 놓는다. 숨을 들이쉬며 두 다리를 곧게 펴고 손으로 학정혈을 누른다. 동작은 3번한다.

요 구

1. 정신을 집중하고 의념은 학정혈(鶴頂穴)에 둔다.
2. 동작과 호흡을 잘 결합시키며 동작은 천천히 하고 호흡은 깊이 있고 길게 한다.
3. 최대한 아래로 앉으며 발꿈치는 들지 않고 두 무릎은 붙인다.

(37) 전족역적도(顚足力適度 : 적당한 힘으로 발꿈치를 든다)

숨을 들이마시며 발꿈치는 들며 숨을 내쉬면서 발꿈치를 내린다. 숨을 들이마시고 내쉬는 것이 한 번이며 동작은 3번한다.

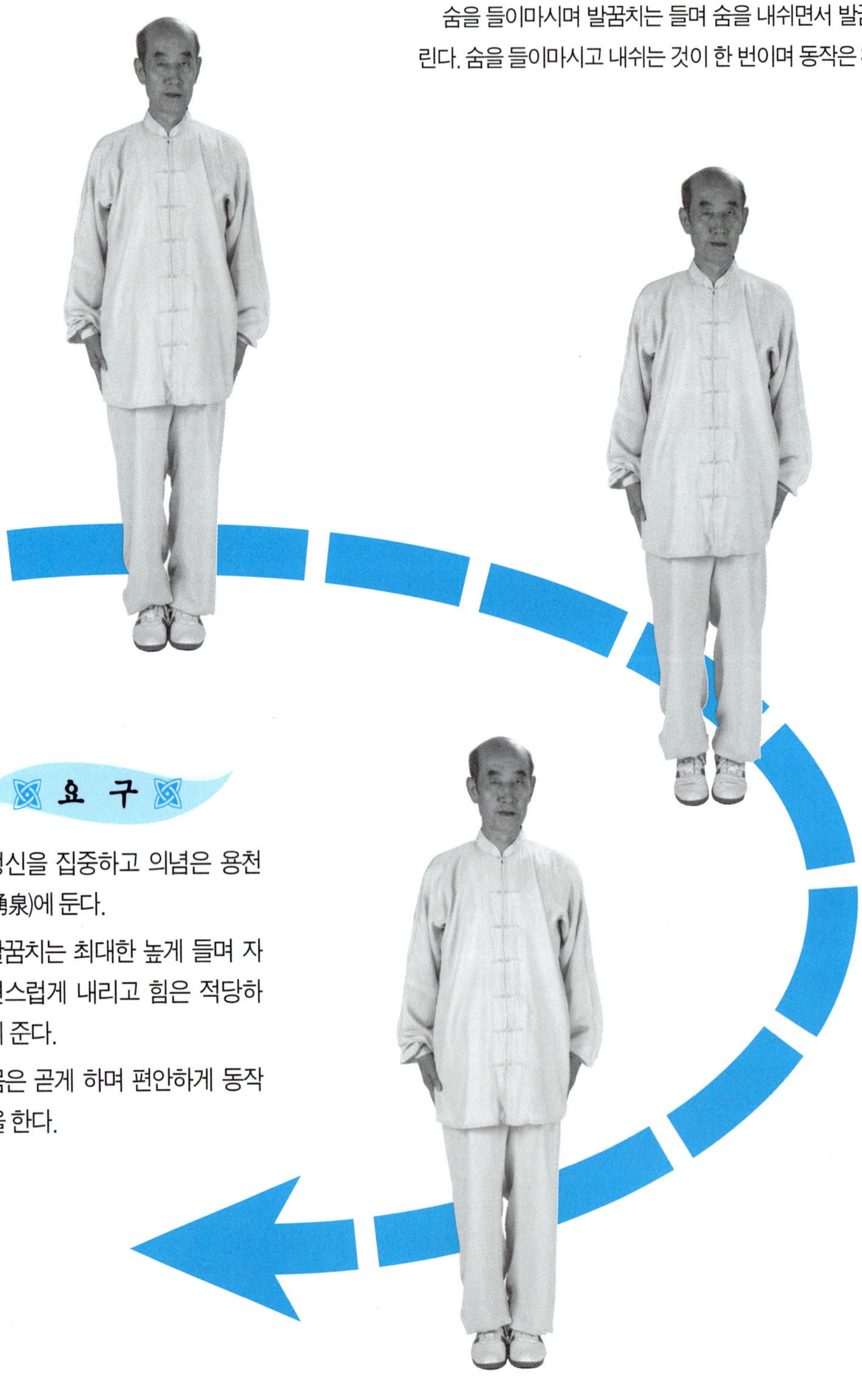

요 구

1. 정신을 집중하고 의념은 용천(湧泉)에 둔다.
2. 발꿈치는 최대한 높게 들며 자연스럽게 내리고 힘은 적당하게 준다.
3. 몸은 곧게 하며 편안하게 동작을 한다.

(38) 채기법자연(采氣法自然 : 자연스럽게 기를 채집한다)

숨을 들이마시며 발꿈치는 들고 두 손은 몸의 양측으로 올려 머리위에서 합장한다. 숨을 내쉬면서 발꿈치는 내리며 기(氣)를 단전(丹田)으로 가져가며 손을 내려 몸 옆에 놓는다.

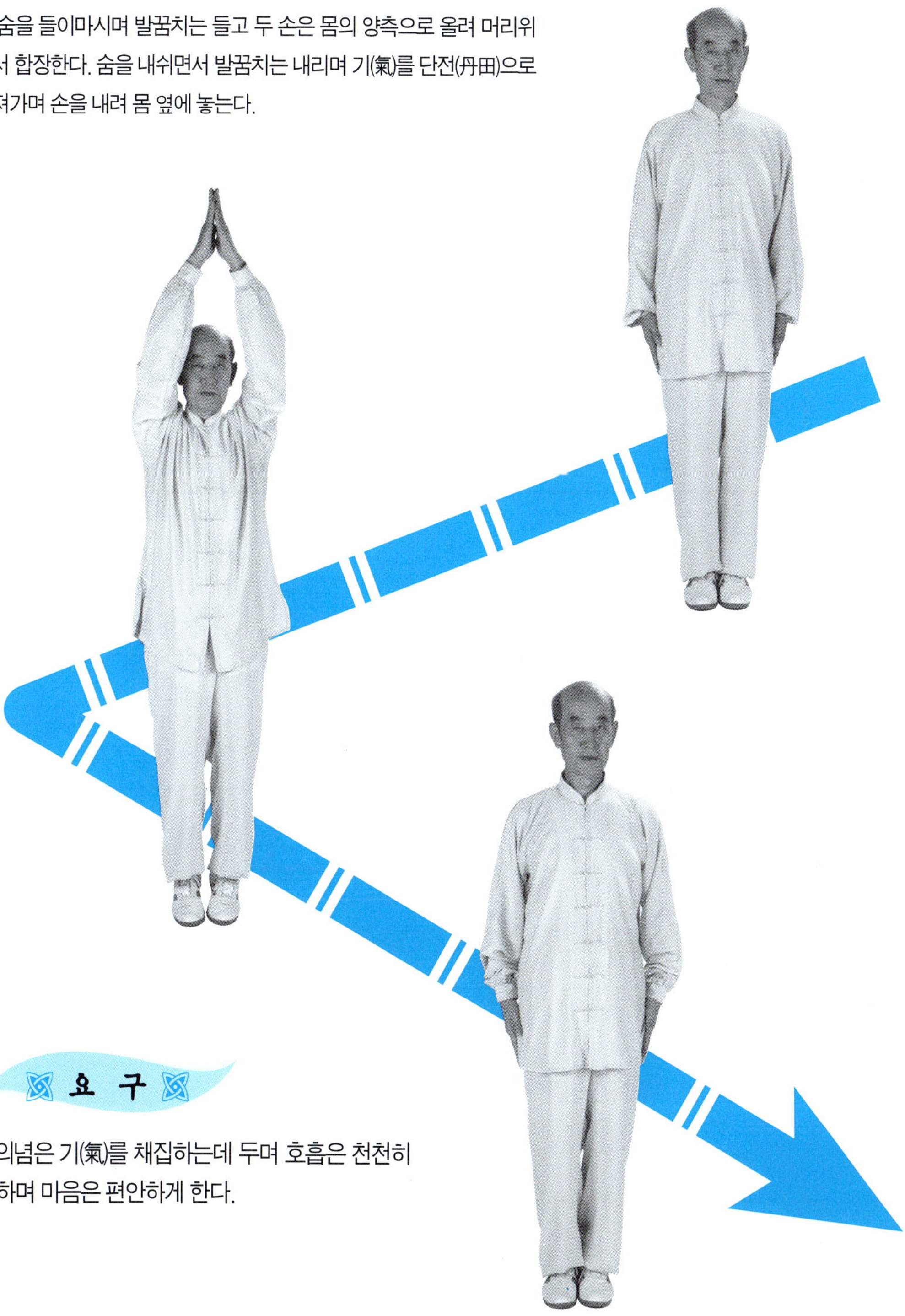

요 구

1. 의념은 기(氣)를 채집하는데 두며 호흡은 천천히 하며 마음은 편안하게 한다.

(39) 관심득대환(寬心得大還 : 마음이 넓으면 많은 것을 갖는다)

왼발을 왼쪽으로 옮기면서 두 다리는 절반 굽히고 두 손은 단전(丹田) 앞에 모은다.

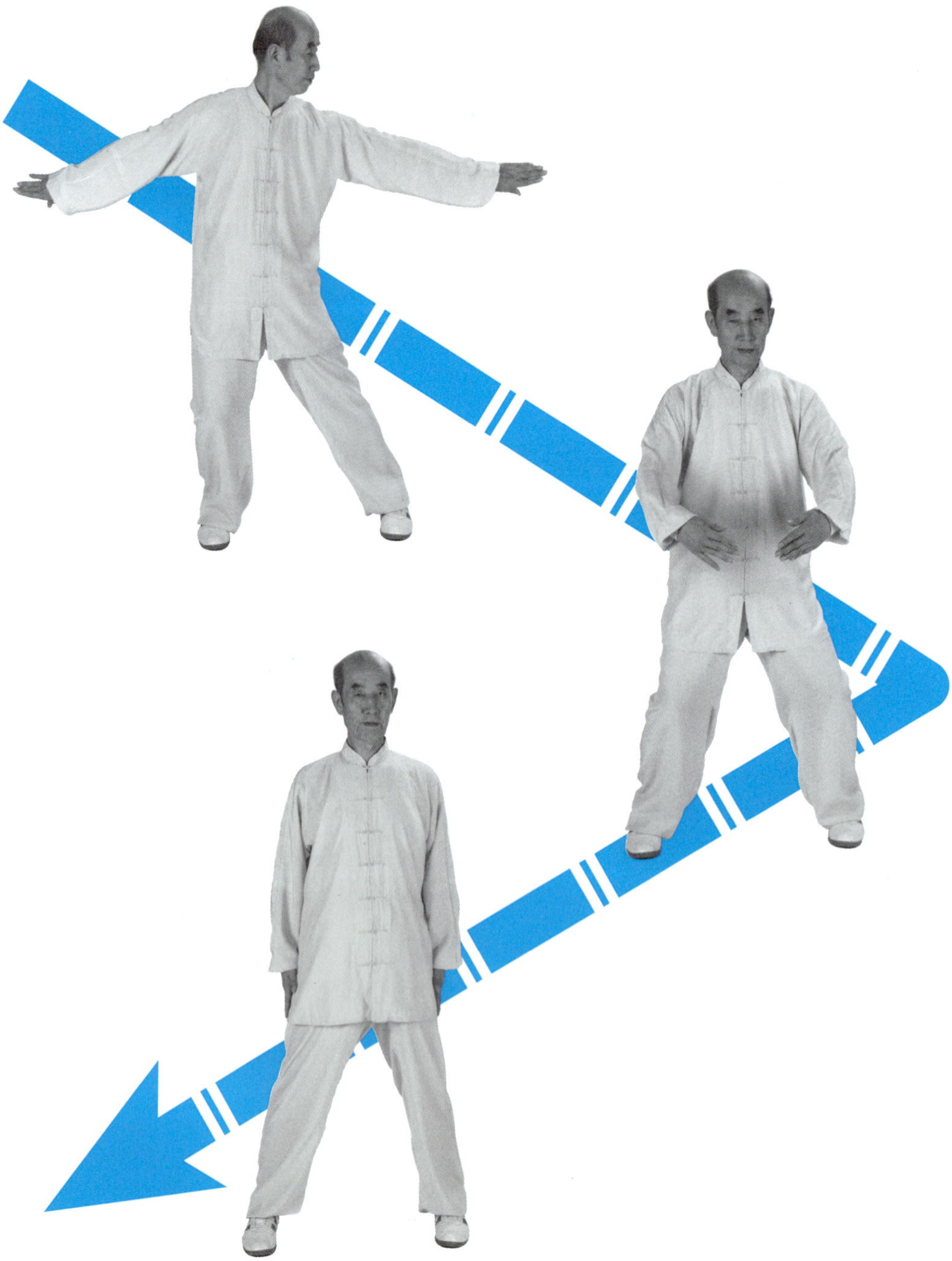

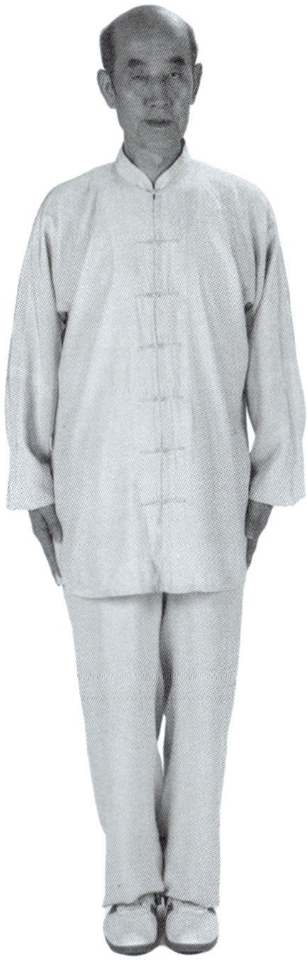

요 구

1. 동작은 자연스럽게 하며 모든 잡념을 버린다.

" 이로서 모든 공법이 끝나며 즐겁게 배우고 양생을 잘하여 하루빨리 환동(還童)되길 바란다. "

부　　록

- 경락혈위도(經絡穴位圖)
- 도인양생공 제자에 대한 요구사항
- 도인양생공 공법류

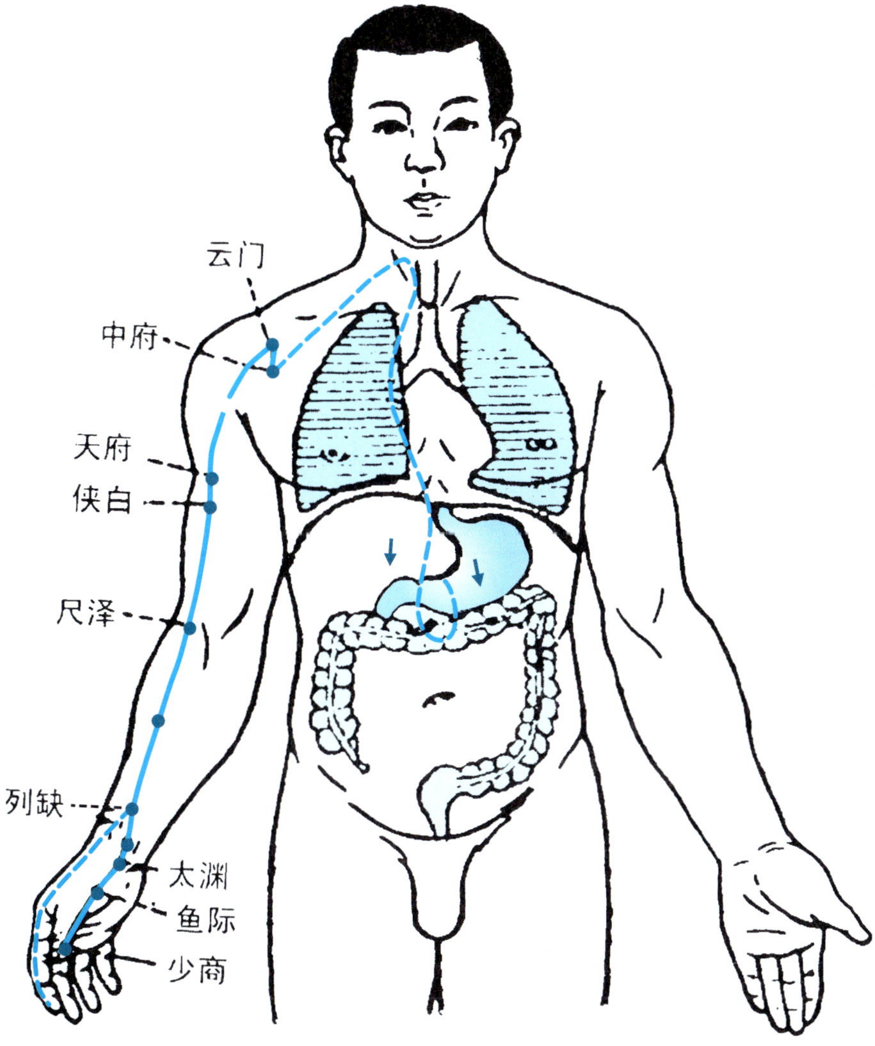

① 수태음폐경(手太陰肺經)

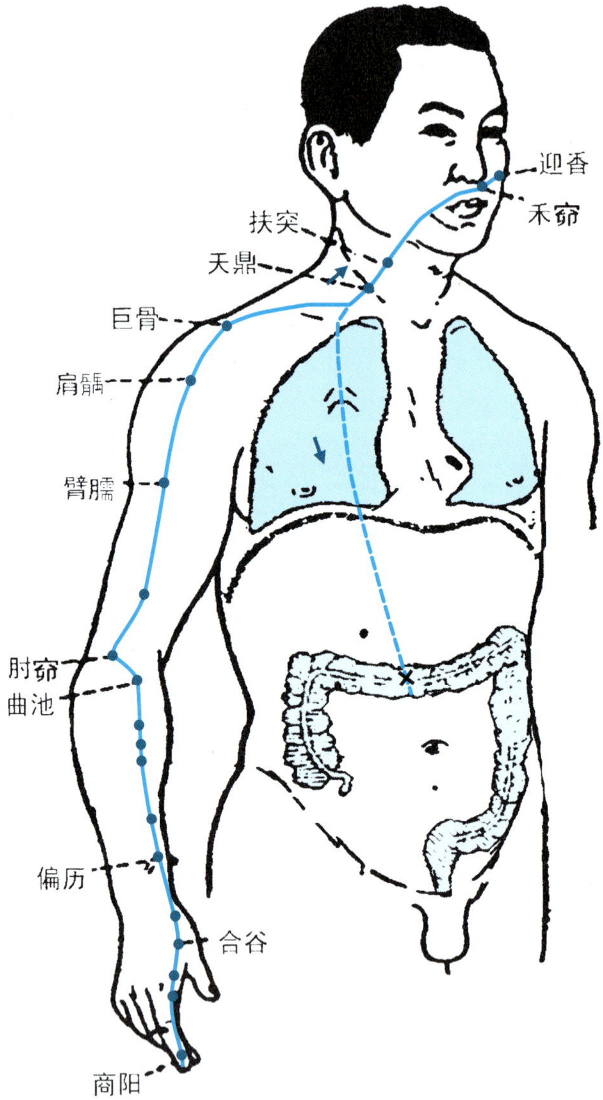

② 수양명대장경(手陽明大腸經)

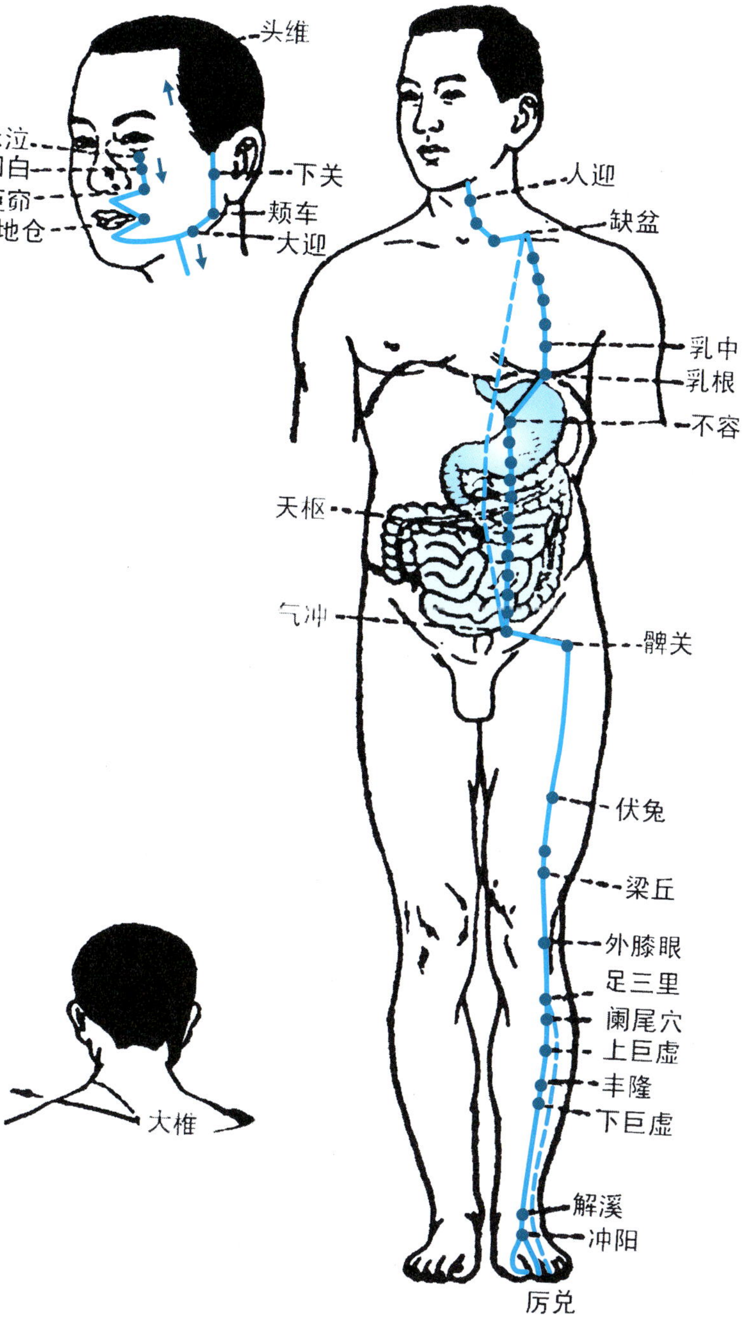

③ 족양명위경(足陽明胃經)

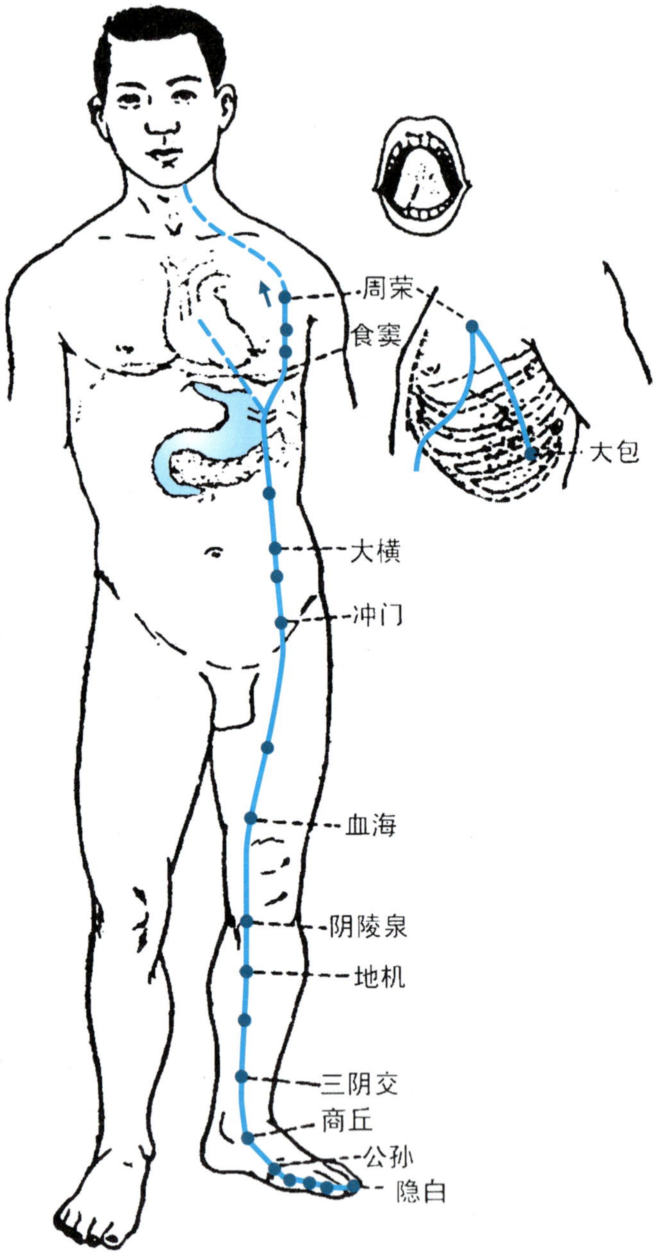

④ 족태음비경(足太陰脾經)

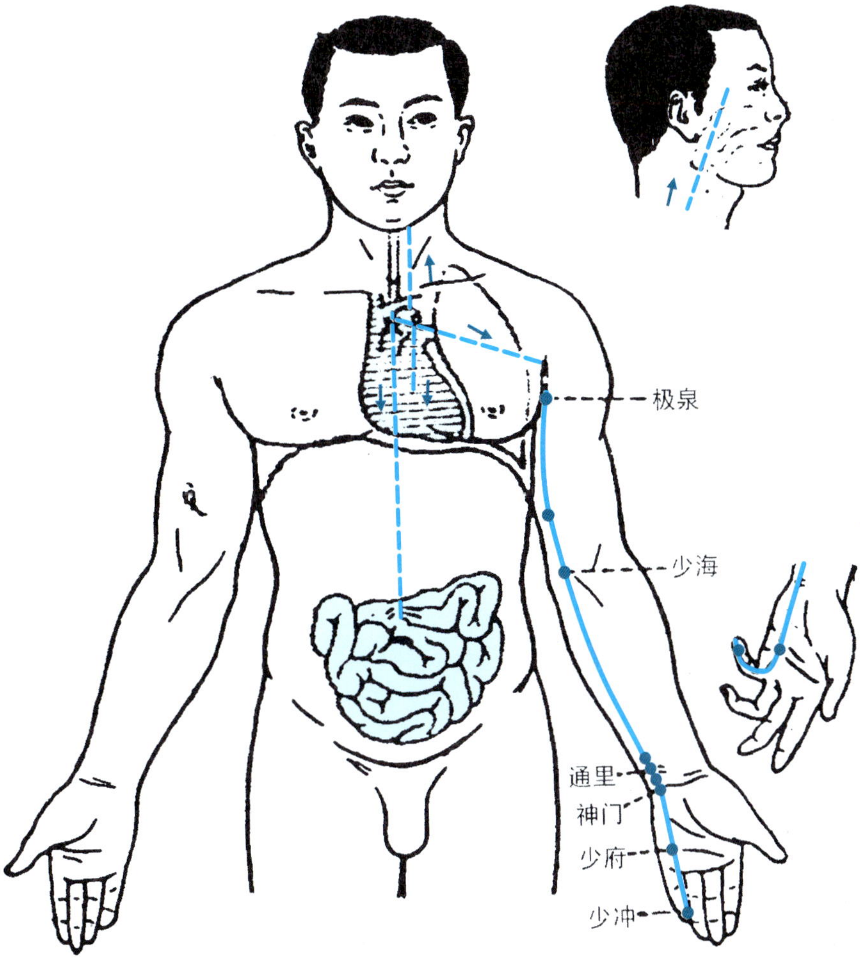

⑤ 수소음심경(手少陰心經)

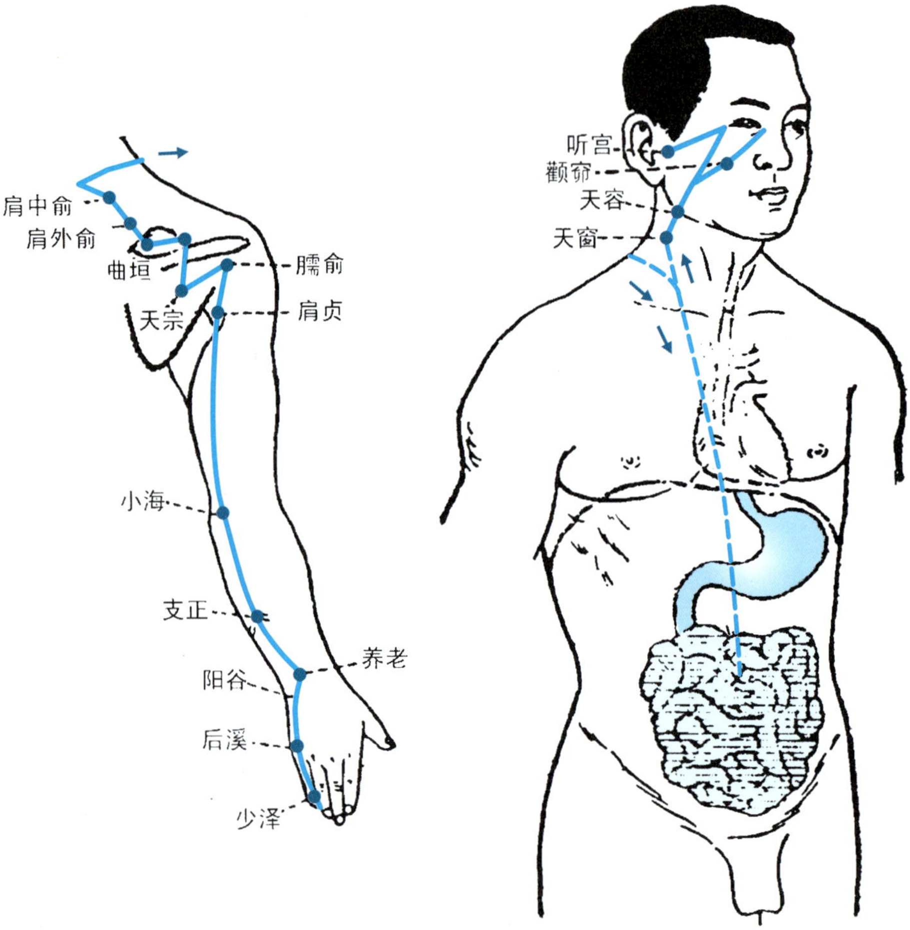

⑥ 수태양소장경(手太陽小腸經)

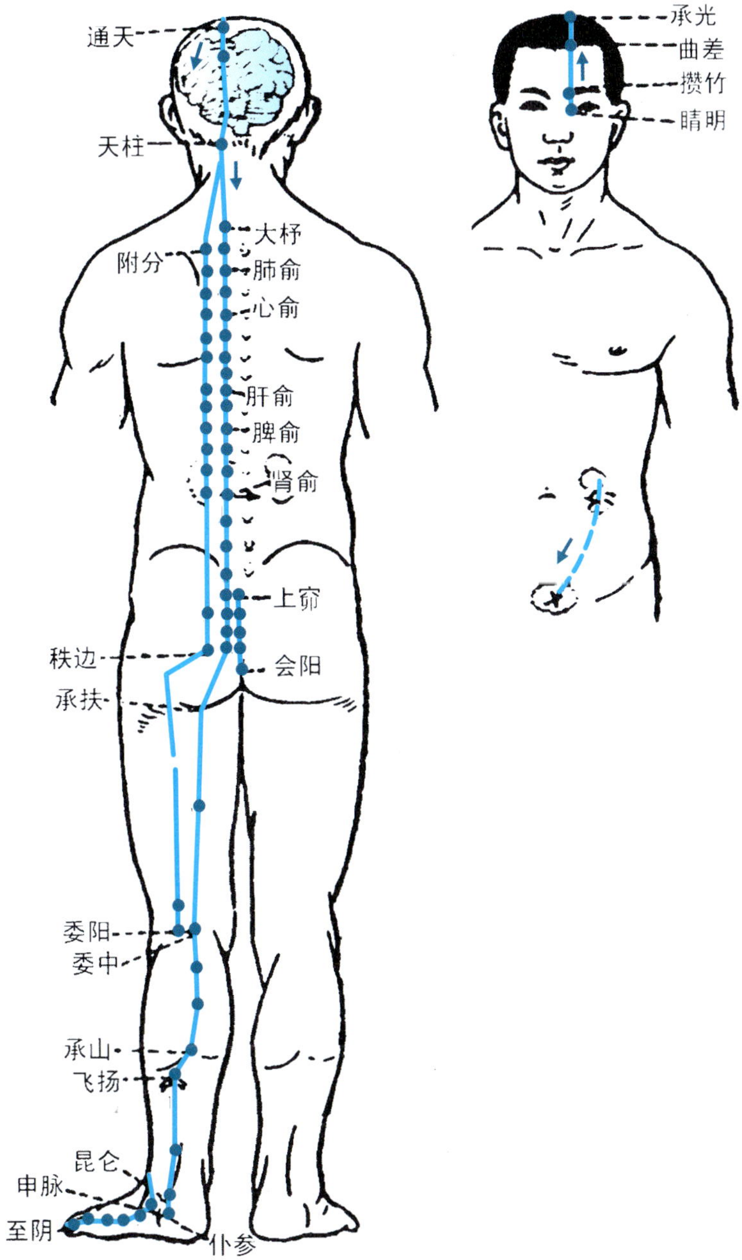

⑦ 족태양방광경(足太陽膀胱經)

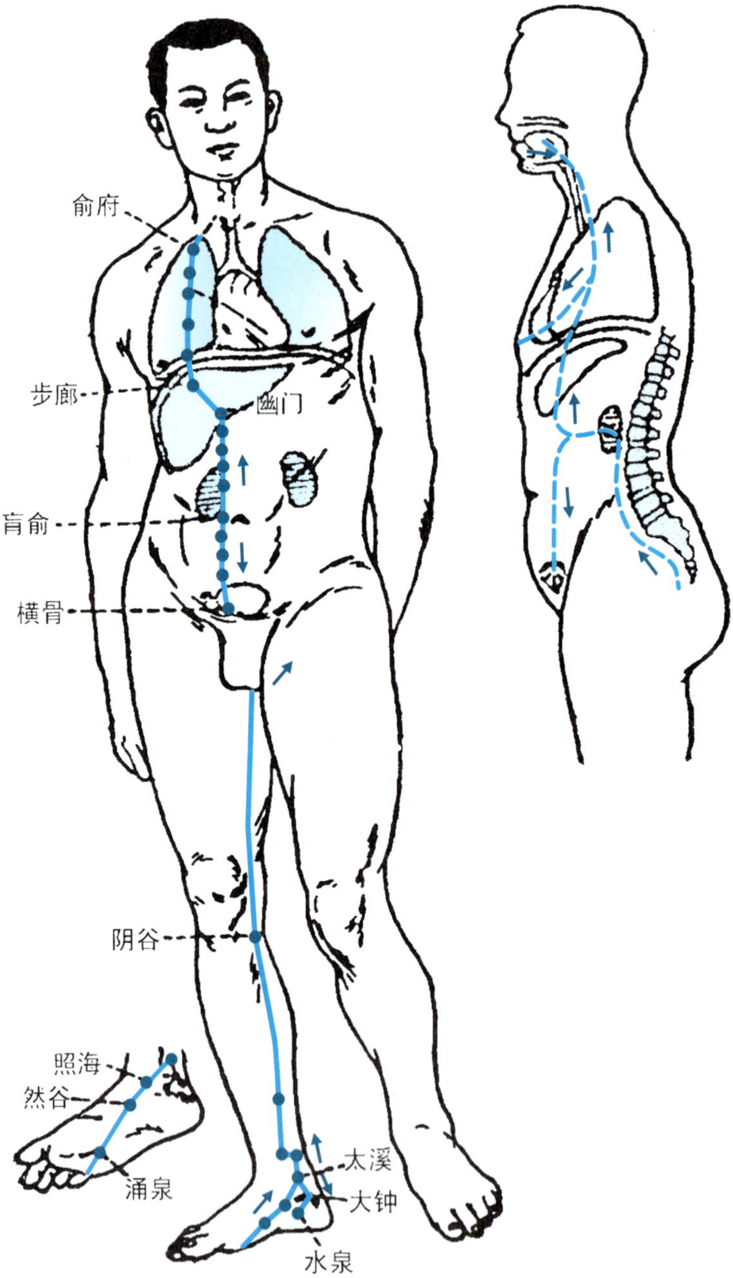

⑧ 족소음신경(足少陰腎經)

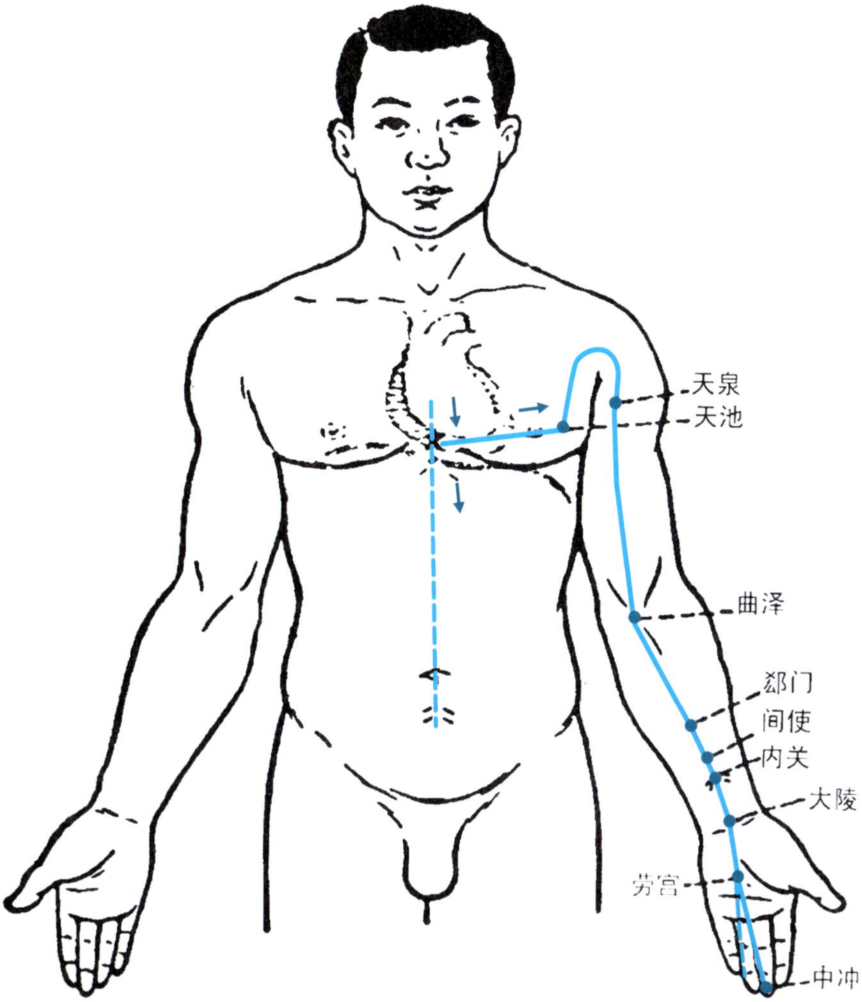

⑨ 수궐음심포경(手厥陰心包經)

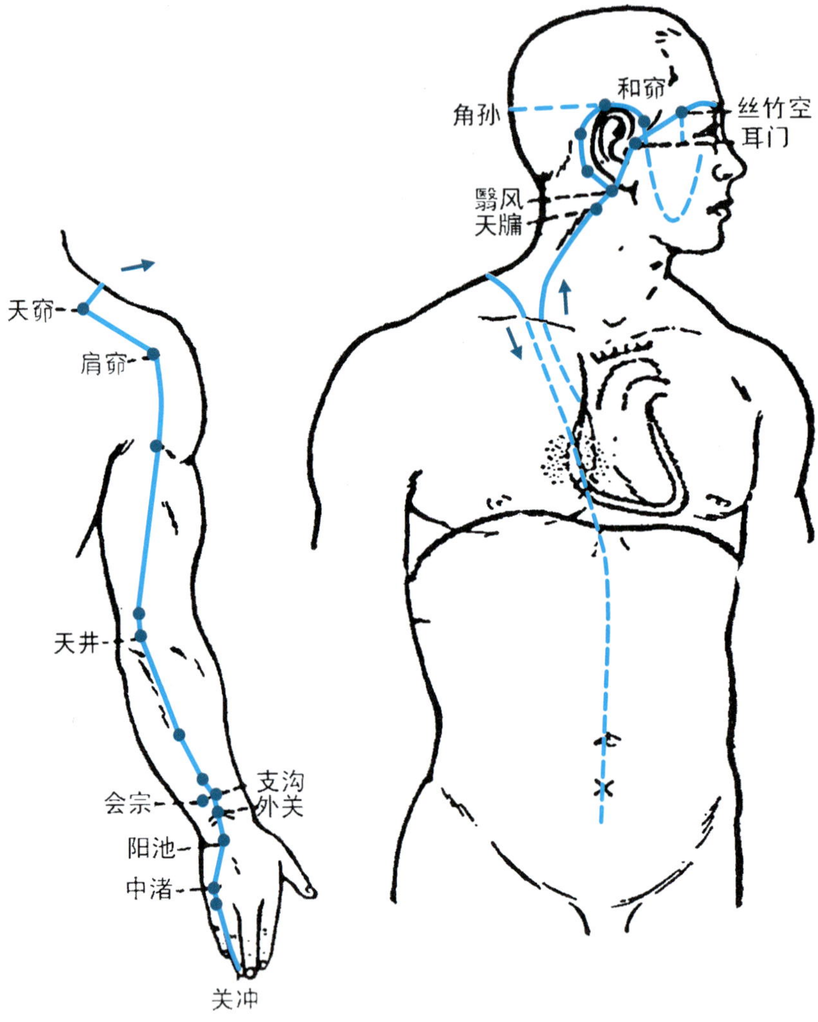

⑩ 수소양삼초경(手少陽三焦經)

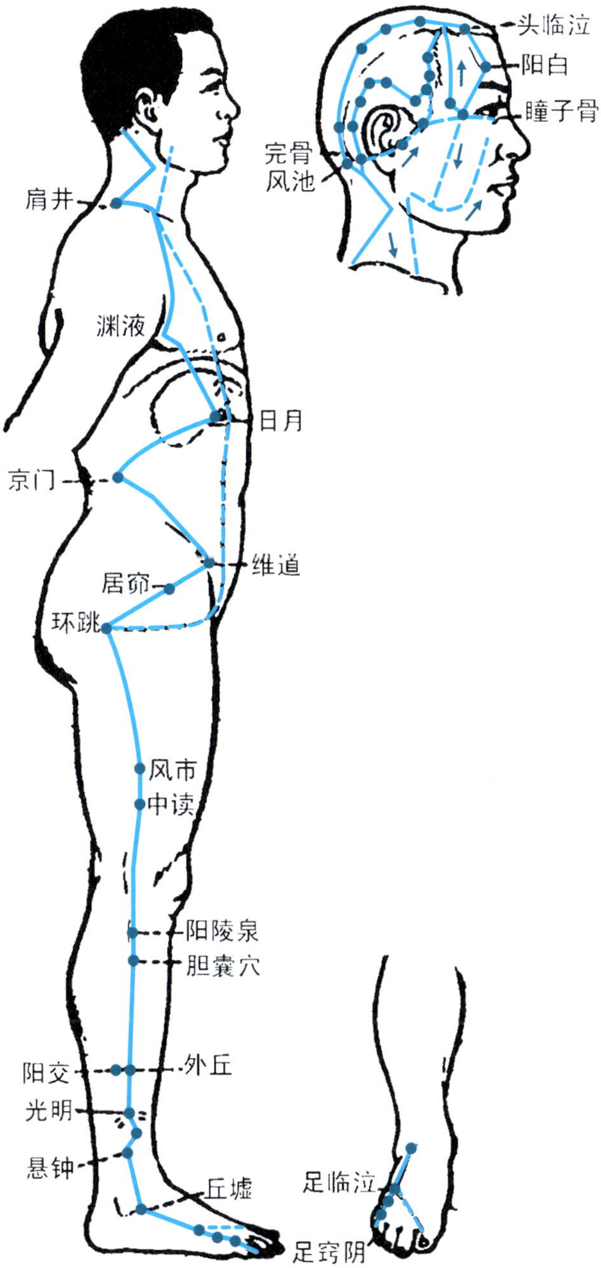

⑪ 족소양담경(足少陽膽經)

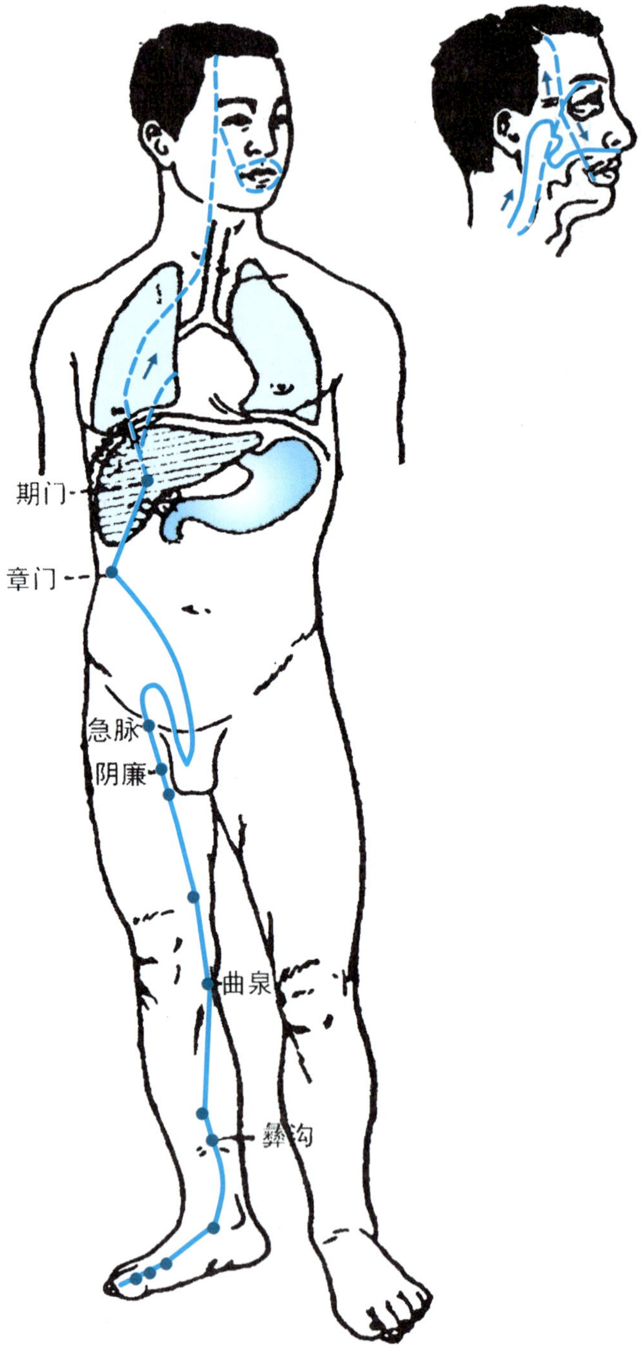

⑫ 족궐음간경(足厥陰肝經)

도인양생공 제자에 대한 요구사항
(對 導 引 養 生 功 弟 子 的 要 求)

1. 도인양생공의 정신- 4락8호(導引養生功精神 - 四樂八互)

4락(四樂)

1. 助人爲樂, 다른 사람을 돕는 것을 즐거움으로 여기고
2. 苦中求樂, 힘든 가운데 즐거움을 찾으며
3. 自尋其樂, 자기스스로 즐거움을 찾고
4. 知足常樂, 스스로 만족함으로서 즐거움을 찾는다.

8호(八互)

1. 在道德上互敬, 도덕적으로 상호 존중하여야 하고
2. 在精神上互慰, 정신적으로 상호 안위하여야 하고
3. 在思想上互促, 사상적으로 상호 재촉하여야 하고
4. 在信息上互通, 정보적으로 상호 교류하여야 하고
5. 在功法上互學, 공법상에서 상호 배워야 하고
6. 在功理上互補, 이론상에서 상호 보충하여야 하고
7. 在生活上互帮, 생활상에서 상호 방조하여야 하고
8. 在工作上互助, 사업상에서 상호 도와야 한다.

2. 행위준칙 18조항(行爲準則十八條)

01. 技術求精, 기술을 깊게 추구하여야 하고
02. 公德居首, 공덕을 첫째에 놓으며
03. 尊師愛徒, 스승님을 존경하고 제자를 사랑하며
04. 尊老愛幼, 늙은이를 존경하고 어린이를 사랑하고
05. 嚴禁賭博, 도박을 금지하고

06. 戒烟少酒， 담배를 피우지 않고 술은 적게 마시며
07. 男女互敬， 남녀가 상호 존경하고
08. 同輩相親， 동년배들과 서로 친하며
09. 彬彬有禮， 예절을 지켜야 하고
10. 謙虛謹愼， 겸손하여야 하며
11. 救人之危， 위험에 처한 사람을 구해주고
12. 濟人之困， 곤란한 사람을 도와주며
13. 嚴于律己， 규율을 엄격히 지키고
14. 寬以待人， 넓은 마음으로 사람을 대하며
15. 不搞迷信， 미신을 믿지 않으며
16. 主修本門， 본 문파를 주요하게 수련하며
17. 以諾必成， 약속한 것은 꼭 지키며
18. 不矜其能， 자만하지 않는다.

도인양생공 공법류

一. 기초공법: 모두 8세트(基礎功法: 共八套)

영신연의조심공, 도기영하조식공, 인체영유십삼식, 양혈보기익수공 각각 2세트
(寧神練意調心功, 導氣令和調息功, 引體令柔十三式, 養血補氣益壽功 各兩套)

二. 증상에 따른 공법 : 34 세트(對症功法: 共三十四套)

1. 서심평혈공 2세트(舒心平血功 兩套) 좌식강심공 1세트(坐式强心功 一套)
2. 익기양폐공 2세트(益氣養肺功 兩套) 좌식익폐공 1세트(坐式益肺功 一套)
3. 화위건비공 2세트(和胃健脾功 兩套) 좌식보비공 1세트(坐式補脾功 一套)
4. 소근장골공 2세트(疏筋壯骨功 兩套) 좌식제비공 1세트(坐式除痺功 一套)
5. 육진보원공 2세트(育眞補元功 兩套) 좌식고신공 1세트(坐式固腎功 一套)
6. 49식경락동공 1세트(四十九式經絡動功, 一套) 좌식행체공 1세트(坐式行滯功 一套)
7. 도인보건공 2세트(導引保健功 兩套) 좌식건신공 2세트(坐式健身功 兩套)
8. 구구환동공 1세트(九九還童功 一套)
9. 성뇌영신공 1세트(醒腦寧神功 一套) 좌식안신공 1세트(坐式安神功 一套)
10. 서간이담공 2세트(舒肝利膽功 兩套) 좌식보간공 1세트(坐式保肝功 一套)
11. 명목환시공 1세트(明目還視功 一套)
12. 좌식총이공 1세트(坐式聰耳功 一套)
13. 미용양생공 1세트(美容養生功 一套)
14. 탈민태극공 1세트(脫敏太極功 一套)
15. 삼소구치공 1세트(三消九治功 一套)
16. 아동건신공 1세트(兒童健身功 一套)
17. 이신구단금 1세트(頤身九段錦 一套)

三. 양생태극유형 12세트(養生太極類 共十二套)

1. 양생태극금 2세트(養生太極錦 兩套)
2. 양생태극장 3세트(養生太極掌 三套)
3. 양생태극선 2세트(養生太極扇 兩套)
4. 양생태극봉 2세트(養生太極棒 兩套)
5. 양생태극도 1세트(養生太極刀 一套)
6. 양생태극검 2세트(養生太極劍 兩套)

四. 예술표현유형 1세트(藝術表演類 一套)

형체시윤 1세트(形體詩韻 一套)

五. 고도인 신편 3세트(古導引新編 三套)